Le Yoga POUR LES NULS

Le Yoga POUR LES NULS

Georg Feuerstein et Larry Payne

Le Yoga pour les Nuls
Publié par
Wiley Publishing, Inc.
909 Third Avenue
New york, NY 10022.

Copyright © 1999 par Wiley Publishing, Inc.

Pour les Nuls est une marque déposée de Wiley Publishing, Inc.
For Dummies est une marque déposée de Wley Publishing, Inc.
Maquette : Laurie Cohen
Traduction : Véronique Lévy

Tous droits réservés. Toute reproduction, même partielle, du contenu, de la couverture ou des icônes, par quelque procédé que ce soit (électronique, photocopie, bande magnétique ou autre) est interdite sans autorisation par écrit de Wiley Publishing, Inc.

Edition française publiée en accord avec Wiley Publishing, Inc.
© 2003 par Éditions Génerales First
27, rue Cassette
75006 Paris - France
E-mail : firstinfo@efirst.com
Web : www.efirst.com
ISBN : 2-87691-752-1
Dépôt légal : 2e trimestre 2003
Imprimé en France

Limites de responsabilité et de garantie. L'auteur et l'éditeur de cet ouvrage ont consacré tous leurs efforts à préparer ce livre. Wiley Publishng, Inc., et l'auteur déclinent toute responsabilité concernant la fiabilité ou l'exhaustivité du contenu de cet ouvrage. Ils n'assument pas de responsabilités pour ses qualités d'adaptation à quelque objectif que ce soit, et ne pourront être en aucun cas tenus responsables pour quelque perte, profit ou autre dommage commercial que ce soit, notamment mais pas exclusivement particulier, accessoire, conséquent, ou autres.
Marques déposées. Toutes les informations connues ont été communiquées sur les marques déposées pour les produits, services et sociétés mentionnés dans cet ouvrage. Wiley Publishng, Inc. et les Éditions Générales First déclinent toute responsabilité quant à l'exhaustivité et à l'interprétation des informations. Tous les autres noms de marque et de produits utilisés dans cet ouvrage sont des marques déposées ou des appellations commerciales de leur propriétaire respectif.

Sommaire

Première partie : Bien démarrer le Yoga 1

Chapitre 1 : L'abc du Yoga : ce que vous devez savoir 3

Comprendre la véritable essence du Yoga 4
  Trouver le sens : le mot Yoga 5
  Trouvez-vous vous-même : êtes-vous un yogi (ou une yogini) ? 6
Vos options : les huit principales branches du Yoga 7
  Bhakti-Yoga : le Yoga de la dévotion 8
  Gourou-Yoga : le Yoga du dévouement à un maître 8
  Hatha-Yoga : le Yoga de la discipline physique 8
  Jnana-Yoga : le Yoga de la sagesse 9
  Karma-Yoga : le Yoga de l'action qui se transcende elle-même 9
  Mantra-Yoga : le Yoga du son puissant 11
  Raja-Yoga : le Yoga royal 11
  Tantra-Yoga : le Yoga de la continuité 12
Sachez où vous allez grâce aux trois qualités premières 12
Trouvez votre bonheur parmi les cinq approches de base du Yoga 13
  Le Yoga pratiqué comme entraînement pour la forme physique 13
  Le Yoga pratiqué comme sport 14
  Le Yoga pratiqué comme thérapie 14
  Le Yoga pratiqué comme style de vie 15
  Le Yoga pratiqué comme discipline spirituelle 15
  Ce que toutes les approches du Yoga ont en commun 16
Le tour d'horizon des principaux styles de Hatha-Yoga 16
Conférez-vous les pleins pouvoirs grâce au Yoga 19
  Conserver la santé et le bonheur 19
  Ce que signifie réellement être en bonne santé 19
  Prévenir plutôt que guérir 20
  Jouez un rôle actif pour votre propre santé 20
  Suivez votre bonheur 20
Réalisez votre potentiel d'être humain avec le Yoga 21
Équilibrez votre vie avec le Yoga 22

Chapitre 2 : Vous êtes prêt pour le Yoga ? Alors commencez ! 25

"Le cours a commencé !" 27
    Quel chemin vais-je prendre ? 27
    Séances de groupe ou cours particuliers ? 30
    Comment s'habiller, que porter ? 31
    Que mettre dans mon sac de Yoga ? 32
    Le juste prix : combien doit coûter le Yoga ? 33
    Combien de temps dure un cours de Yoga ? 33
    Des cours mixtes 33
    Qu'est-ce qui caractérise un bon professeur ? 34
    La sécurité d'abord 34
    Les bonnes manières 35
Sauter des cours 36
Être un yogi ou une yogini engagé(e) 37
Réservez-vous du temps pour le Yoga 38
Puis-je manger avant de pratiquer le Yoga ? 39
Tenir un journal de Yoga 39

Deuxième partie : Mettez-vous en forme pour le Yoga 41

Chapitre 3 : La préparation précède la pratique 43

Cultivez la bonne attitude 44
    Nous ne sommes pas des bretzels ! 44
    Pratiquez à votre rythme 45
    Le marqueur peut aller se rhabiller ! 46
    Un Yoga qui fait mal est un Yoga mal fait ! 47
    Représentez-vous dans la posture 47
Une pratique du Yoga saine et sans danger 47
    Le mythe de la posture parfaite : qu'en tirez-vous ? 47
    À l'écoute de votre corps 48
    Avancez lentement, mais sûrement 49
    La fonction prime sur la forme : avec les "membres indulgents" ... 51
    Les yeux ouverts pendant les exercices 52

Chapitre 4 : Relax, Max ! : le grand art du lâcher-prise 53

La nature du stress 54
    Corrigez vos mauvaises attitudes 54
    Changez vos mauvaises habitudes 55
    Relâchez la tension de votre corps 57
Des techniques de relaxation qui marchent 57
    Conseils pour réussir votre pratique de la relaxation ... 58
    Relaxation profonde : la posture du cadavre 58

Sommaire **VII**

Le délice de l'après-midi 60
Les triangles magiques 62
La relaxation avant le sommeil 63
Le sommeil yogique (Yoga Nidra) 64

Chapitre 5 : Simplifier la respiration et le mouvement 67

Respirez la santé ! 68
Une respiration de haute qualité 69
Relaxez-vous en effectuant quelques respirations profondes 70
Pratiquer la respiration yogique sans danger 71
Récoltez les fruits d'une pratique du Yoga sans danger 71
Respirez par le nez 72
Les mécanismes de la respiration yogique 74
Votre diaphragme et vos émotions 75
Appréciez la respiration yogique complète 76
La respiration focalisée pour débutants 80
Faites une pause 80
La respiration et le mouvement postural sont associés dans le Yoga 81
Respirer dans quatre directions 81
Comprendre les rôles du mouvement (phase dynamique)
et de la tenue (phase statique) 83
Le miracle du Yoga 83
L'emploi de son pour la respiration yogique 87
La maîtrise du souffle selon la méthode traditionnelle 88
Respiration alternée par les narines 89
La respiration rafraîchissante 91
Shitkari – l'inspiration par la bouche 92
Kapala-bhati – le nettoiement frontal du cerveau 92

*Troisième partie : Postures pour conserver ou
recouvrer la santé 95*

**Chapitre 6 : Que faire à quel moment –
l'importance de la mise en séquence 97**

Concevez consciemment votre pratique 98
D'où venez-vous ? 98
Où allez-vous ? 98
Laissez-moi un peu m'exercer, je vous prie ! 99
Préparez-vous aux exercices par des échauffements 100
Les postures couchées 103
Postures debout 110
Postures assises 114
Préparez-vous à choisir vos principales postures 118

VIII Le Yoga pour les Nuls

Retournez à la case départ avec des exercices de compensation 118
  Postures de compensation 121
Repos et relaxation 123
  Savoir quand s'arrêter et quand reprendre 124
  Postures de repos 125

Chapitre 7 : S'asseoir devient facile 131

Comprendre la philosophie des postures 132
Essayez les postures assises 134
  Posture assise sur une chaise 134
  La posture facile - sukhasana 135
  La posture de la foudre – vajrasana 137
  La posture propice – svastikasana 138
  La posture parfaite – siddhasana 140

Chapitre 8 : Debout la tête haute 143

Identifions ce bipède 143
  Debout la tête haute 144
Choisissez vos postures 146
  La montagne (tadasana) constitue la base d'autres postures 147
  Flexion debout – uttanasana 148
  Demi-flexion debout – ardha uttanasana 149
  Flexion debout asymétrique – parshva uttanasana 151
  La posture en triangle debout – utthita trikonasana 152
  La posture en triangle inversé – parivritta trikonasana 154
  La posture du guerrier – vira bhadrasana 155
  Flexion debout jambes écartées – prasarita pada uttanasana 157
  Posture de la demi-chaise – ardha utkatasana 158
  Posture du chien museau face au sol – adhomukha shvanasana 159

Chapitre 9 : Stable comme un arbre : la maîtrise de l'équilibre 161

Aux racines de la posture 161
Postures d'équilibre pour une force élégante 162
  Le guerrier appuyé au mur (variante de vira bhadrasana III) 163
  Le chat en équilibre 164
  L'arbre – vrikshasana 165
  Le karaté kid 166
  Posture de Shiva 167
  Le scorpion 168

Sommaire **IX**

Chapitre 10 : Les abdominaux, absolument ! 171

Prenez soin de votre abdomen :
c'est un système très actif 172
Entraînez-moi ces abdominaux ! 172
   Les pressions du bassin au sol (ou en arrière) 173
   Essayez les redressements assis de yogi 174
   Fortifiez vos abdominaux avec les ouvertures assises de yogi 175
   Les abdominaux jambe tendue main glissée 176
   Courbez-vous en posture abdominale d'aspiration 177
   Sortir un son sur l'expiration 178

Chapitre 11 : Le monde vu la tête en bas 181

   Accordez votre attention aux postures d'inversion 182
   Les jambes en hauteur sur une chaise 183
   Les jambes tendues contre le mur 184
   La bestiole agonisante 184
   Flexion jambes écartées en appui contre un mur 186
   Un trio de chandelles de débutant – de la plus facile à la plus ardue 187

Chapitre 12 : Les flexions faciles 193

Pour acquérir une colonne vertébrale forte
(et une certaine compréhension de soi) 193
Les flexions vers l'arrière 195
   Le cobra 1 196
   Le cobra 2 – bhujangasana 197
   Le cobra 3 199
   La sauterelle 1 – shalabhasana 200
   La sauterelle 2 202
   La sauterelle 3 – la posture de Superman 203
Se courber d'un côté à l'autre 205
   Assis courbé sur le côté 205
   Flexion latérale à quatre pattes 206
   Flexion latérale en posture de feuille pliée 207
Se pencher en avant 208
   La pince assise – pashcimottanasana 209
   La demi-pince – janushirshasana 210
   Le volcan – mahamudra 212
   Étirement du dos et des jambes écartées – upavishta konasana 213

Chapitre 13 : Tordez-vous sans vous froisser ! 215

Les aspects positifs des torsions 216
Commençons par des torsions simples 216
   Torsion facile sur une chaise 217

Le Yoga pour les Nuls

Torsion facile en position assise au sol 218
Torsion du sage (variante de la posture de marici) 219
Torsion couchée jambes pliées 220
Le couteau suisse 222
Torsion couchée jambes tendues – jathara parivritti 223

Chapitre 14 : Série dynamique : la salutation au Soleil 225
La lumière sur les avantages de la salutation au Soleil 226
Exercez votre pouvoir solaire yogique 226
La salutation en 7 étapes partant de la position agenouillée 227
La salutation au Soleil en 12 étapes 228

Chapitre 15 : Séries intégrées recommandées 233
Il faut vraiment commencer par le début ! 234
Débutant 1, première partie 235
Débutant 1, deuxième partie 244
La demi-pince 247
Débutant 2, première partie 248
Débutant 2, deuxième partie 252
Pour aller plus loin 257

Quatrième partie : Le Yoga créatif 259

Chapitre 16 : Composez votre propre programme de Yoga 261
Concoctez-vous un plat créatif d'exercices
avec la recette classique 262
Un festin de postures : la série intégrée de mise en forme générale
de 30 à 60 mn 264
La mise en harmonie 264
L'échauffement 266
Postures debout 268
Postures d'équilibre (facultatives) 269
Le repos 269
Abdominaux 271
Compensation et préparation 271
Inversion (facultative) 272
Compensation des inversions et préparation aux flexions vers l'arrière .. 274
Flexions vers l'arrière 275
Compensation des flexions vers l'arrière 275
Préparation aux flexions vers l'avant 276
Flexions vers l'avant 276
Compensation des flexions vers l'avant 278

Préparation aux torsions 278
Torsions 278
Compensation des torsions 279
Relaxation 279
Le maximum en peu de temps : une série intégrée de 15 mn 280
Mise en forme générale 281
Préparation à la méditation et à la respiration de Yoga 281
Pour satisfaire l'envie d'un petit remontant : une série intégrée de 5 mn 282

Chapitre 17 : Les supports et accessoires : pourquoi et comment les utiliser ? 283

Avantages et inconvénients des supports 284
Les avantages des supports 284
Les inconvénients des supports 285
À la recherche des supports à la maison 285
Travailler avec un mur 285
Une couverture qui ne sert pas
qu'à vous tenir chaud 286
Une chaise pour votre confort 286
Extensions avec une sangle 287
Acheter un support 287
De meilleures postures grâce aux blocs 288
Les zafus et autres coussins 289
Les nombreuses utilisations des coussinets pour les yeux 289
Utilisation des supports d'inversion 290
La relaxation avec les "plaques d'harmonie" 290
Évitez les gadgets de charlatans 291

Cinquième partie : Le style de vie Yoga 293

Chapitre 18 : Le Yoga toute la journée 295

Vivez votre journée de manière yogique 296
Un matin de Yoga 296
La pratique du Yoga durant toute la journée 299
Intégration du Yoga à des activités nocturnes 301
Un sommeil tranquille avec des rêves lucides 302
La veille lucide 303
Approcher l'état d'ici et maintenant dans le sommeil profond 303
Recherchez votre moi suprême en découvrant votre véritable nature 304
Observez-vous 304
Comprenez-vous 305
Pratiquez l'autodiscipline 305
Transcendez-vous 306

Engagez-vous sur le sentier octuple 306
    Le vœu de non-nuisance 307
    Toujours dire la vérité 308
    Voler a davantage de conséquences que la simple soustraction
    matérielle 310
    Observer la chasteté en pensée et en actes 310
    Acquérir davantage en vivant avec moins 311
    Les autres pratiques morales 312
La pratique de l'autodiscipline yogique 313
    La purification du mental et du corps 313
    Calmer la quête par le contentement 314
    La concentration avec austérité 314
    Étudier et s'étudier 315
    La dévotion à un principe supérieur 316

Chapitre 19 : La sexualité et le Yoga : un ménage heureux 317

Partagez l'énergie : en union avec l'univers 318
    Vous canalisez l'énergie par vos habitudes 318
    La vérité sur l'énergie sexuelle 319
Cultivez de saines attitudes sexuelles 320
    Le bonheur au-delà du plaisir sexuel 321
    Générez de l'énergie subtile 321
Appréciez l'expression sexuelle dans l'esprit du Yoga 322
Renforcez votre vitalité grâce à des exercices sexuels spécifiques 323
    Ashvini mudra 324
    Mula bandha 325

Chapitre 20 : La méditation et la portée suprême du Yoga 327

Tester la concentration 328
    Délivrez votre essence 330
    Incluez votre corps 330
La pratique de la méditation 332
    Les chakras : vos roues de la fortune 332
    Quelques règles pour réussir votre méditation 334
    Maintenez votre corps en posture droite 337
    Surmonter les obstacles à la méditation 339
    Ajouter des sons à la méditation 341
    Respirez avec attention 343
    Méditez en marchant 344
    Partager l'amour par la méditation 345
    Un exercice de lumière pour vous sentir bien 346
Vers l'extase 347
L'Éveil 348

Sommaire XIII

Chapitre 21 : Le Yoga en situations spéciales 351

Faites de votre dos un ami grâce au Yoga 352
Un plan en cinq étapes pour un dos
en bonne santé 353
Un cours de Yoga du dos 354
Posture tête-genou – janu shirshasana 366
Torsion sur le dos jambes pliées (variante de parivartanasana) 367
Accompagner la grossesse avec le Yoga 370
Profitez du soutien du Yoga durant votre grossesse 371
Soyez prudente pendant la grossesse 372
Trouver la bonne posture pour la grossesse 373
Le Yoga pendant l'accouchement 375
Continuer le Yoga après la grossesse (post-partum) 375
L'influence du Yoga sur le déroulement du cycle menstruel et,
le cas échéant, sur le syndrome prémenstruel 376
Le Yoga autour de la quarantaine, et au-delà 376
Traverser la ménopause 376
La vieillesse de l'homme, avec grâce 377
Des os d'acier 377
Tenir les kilos en échec 378
Présenter le Yoga aux enfants 378

Sixième partie : Dix conseils et autant de raisons de pratiquer 379

Chapitre 22 : Dix conseils pour améliorer votre pratique du Yoga 381

Apprenez à comprendre le Yoga 381
Définissez clairement vos besoins et vos objectifs 382
Engagez-vous à progresser 382
Pratiquez pendant suffisamment de temps 383
Prenez tout de suite de bonnes habitudes 383
Variez votre série intégrée pour éviter de vous ennuyer 383
Faites de la conscience et de la respiration vos alliées 384
Faites de votre mieux et ne vous souciez pas du reste 384
Donnez la parole à votre corps 385
Partagez le Yoga 385

Chapitre 23 : Dix bonnes raisons de pratiquer le Yoga 387

Le Yoga vous aide à maintenir, retrouver ou améliorer votre santé 388
Le Yoga vous met en forme et vous donne de l'énergie 388
Le Yoga équilibre votre mental 388
Le Yoga est un outil de développement personnel 389

Le Yoga est complet et intégratif 389
Le Yoga vous aide à harmoniser vos relations sociales 389
Le Yoga accroît votre conscience 390
Le Yoga peut être combiné à d'autres disciplines 390
Le Yoga est facile et pratique 390
Le Yoga libère 391
Fédérations et organismes formateurs de Yoga 393

Annexe : Contacts, bibliographie, autres sources 393

Fédérations et organismes formateurs de Yoga 393
Revues de Yoga 394
Bibliographie 395
Sites Web 395

Index 397

Préface

Je dois admettre que j'ai d'abord été choquée d'apprendre que le Yoga allait rejoindre la collection bien connue "... pour les Nuls". Pour les Nuls, en effet ! Toutes mes appréhensions se sont dissipées lorsque j'ai appris que les deux coauteurs de ce livre seraient mes deux collègues hautement respectés Georg Feuerstein et Larry Payne. J'eus alors l'absolue certitude que tous les adeptes du Yoga débutant seraient en d'excellentes mains.

De la même manière que nos deux yeux séparés nous donnent une seule vision tridimensionnelle, Georg et Larry nous apportent une compréhension et une approche unique d'un sujet qui peut sembler éloigné et difficile. Ils ont veillé à honorer aussi bien le passé proche ou lointain du Yoga que nos besoins contemporains.

J'ai rencontré Georg pour la première fois alors que j'enseignais à une conférence du *Yoga Journal*. Pendant une pause, je me promenais le long des stands qui vendaient des accessoires, des livres et des cassettes de Yoga. Je me sentis attirée par un petit stand qui affichait de grandes photos de quelques grands saints et sages yogis. Le calme et la joie semblaient se déverser de chaque image comme des vagues. Je m'assis, fermai les yeux, et respirai la douce énergie de cette petite oasis. Je devais apprendre plus tard qu'il s'agissait du stand du *Yoga Research Center*, dont Georg est le fondateur et le directeur.

Larry Payne, qui dirige le *Samata Yoga Center* à Los Angeles, est un vieil ami de mon âme et compagnon de Yoga. J'ai passé de très nombreux et excellents moments à étudier dans les rangées de derrière de ses cours de Yoga dynamique. Dans ses livres, il transmet sa longue expérience et son savoir venu d'études très approfondies. Son approche conviviale, chaleureuse et attentionnée du Yoga et de la vie est contagieuse.

Je suis sûre que ces deux grands professeurs apporteront de l'inspiration et de l'encouragement au débutant comme à l'adepte déjà plus expérimenté. Chaque page de ce livre contient des outils pratiques faciles, ainsi que les conseils nécessaires qui vous accompagneront au cours de votre voyage vers la santé, le bonheur et la joie de vivre !

Lilias Folan

XVI   Le Yoga pour les Nuls

Lilias Folan est considérée par les spécialistes comme "l'une des lumières du Yoga américain". Depuis 1972, elle anime et coproduit des émissions, écrit des livres et des articles, donne des cours et des conférences dans le monde entier et dispense ses méthodes sur cassettes audio et video (en anglais). Vous pouvez consulter son site Web (en anglais) à l'adresse suivante :

www.liliasyoga.com.

Introduction

*L*e Yoga compte plusieurs millions d'adeptes dans le monde, qui le pratiquent sous des formes différentes. Ce ne sont pas tous des Nuls, pas plus que vous ne l'êtes. Le fait que vous soyez en train de lire *Le Yoga pour les Nuls* prouve que votre curiosité est bien vivante, qu'elle vous stimule, et que vous avez envie d'apprendre. Un Nul n'est pas quelqu'un de profondément ignorant et stupide, mais une personne sachant qu'elle ignore quelque chose et recherchant activement à combler cette lacune avec les meilleurs moyens disponibles. Comme vous !

Le Yoga existe depuis environ 5 000 ans et trouve ses origines en Inde. Il atteignit les côtes de l'Europe et de l'Amérique il y a seulement cent ans. Mais le boom du Yoga moderne n'a démarré en Occident que dans les années 1950 et 1960, avec la parution de ombreuses revues et la création de plusieurs clubs. Des passionnés se rendent alors en Inde, et les grands maîtres créent des écoles en Europe et en Amérique. Des fédérations se constituent en France entre 1967 et 1969. C'était aussi l'époque durant laquelle la méditation transcendantale – une des formes de Yoga – devint extrêmement à la mode, grâce notamment aux Beatles. Cela a attiré des centaines de milliers de personnes qui cherchaient à réduire leur stress et à donner plus de sens à leur vie.

Plus récemment, des célébrités comme Jane Fonda, Madonna, Michelle Pfeiffer, Michael Keaton, Britney Spears et Kareem Abdul Jabar ont beaucoup fait parler du Yoga, et ont ainsi également contribué à le rendre populaire. Hollywood, toujours prompt à saisir la balle au bond, a même créé une série télévisée à succès – *Dharma et Greg* – dont le personnage principal, Dharma, est un instructeur de Yoga délicieusement mystérieux. Vous êtes donc en bonne compagnie.

Ce livre

Le Yoga pour les Nuls est peut-être le tout premier livre sur le Yoga que vous tenez entre vos mains. Dans ce cas, vous commencez bien. Il est plus probable, toutefois, que vous ayez feuilleté pas mal d'autres livres (il n'y a vraiment pas pénurie en matière de publications traitant d'exercices de Yoga !).

Pourtant, toutes ces publications ne sont pas saines ni utiles. Pourquoi, alors, devriez-vous prendre ce livre au sérieux ? Nous vous proposons une réponse en deux parties.

D'abord, les informations que vous trouverez dans *Le Yoga pour les Nuls* sont fondées sur notre longue étude du Yoga, ainsi que sur notre grande expérience issue de nombreuses années de pratique. Nous cumulons à nous deux 55 ans d'expérience du Yoga. L'un de nous (Georg Feuerstein) est internationalement reconnu comme l'un des principaux experts de la tradition du Yoga. Il est l'auteur de nombreux travaux de séminaires sur ce sujet. L'autre auteur (Larry Payne) possède un centre de Yoga florissant à Los Angeles, où il enseigne lui-même cette discline pour relever les défis de santé spécifiques à ses élèves, qui sont surtout les problèmes de dos ; il fait lui-même la démonstration dans des vidéos grand public de ses enseignements sur le Yoga et sur le dos. Nous avons ici fusionné nos domaines de connaissances respectifs pour créer un livre d'introduction fiable et convivial qui pourra servir au débutant d'ouvrage de référence à consulter à tout moment.

Deuxièmement, nous sommes tous deux bien décidés à vous motiver à mettre en pratique ce système, car nous l'avons vu accomplir des miracles, petits ou grands. Nous avons consacré nos vies à rendre le Yoga disponible à chaque personne intéressée par sa santé et par l'intégralité de son corps et de son esprit. En bref, vous êtes entre les meilleures mains.

Le Yoga pour les Nuls vous guidera doucement, pas à pas, vers le trésor qu'est le Yoga. Et quel fabuleux trésor ! Vous y trouverez les moyens de débloquer l'extraordinaire potentiel de votre corps et de rallier votre esprit à cette cause, en affermissant aussi votre esprit dans ce processus. Rappelez-vous le vieux proverbe latin *Mens sana in corpore sano* : une âme saine dans un corps sain. Nous allons vous montrer comment améliorer ou recouvrer votre santé et l'intégralité de votre corps et de votre esprit !

Que vous ayez envie d'être plus souple, en meilleure forme, moins stressé, ou plus calme et plus joyeux, ce livre contient tous les bons conseils et exercices pratiques pour vous permettre de partir dans la bonne direction. Notre présentation s'inspire du riche patrimoine du Yoga, qui est le système de bien-être total le plus ancien du monde.

C'est la raison pour laquelle *Le Yoga pour les Nuls* contient suffisamment d'informations pour être également utile à ceux qui ont déjà fait les premiers pas dans le monde du Yoga, et qui veulent en savoir davantage sur les autres attractions qui les attendent. Et surtout, nous nous sommes efforcés de rendre ce livre utilisable par des personnes préssées. Et si, après avoir lu ce guide, vous avez sérieusement envie d'étudier et de pratiquer le Yoga, pensez à prendre des leçons de Yoga avec un professeur qualifié. Ce livre est un excellent guide, mais rien ne vaut un enseignement pratique.

Le Yoga n'est pas une mode. Il existe en Occident depuis plus de cent ans, et possède une histoire vieille d'environ cinq millénaires. Il est clair qu'il demeurera. Le Yoga a apporté la santé et la paix du mental à des millions de gens. Il pourra aussi vous les donner.

Conventions utilisées dans ce livre

Ce livre s'intéresse surtout au Hatha-Yoga, qui est une forme de Yoga fonctionnant principalement avec le corps grâce à des postures, des exercices de respiration, et d'autres techniques similaires. Notre orientation générale est toutefois plus universelle, et nous incluons suffisamment d'informations sur les autres formes de Yoga pour vous en donner une compréhension de base.

Nous avons inséré des photos et des illustrations pour vous aider à mieux comprendre les exercices et les postures lorsque c'était nécessaire. Comme le souffle constitue une part importante des exercices yogiques, beaucoup de photos ou illustrations comportent le mot *Inspirez* ou *Expirez* (avec une flèche) pour vous aider à correctement respirer. Par exemple, vous devez expirer si une illustration montre une flèche vers la droite avec le mot *Expirez*.

Pour que les exercices soient vraiment sans danger, lisez bien toutes les instructions avant de les effectuer. Ne jetez pas un simple coup d'œil sur les illustrations en pensant que vous pouvez ensuite "y aller". Bien que les illustrations soient des outils vraiment utiles, elles ne vous fournissent pas toutes les explications dont vous avez besoin pour pratiquer le Yoga de façon sûre et efficace.

Les explications facultatives

Nous espérons que vous lirez chaque mot de ce livre comme cela se présentera au cours de votre voyage yogique. Nous admettons y avoir inclus quelques informations qui sont des friandises destinées à vous faire réfléchir. Bien qu'intéressantes, elles ne sont pas essentielles à votre pratique des différentes postures. Nous avons clairement signalé ce type de texte par l'icône Note technique. N'hésitez pas à en sauter la lecture si vous êtes pressé, mais pensez à y revenir à un moment ou à un autre. Vous vous en féliciterez !

Vos attentes, votre profil

Nous ne sommes pas ici pour juger, mais nous avons fait des suppositions à votre sujet, cher lecteur. Premièrement, nous supposons que vous avez l'intention de récolter les fruits de votre pratique du Yoga. Deuxièmement, nous supposons que vous n'avez pas beaucoup d'expérience du Yoga (si tant est que vous en ayez). Enfin, nous supposons que vous êtes curieux et prêt à en découvrir davantage. Si vous correspondez à ce profil, *Le Yoga pour les Nuls* est fait pour vous !

L'organisation de ce livre

L'organisation de ce livre suit le schéma caractéristique de tous les livres de la collection "*...pour les Nuls*". Il vous apporte toutes les réponses importantes dont vous avez besoin pour pratiquer le Yoga avec succès. Voici quelques-unes des questions pour lesquelles vous trouverez des réponses optimales :

- Combien de temps dois-je consacrer au Yoga pour qu'il m'apporte quelque chose ?
- Suis-je trop âgé(e) pour pratiquer le Yoga ?
- Une maladie ou un handicap constituent-ils un obstacle à ma pratique du Yoga ?
- Un livre est-il suffisant pour découvrir le Yoga ou ai-je besoin d'un professeur ?
- Vaut-il mieux pratiquer le Yoga en leçons particulières ou en groupe ?
- Combien de temps faudra-t-il avant que je voie les premiers résultats, et quels seront-ils ?
- Ai-je besoin de croire en des idées bizarres pour pratiquer le Yoga ? (La réponse en avant-première : NON !)
- Est-il vrai que le Yoga est aussi un enseignement spirituel ?
- Quels sont les meilleurs exercices que je peux pratiquer ?
- Quand, à quel moment devrais-je pratiquer le Yoga ?
- Le Yoga a-t-il quelque chose à voir avec le régime alimentaire ?
- Peut-on pratiquer le Yoga en famille ?

✔ Le Yoga est-il une discipline très sérieuse, ou est-ce qu'on peut aussi y prendre plaisir ?

Le Yoga pour les Nuls se compose de six parties. Voici ce que vous y trouverez :

Première partie : Bien démarrer le Yoga

Cette partie introductive plante le décor des discussions et des pratiques qui suivront. Dans le chapitre 1, nous expliquons ce qu'est le Yoga et tentons d'éliminer quelques-unes des erreurs d'appréciation sur ce sujet. Nous présentons aussi les cinq principales approches du Yoga et ses douze formes principales, en étudiant comment celles-ci peuvent améliorer votre santé et votre bonheur (n'ayons pas peur des mots !). Cela vous permettra de vous poser les bonnes questions pour découvrir l'orientation et le style qui vous sont le plus appropriés. Dans le chapitre 2, nous vous donnerons des conseils utiles et concrets destinés à vous permettre de démarrer votre pratique personnelle du Yoga, en vous montrant comment la rendre à la fois efficace et sans danger. Nous répondrons en particulier à toutes vos questions concernant la participation à des cours ou à la pratique de votre propre chef.

Deuxième partie : Mettez-vous en forme pour le Yoga

Avec cette partie, nous passons directement à la pratique du Yoga. Dans le chapitre 3, nous traitons de tout ce que vous devez faire pour vous préparer à une séance de Yoga, y compris la culture du bon état d'esprit, car l'attitude est un élément clé de toutes les formes de Yoga. Le chapitre 4 présente l'art de la relaxation, qui est consubstantiel à une pratique réussie du Yoga. Dans le chapitre 5, nous expliquerons l'importance du souffle, c'est-à-dire de la respiration correcte pendant l'exécution des postures de Yoga, et en tant que discipline à part entière.

Troisième partie : Postures pour conserver ou retrouver la santé

Dans cette troisième partie, qui constitue la colonne vertébrale de notre livre, nous vous guiderons systématiquement vers la pratique de postures de Yoga simples, mais efficaces. Dans le chapitre 6, nous commencerons par vous donner les formules clés nécessaires à une pratique complète du Yoga. Il est important de faire attention à la préparation (échauffement) et à la mise en séquence des postures pour en tirer le maximum de bénéfice et éviter de se blesser. Dans les chapitres 7 à 14, vous découvrirez successivement les postures assises, les postures debout, les exercices d'équilibre, les exercices spéciaux pour les abdominaux, les inversions, les flexions et les torsions, de même que la "Salutation au Soleil", qui est un enchaînement dynamique très pratiqué. Dans le chapitre 15, nous vous proposerons plusieurs séries, qui vous aideront à commencer immédiatement. Pour votre confort, nous avons élaboré un programme de 8 semaines ainsi que de courtes séries destinée à ces journées très chargées durant lesquelles vous ne disposez que de 5 à 15 mn de temps libre.

Quatrième partie : Le Yoga créatif

Tout ce qui rendra vos séances de Yoga créatives, plaisantes, efficaces et sans danger. Dans le chapitre 16, nous vous donnerons une formule classique qui vous permettra d'élaborer vous-même vos propres séries d'exercices, en fonction du temps dont vous disposerez (de 5 à 60 minutes), de vos besoins et de vos objectifs spécifiques. Nous couvrirons aussi les avantages et les inconvénients de la pratique en solitaire, de la pratique avec un partenaire, de la pratique dans un groupe, avec ou sans support et accessoires. Si vous pensez être trop occupé pour pouvoir pratiquer, nous vous donnerons quelques suggestions qui ont fait leurs preuves pour surmonter cet obstacle très courant. Le chapitre 17 passera en revue les différents supports et accessoires disponibles – tels que murs, chaises, appareils ou supports d'inversion, sangles, blocs, etc. – qui sont destinés à faciliter votre pratique des postures.

Cinquième partie : Le style de vie Yoga

Si vous l'adoptez comme style de vie, le Yoga s'applique à toute la journée. Dans cette partie, nous expliquerons comment cela est possible et pourquoi cela en vaut la peine. Comme nous le montrerons dans le chapitre 18, le Yoga peut vous apporter beaucoup dans le domaine des attitudes mentales positives envers le travail, les loisirs, le régime alimentaire, la famille et les autres personnes. Le chapitre 19 expose à grands traits les bons conseils que le Yoga donne pour rendre la sexualité régénératrice et source d'un pus grand bonheur. Dans le chapitre 20, nous vous présenterons l'art de la méditation. Si l'on considère que les postures forment la colonne vertébrale du Yoga, la méditation en est le cœur. La méditation régulière vous mettra en contact avec la joie et la paix qui sont la condition naturelle de votre esprit. Elle vous permettra de devenir une personne plus heureuse et plus libre. La liberté est le but ultime du Yoga traditionnel. Le chapitre 21 traite de situations spéciales, notamment du Yoga pour les personnes souffrant de problèmes de dos et du Yoga pour les femmes pendant la grossesse, les menstruations et la ménopause. Le chapitre 21 expose aussi nos idées pour adapter le Yoga aux enfants, qui constituent à eux seuls une "situation spéciale". On peut leur enseigner des exercices simples et amusants qu'ils pratiquerons seuls ou avec vous. De nombreux enfants aiment beaucoup le Yoga.

Sixième partie : Dix bons conseils et dix bonnes raisons

Une courte récapitulation. Dans le chapitre 22, nous vous faisons quelques suggestions pour réussir votre pratique du Yoga et la rendre plaisante en vous concentrant sur la relaxation. Le chapitre 23 dresse la liste des dix bonnes raisons (principales et accessoires) de pratiquer le Yoga – au cas où vous en auriez encore besoin après avoir lu ce livre et essayé les techniques qu'il présente.

Annexe : Contacts, bibliographie, autres sources

Nous vous encourageons à aller plus loin dans votre exploration du Yoga. Dans cette annexe, vous trouverez des adresses de fédérations et d'organismes formateurs, des sites Web à consulter, et quelques références utiles.

Icônes utilisées dans ce livre

Tout au long de ce livre, vous remarquerez des pictogrammes dans la marge. Nous les appelons *icônes*. Vous pouvez les considérer de deux manières différentes.

- **Comme des "drapeaux" utiles au fur et à mesure de votre lecture**. Par exemple, si vous décidez de lire un chapitre en entier du début jusqu'à la fin, les icônes servent de points de repère le long du chemin et vous indiquent comment utiliser les informations que vous rencontrez.

- **Comme des guides qui vous orientent dans votre visite**, et vous aident à trouver rapidement ce que vous cherchez dans ce livre. Par exemple, si vous êtes familiarisé avec le Yoga et voulez juste y trouver des exercices, feuilletez simplement le livre à la recherche de l'icône d'exercice (ou utilisez l'index).

XXIV Le Yoga pour les Nuls

Cette icône attire votre attention sur des informations utiles qui peuvent rendre votre voyage yogique un peu plus agréable. Ne manquez pas de lire ces morceaux de choix !

Cette icône signale un danger. Ne manquez pas de lire les informations mises en exergue par ce symbole : vous serez content de l'avoir fait !

Cette icône avise des informations techniques qu'il est intéressant de connaître, mais qui ne sont probablement pas indispensables à votre compréhension du Yoga. Vous pouvez lire ces passages pour faire une grosse impression sur vos amis lors d'une conversation.

Cette icône est accolée à des paragraphes vraiment dignes d'attention. Vous souhaiterez peut-être les noter quelque part ou les entourer dans le livre.

Les termes utilisés pour le Yoga peuvent parfois être tout à fait incompréhensibles (et posséder une drôle de consonance) à première vue pour la plupart des gens. Cette icône signale les explications de tels mots. Une fois que vous les aurez compris, vous commencerez vous aussi à parler comme un vrai pro !

Cette icône vous guide à travers les séries, exercices et postures variés qui parsèment ce livre. Si vous souhaitez faire des exercices, cherchez cette icône !

Cette icône est accolée à du texte qui démythifie le Yoga et supprime le mystère qui parfois l'entoure, afin d'exposer la vérité au grand jour. Du tout bon !

Recherchez ces icônes pour trouver des expériences personnelles que nous avons faites au cours de nos 55 années cumulées de pratique du Yoga. Vous en rirez, ou en pleurerez, et apprendrez même peut-être quelque chose !

Comment utiliser ce livre

Le Yoga pour les Nuls est conçu pour être à la fois une *introduction au Yoga* et le *livre de référence du débutant*. Vous pourrez lire les chapitres l'un après l'autre et pratiquer avec nous, ou vous plonger çà et là dans le livre en lisant les choses qui vous sont d'un intérêt immédiat, par exemple comment trouver le type de style ou de cours de Yoga qui répondra le mieux à vos besoins, ou comment choisir les supports qui pourront faciliter votre pratique.

Si vous débutez dans le Yoga, nous vous recommandons de lire le sommaire. Vous pourrez même feuilleter ce livre pour vous faire une impression d'ensemble de la façon dont nous l'avons organisé, et de notre approche du sujet.

Si vous n'êtes plus débutant et vous souhaitez simplement rafraîchir vos connaissances, vous pourrez aussi utiliser *Le Yoga pour les Nuls* comme un guide fiable qui répondra à vos questions. Consultez simplement l'index pour trouver l'information que vous recherchez ou passez à l'annexe, qui vous renvoie à d'autres sources d'informations.

Première partie
Bien démarrer le Yoga

Dans cette partie...

Le monde du Yoga est très vaste, et il existe une grande variété d'approches. Avant de partir en randonnée dans la campagne, vous jetez un coup d'œil sur la carte pour ne pas risquer de vous perdre. Avant de commencer à faire l'expérience du Yoga, il est utile de savoir ce que c'est et comment cela fonctionne. De cette manière, vous serez sûr que votre pratique du Yoga sera à la fois plaisante et sans danger.

Dans les deux chapitres de cette première partie, nous allons mettre à votre disposition une carte routière qui vous permettra de faire le premier pas, puis le suivant, de ce qui sera pour vous un voyage de découverte excitant et gratifiant.

Chapitre 1

L'abc du Yoga : ce que vous devez savoir

Dans ce chapitre :

▷ Démythification du Yoga.

▷ Déchiffrage du mot *Yoga*.

▷ Exploration des huit principales formes de Yoga.

▷ Comprendre les cinq approches de base du Yoga.

▷ Définition des styles appréciés de Hatha-Yoga.

▷ Prise en main de votre vie avec le Yoga.

Il y a deux ou trois décennies, certaines personnes confondaient encore de temps à autre *Yoga* et *yoghourt*. Aujourd'hui, le mot *Yoga* est passé dans le langage courant.

Le fait est que quasiment tout le monde a entendu le mot *Yoga*, mais cela ne veut pourtant pas dire que tout le monde sait exactement ce qu'il veut dire. De nombreuses fausses idées circulent encore, même parmi les adeptes du Yoga. Dans ce chapitre, nous tirerons les choses au clair et expliquerons ce qu'est réellement le Yoga, et comment il peut améliorer votre santé et vous épanouir. Nous vous aiderons aussi à constater que le Yoga, avec ses nombreuses formes et approches, a bien quelque chose à proposer à chacun.

Quels que soient votre âge, votre poids, votre souplesse ou vos croyances, vous pouvez pratiquer le Yoga et en profiter. Bien qu'il soit né en Inde, le Yoga est destiné à toute l'humanité.

Première partie : Bien démarrer le Yoga

Convention d'écriture

En français, on écrit normalement le mot *yoga* en minuscules. Dans ce livre, nous employons une majuscule pour ce mot – *Yoga* – afin de souligner qu'il s'agit d'un système indépendant ou d'une tradition indépendante, au même titre que le Zen, le Taoïsme ou l'Hindouisme. L'adjectif désignant ce qui est relatif au Yoga est *yogique*.

Vous le rencontrerez fréquemment dans ce livre. Il existe plusieurs possibilités d'écriture en français des différents termes de sanskrit, comme *une âsana, une asana* ou *un asana* (une posture) et *Bujhangâsana* ou *Bujangasana* (la posture du Cobra). Nous avons systématiquement opté pour les formes simples.

Comprendre la véritable essence du Yoga

Chaque fois que vous entendrez dire que le Yoga n'est *que* ceci ou *que* cela, votre bon sens devrait aussitôt s'activer. Le Yoga est bien trop vaste pour être réduit à une seule chose, quelle qu'elle soit. Le Yoga est comme un gratte-ciel avec de nombreux étages et de nombreuses pièces à chaque niveau. Voici en tout cas ce que le Yoga n'est pas :

- Le Yoga n'est pas *que* de la gymnastique.
- Le Yoga n'est pas *que* de l'entraînement de mise en forme.
- Le Yoga n'est pas *qu'*une manière de surveiller votre poids.
- Le Yoga n'est pas *qu'*une technique antistress.
- Le Yoga n'est pas *que* de la méditation.
- Le Yoga n'est pas *que* "souffler comme un bœuf" pour respirer correctement.
- Le Yoga n'est pas *qu'*une manière d'améliorer votre santé et de vous maintenir en bonne santé.
- Le Yoga n'est pas *qu'*une tradition spirituelle de l'Inde.

Pour être simple : le Yoga, ce sont toutes ces choses, mais c'est aussi mille fois plus. (Vous n'en auriez pas espéré moins d'une tradition qui existe depuis 5 000 ans !). Le Yoga inclut des exercices physiques qui ressemblent à de la gymnastique – et certains d'entre eux ont été intégrés à la gymnastique occidentale. Ces exercices vous aident à rester en forme et en bonne santé, à contrôler votre poids, et à réduire votre niveau de stress. Le Yoga propose aussi un éventail complet de pratiques de méditation, qui inclut des techniques de respiration pour entraîner vos poumons et calmer votre système nerveux, ou charger votre cerveau et le reste de votre corps d'une délicieuse énergie.

De plus, vous pouvez utiliser le Yoga comme un système efficace de soins médicaux, un système qui a fait ses preuves aussi bien pour recouvrer que pour conserver la santé. Le Yoga continue de gagner de plus en plus de reconnaissance de la part des autorités médicales occidentales. De plus en plus de médecins recommandent le Yoga à leurs patients : pour réduire le stress ; comme une méthode d'exercices saine et sans danger ; et en tant que thérapie physique (particulièrement pour le dos et les genoux).

Mais le Yoga est davantage qu'un système de soins médicaux préventifs ou reconstituants. Le Yoga considère la santé depuis une perspective qui est vaste et holistique, et qui n'est redécouverte que maintenant par la médecine d'avant-garde. Cette perspective apprécie à sa juste valeur l'énorme importance du mental – c'est-à-dire l'importance de vos attitudes psychologiques – sur la santé physique.

Trouver le sens : le mot Yoga

Le mot *Yoga* vient du *sanskrit*, l'ancienne langue parlée par l'élite religieuse traditionnelle de l'Inde, les *brahmanes*. Yoga signifie "union" ou "intégration" et "discipline", de sorte que le système du Yoga est appelé *discipline intégrante* ou *unifiante*. Le Yoga recherche l'unité à des niveaux variés. Premièrement, le Yoga cherche à unir votre corps et votre esprit. Bien trop souvent, les gens séparent leur esprit de leur corps. Certaines personnes sont de façon chronique "hors de leur corps". Ils ne peuvent pas sentir leurs pieds ou le sol au-dessous d'eux, comme s'ils planaient tels des fantômes juste au-dessus de leur corps. Ils sont incapables de supporter les pressions ordinaires de la vie quotidienne, et ils s'effondrent sous le stress. Ils sont souvent confus et ne comprennent pas leurs propres émotions. Ils ont peur de la vie et sont facilement vexés.

Beaucoup de gens souffrent de formes atténuées de ce syndrome, ce qui peut rendre difficile la tâche de faire face à la vie franchement et avec attention. Parce qu'ils ne sont pas complètement "dans" le corps, ils ont aussi tendance à être quelque peu déconnectés du monde qui les entoure. Cela les amène à rêvasser et à éviter les défis de la vie plutôt qu'à y faire face. Grâce au Yoga, ils peuvent reconnecter leur esprit et leurs émotions au corps, ce qui leur permet de vivre leur vie plus pleinement et d'y prendre plaisir.

Un deuxième problème auquel le Yoga s'attaque est la division qui existe entre l'esprit rationnel et les émotions. Bien trop souvent, les gens étouffent leurs émotions et n'expriment pas leurs sentiments réels. Au lieu de cela, il choisissent d'escamoter ces sentiments par des explications logiques. Si cette fuite est pratiquée de façon chronique, elle peut devenir un sérieux danger pour la santé. Parfois, les gens ne sont même pas conscients du fait qu'ils suppriment leurs sentiments – en particulier la colère. Alors, la colère ou la frustration les consument de l'intérieur.

Voici comment le Yoga pourra vous aider dans votre développement personnel :

- Le Yoga peut vous mettre en contact avec vos véritables sentiments et équilibrer votre vie émotionnelle.

- Le Yoga peut vous aider à devenir moins fragmenté à l'intérieur de vous-même, et donc plus entier et réel. En d'autres termes, il vous permet de vous comprendre et vous accepter, et d'être à l'aise avec vous-même. Vous n'aurez plus besoin de "faire semblant" ou de réduire votre vie à jouer constamment un rôle.

- Le Yoga peut considérablement améliorer vos "rapports" avec les autres personnes. Cela signifie que vous deviendrez capable de davantage d'empathie et de communication avec les autres.

Le Yoga est un puissant moyen d'intégration psychologique. Il vous rend conscient que vous faites partie d'un tout plus grand, que vous n'êtes pas une sorte d'île séparée du reste du monde.

Les êtres humains ne peuvent pas s'épanouir dans l'isolement. Même l'individu le plus indépendant doit énormément aux autres. Une fois que votre esprit et que votre corps seront réunifiés et contents de l'être, cette union avec les autres viendra naturellement. Les principes moraux du Yoga englobent tout, et vous encouragent à rechercher une parenté avec tout être et toute chose. Nous en dirons davantage à ce sujet dans le chapitre 18.

Trouvez-vous vous-même : êtes-vous un yogi (ou une yogini) ?

Une personne qui pratique la discipline qui consiste à équilibrer le mental et le corps avec le Yoga est traditionnellement appelé *yogi* (si cette personne est un homme) ou *yogini* (si cette personne est une femme). Nous utiliserons aussi le terme d'*adepte du Yoga*.

Chapitre 1 : L'abc du Yoga : ce que vous devez savoir

Un yogi ou une yogini qui maîtrise véritablement le Yoga est appelé un *maître de Yoga*. Si un tel yogi enseigne également (ils n'enseignent pas tous), il (ou elle) est traditionnellement appelé(e) *gourou*. Le mot sanskrit *gourou*, ou *guru*, signifie littéralement "lourd, grave". Selon les sources ésotériques traditionnelles, la syllabe *gu* signifie les ténèbres spirituelles, et *ru* signifie l'action d'enlever. Un guru est donc un maître qui mène le disciple depuis les ténèbres vers la lumière.

Très peu d'Occidentaux ont réussi à maîtriser complètement le Yoga, principalement parce qu'il s'agit d'un mouvement encore relativement récent en Occident. Toutefois, de nombreux professeurs de Yoga peuvent aider avec compétence les débutants, au niveau avec lequel le Yoga est enseigné en général en dehors de l'Inde, son pays d'origine. Dans ce livre, c'est exactement ce que nous espérons faire.

Vos options : les huit principales branches du Yoga

Si vous faites le tour d'horizon de la tradition du Yoga, vous verrez une douzaine de développements principaux, chacun d'eux avec ses propres subdivisions. Imaginez-vous le Yoga comme un arbre géant à huit branches, chacune de ces branches ayant un caractère unique, tout en faisant partie du même arbre. Avec autant de voies différentes, vous êtes sûr de trouver ce qui convient à votre personnalité, à votre style de vie et à vos objectifs. Dans ce livre, nous nous concentrerons sur le Hatha-Yoga, la branche du Yoga qui compte le plus d'adeptes, mais nous éviterons l'erreur commune qui consiste à le réduire à un simple entraînement physique de mise en forme. C'est pourquoi nous parlerons aussi de la méditation et des aspects spirituels du Yoga.

Voici les principales branches du Yoga, classées par ordre alphabétique :

- **Bhakti-Yoga** : le Yoga de la dévotion.
- **Gourou-Yoga** : le Yoga de la dévotion à un maître.
- **Hatha-Yoga** : le Yoga de la discipline physique.
- **Jnana-Yoga** : le Yoga de la sagesse.
- **Karma-Yoga** : le Yoga de l'action qui se transcende.
- **Mantra-Yoga** : le Yoga du son puissant.

Première partie : Bien démarrer le Yoga

- ✔ **Raja-Yoga** : le Yoga royal.

- ✔ **Tantra-Yoga** (qui comprend le Kundalini-Yoga) :
  le Yoga de la continuité.

Ces huit branches sont décrites dans les paragraphes suivants.

Bhakti-Yoga : le Yoga de la dévotion

Les adeptes du Bhakti-Yoga croient qu'un être suprême transcende leurs vies, et ils ressentent le besoin de se joindre à lui ou même de complètement fusionner avec cet être suprême par des actes de dévotion. Le Bhakti-Yoga comprend des actes tels que les offrandes florales, le chant d'hymnes de louanges, et les pensées à l'être divin.

Gourou-Yoga : le Yoga du dévouement à un maître

Dans le Gourou-Yoga (*gourou* ou *guru*), le professeur constitue le centre de la pratique spirituelle. Un tel professeur est censé avoir obtenu *l'Éveil*, ou *illumination*, ou du moins atteint un stade proche de celui-ci (reportez-vous au chapitre 20). Dans le Gourou-Yoga, on vous demande d'honorer votre gourou et de méditer à son sujet jusqu'à ce que vous fusionniez avec lui. Étant donné que le gourou est supposé ne faire lui-même qu'un avec la Réalité Ultime, cette fusion est réputée reproduire exactement en vous la réalisation spirituelle du gourou.

Hatha-Yoga : le Yoga de la discipline physique

Toutes les branches du Yoga cherchent à atteindre le même but final, l'Éveil (voir le chapitre 20), mais le Hatha-Yoga approche cet objectif par le corps plutôt que par le mental ou par les émotions. Les adeptes du Hatha-Yoga croient que si leur corps n'est pas correctement purifié et préparé, les niveaux supérieurs de la concentration, de la méditation et de l'extase sont pratiquement impossibles à atteindre – une telle tentative correspondrait à essayer de grimper l'Everest sans l'équipement approprié. Une bonne partie de ce livre traite de cette branche du Yoga.

Chapitre 1 : L'abc du Yoga : ce que vous devez savoir

Une sensation qui vous donnera une idée de l'Éveil

Pour obtenir une impression de la nature de l'Éveil, asseyez-vous dans une pièce chaude en étant aussi calme que possible, vos mains sur les genoux. Maintenant, sentez partout votre peau, cette limite de votre corps qui vous sépare de l'air qui vous entoure. En devenant plus conscient des sensations de votre corps, portez une attention particulière au rapport entre votre peau et l'air. Au bout d'un moment, vous aurez réalisé qu'il n'existe pas de limite vraiment distincte entre votre peau et l'air "extérieur". Dans votre imagination, vous pouvez continuer à vous étendre de plus en plus à l'espace environnant, au-delà de votre peau. Où finissez-vous, et où commence l'espace ? Cette expérience peut vous donner une idée de l'expansibilité de l'Éveil, qui englobe tout et et ne connaît pas de limites.

Votre corps est un bien précieux. Le Yoga exige que vous en preniez soin, pour que vous puissiez profiter non seulement d'une excellente santé, mais aussi de la longévité et, finalement, de l'Éveil.

Jnana-Yoga : le Yoga de la sagesse

Le Jnana Yoga enseigne l'idéal de *non-dualisme* – c'est-à-dire qu'il n'y a qu'une seule réalité, et que votre perception d'innombrables phénomènes distincts est une conception fausse dès le départ. Qu'en est-il du fauteuil ou du sofa sur lequel vous êtes assis ? N'est-il pas réel ? Qu'en est-il de la lumière qui atteint votre rétine ? N'est-elle pas réelle ? Les maîtres du Jnana-Yoga répondent à ces questions en disant que toutes ces choses sont réelles à votre niveau de conscience présent, mais qu'elles ne sont en fin de compte pas réelles en tant que choses séparées ou distinctes. Lorsque vous obtenez l'Éveil, toutes les choses se fondent pour en former une seule, et vous fusionnez avec l'esprit immortel.

Karma-Yoga : le Yoga de l'action qui se transcende elle-même

Le Karma-Yoga cherche à influencer positivement la destinée. Le principe le plus important de cette voie consiste à agir de façon non égoïste, sans attachement (donc avec détachement), et avec intégrité. Les adeptes du Karma-Yoga croient que toutes les actions – qu'elles soient corporelles, verbales ou mentales – entraînent de grandes conséquences dont nous devons assumer l'entière responsabilité.

Bon karma, mauvais karma, pas de karma du tout

Le mot sanskrit *karma* signifie littéralement "acte". Il veut dire activité en général, mais aussi "action invisible" de la destinée. Selon le Yoga, chaque action du corps, de la parole et du mental produit des conséquences visibles ou cachées. Parfois, les conséquences cachées – la destinée – sont bien plus importantes que les répercussions évidentes. Ne comprenez pas le karma comme étant un destin aveugle. Vous êtes toujours libre de faire des choix. L'objet du Karma-Yoga est de contrôler la manière dont vous agissez dans le monde de façon que vous cessiez d'être lié par le karma. Les adeptes du Karma Yoga ne recherchent pas seulement à éviter le mauvais karma (noir), mais également à dépasser le bon karma (blanc) pour arriver à un état sans aucun karma. Selon cette branche du Yoga, tout karma vous lie à l'état de non-Éveil. Ce qui est indésirable, car dans cet état vous n'êtes ni libre ni heureux.

OM, la syllabe sacrée

Le mantra traditionnel le plus connu, utilisé par les hindouistes comme par les bouddhistes, est la syllabe sacrée *OM* (prononcée AUM). On dit que c'est le symbole de la réalité ultime, le soi ou l'âme. Il se compose des trois lettres *a, u, m*, et du bourdonnement nasal de la lettre *m*. A correspond à l'état de veille ; *u* correspond à l'état de rêve ; *m* correspond à l'état de sommeil profond ; et le son du bourdonnement nasal représente la Réalité Ultime. Dans notre présentation de la méditation au chapitre 20, nous vous proposerons plusieurs autres mantras.

Mantra-Yoga : le Yoga du son puissant

Le Mantra-Yoga utilise le son pour harmoniser le corps et concentrer le mental. Il recourt aux *mantras*, qui peuvent être des syllabes, des mots ou des phrases. Traditionnellement, les adeptes reçoivent un *mantra* de leur maître dans le cadre de l'initiation formelle. On leur demande de le répéter aussi souvent que possible et de le garder secret. De nombreux maîtres occidentaux pensent que cette initiation n'est pas nécessaire et que n'importe quel son fera l'affaire. Vous pouvez même utiliser un mot du dictionnaire, tel que *amour, paix* ou *bonheur*.

Raja-Yoga : le Yoga royal

Raja-Yoga signifie littéralement "Yoga royal". Il est aussi connu sous le nom de Yoga classique.

À force de fréquenter les adeptes du Yoga, vous les entendrez se référer au sentier octuple, tel qu'il est codifié dans les *Yoga-sutra* de Patanjali. Il s'agit du principal ouvrage sur le Raja-Yoga. Cette tradition yogique possède un autre nom, Ashtanga-Yoga, le "Yoga à huit membres", de *ashta* ("huit") et *anga* ("membre"). Les huit membres de cette éminente approche, qui sont destinés à mener vers l'Éveil, ou libération, sont les suivants :

- *Yama* : discipline morale, composée des vertus consistant à ne pas nuire, à être sincère, à ne pas voler, à être chaste, et à ne pas être avide (pour une explication de ces cinq vertus, reportez-vous au chapitre 18).

- *Niyama* : retenue, consistant dans les cinq pratiques de la pureté, du contentement, de l'austérité, de l'étude de soi, et de la dévotion à un principe supérieur.

- *Asana* : posture qui permet d'atteindre deux objectifs fondamentaux : la méditation et la santé.

- *Pranayama* : maîtrise du souffle, qui augmente et équilibre votre énergie psychosomatique, et accroît ainsi votre santé et votre concentration mentale.

- *Pratyahara* : inhibition sensorielle, qui intériorise votre conscience afin de préparer le mental aux différents niveaux de la méditation.

- *Dharana* : concentration, ou focalisation mentale étendue, qui est fondamentale pour la méditation yogique.

- *Dhyana* : méditation, la principale pratique du Yoga supérieur (cette pratique et la suivante sont expliquées dans le chapitre 20).

- *Samadhi* : extase, ou l'expérience de la conscience unificatrice dans laquelle vous vous unissez intérieurement avec l'objet de votre contemplation.

Tantra-Yoga : le Yoga de la continuité

Le Tantra-Yoga est la branche la plus complexe et la plus mal comprise du Yoga. En Occident et en Inde, le Tantra-Yoga est souvent confondu avec une sorte de sexualité "spiritualisée". Bien que des rituels sexuels soient utilisés dans quelques écoles de Tantra Yoga, ils ne constituent pas une pratique généralisée à toutes les écoles. Le Tantra-Yoga est en fait une discipline spirituelle stricte qui implique des rituels assez complexes et des visualisations détaillées de divinités. Ces déités sont soit des visions du divin, soit l'équivalent des anges du christianisme, et sont invoquées pour qu'elles facilitent le processus yogique de contemplation.

Un autre nom donné au Tantra-Yoga est *Kundalini-Yoga*. Cela signifie "celle qui est enroulée", par allusion à la "Puissance du serpent" que le Tantra-Yoga cherche à activer : l'énergie spirituelle latente emmagasinée dans le corps humain. Si vous désirez en savoir plus sur cet aspect du Yoga, vous pouvez lire l'autobiographie de Gopi Krishna.

Sachez où vous allez grâce aux trois qualités premières

Après avoir passé en revue les différentes branches et les différents styles de Yoga, une question se pose peut-être encore : comment voulez-vous procéder ? Pour vous aider dans ces considérations, nous vous présentons le modèle traditionnel des trois qualités premières (appelées *gunas* en sanskrit). Selon le Yoga, tout ce qui existe (sauf la Réalité Ultime elle-même) est constitué de trois composants fondamentaux appelés *sattva*, *rajas*, et *tamas*.

- *Sattva* est le principe de lucidité.

- *Rajas* est le principe de dynamisme.

- *Tamas* est le principe d'inertie.

Ces trois principes ou forces existent dans une infinité de combinaisons aussi bien sur le plan matériel que dans le domaine du mental. Certaines choses sont surtout *tamasiques*, d'autres plutôt *rajasiques*, et quelques rares autres plutôt *sattviques*.

L'objectif du Yoga est d'accroître le principe de lucidité dans toutes vos actions, pensées et sentiments. Tant que vous serez vivant, vous ne pourrez pas atteindre l'état de lucidité totale, mais pourrez en revanche exercer votre esprit pour surmonter les limitations du *tamas* et du *rajas*. Lorsque votre mental se libérera de l'influence négative de ces deux éléments, il deviendra comme un miroir de haute qualité qui reflète fidèlement la lumière de l'âme, ou conscience suprême.

Trouvez votre bonheur parmi les cinq approches de base du Yoga

Depuis la fin du XIXe siècle, quand le Yoga fut introduit en Occident depuis l'Inde, son pays d'origine, il a subi diverses adaptations. Aujourd'hui, le Yoga est pratiqué de cinq manières différentes :

- Comme une méthode pour atteindre la forme physique et conserver la santé.
- Comme un sport.
- Comme une thérapie axée sur le corps.
- Comme un style de vie complet.
- Comme une discipline spirituelle.

Dans les sections suivantes, nous allons jeter un coup d'œil sur ces cinq approches de base.

Le Yoga pratiqué comme entraînement pour la forme physique

La première approche du Yoga, celle de l'entraînement destiné à donner la forme physique, est la forme la plus répandue de pratique du Yoga par les Occidentaux. Elle constitue aussi la restructuration la plus importante du Yoga traditionnel. Plus précisément, c'est une révision du Hatha-Yoga traditionnel (voir le chapitre 2 pour en savoir davantage sur le Hatha-Yoga). Le

Yoga comme entraînement pour la forme physique s'occupe principalement du corps physique – sa souplesse, sa résistance et sa force. C'est la manière par laquelle la plupart des nouveaux-venus au Yoga rencontrent cette grande tradition. L'entraînement physique est certainement une porte qui permet d'accéder au Yoga mais, plus tard, certaines personnes découvrent que le Hatha-Yoga inclut aussi des pratiques morales et spirituelles destinées à mener vers l'Éveil. Depuis les temps les plus anciens, les maîtres de Yoga ont bien souligné la nécessité de la santé du corps. Mais ils ont aussi toujours insisté sur l'importance du mental et d'autres aspects de l'être.

Le Yoga pratiqué comme sport

Cette deuxième approche, le Yoga comme sport, est particulièrement présente dans certains pays d'Amérique latine, mais elle est largement controversée. Ses adeptes, parmi lesquels on compte de nombreux excellents athlètes, maîtrisent à la perfection des centaines de postures de Yoga extrêmement difficiles, et font au cours de compétitions internationales la démonstration de leurs talents indéniables. Mais ce nouveau sport, que l'on peut aussi considérer comme une forme d'art, a attiré à lui beaucoup de critiques de la part des adeptes du Yoga plus traditionnel. Ces derniers pensent que la compétition n'a aucune place dans le monde du Yoga. Et pourtant, cette forme de Yoga athlétique a beaucoup contribué à faire parler du Yoga dans certaines parties du monde. Pour notre part, nous ne voyons rien de mauvais dans une saine et agréable émulation, tant que la compétition égocentrique est tenue à l'écart.

Le Yoga pratiqué comme thérapie

La troisième approche, celle du Yoga comme forme de thérapie, recourt aux techniques yogiques pour restaurer la santé physique et mentale. Ces dernières années, quelques professeurs de Yoga occidentaux ont commencé à utiliser les pratiques du Yoga à des fins thérapeutiques. Bien que l'idée du Yoga thérapeutique soit très ancienne, son nom est assez nouveau. Le Yoga thérapeutique est en fait une discipline professionnelle complètement nouvelle, qui exige de la part du professeur un entraînement et des capacités bien plus importantes que celle du Yoga ordinaire. D'habitude, le Yoga est destiné à ceux qui ne souffrent pas d'infirmité ou de maux nécessitant une action curative tels que le mal de dos chronique, l'asthme ou les rhumatismes. Le chapitre 21 vous montrera quelques techniques yogiques de base pour remédier au mal de dos, un problème très répandu dans la société occidentale.

Chapitre 1 : L'abc du Yoga : ce que vous devez savoir   15

 Ayant compris le potentiel de la thérapie par le Yoga, plusieurs compagnies d'assurances américaines proposent maintenant la couverture des frais correspondants, dans le cadre de leurs programmes de thérapies alternatives.

Le Yoga pratiqué comme style de vie

La quatrième approche, le style de vie Yoga, entre dans le vrai domaine du Yoga. Le Yoga pratiqué une ou deux fois par semaine pendant environ une heure est certainement mieux qu'une absence complète de Yoga. Et le Yoga peut être considérablement bénéfique même s'il n'est pratiqué que comme un entraînement physique. Mais vous découvrirez la vraie puissance du Yoga en l'adoptant comme style de vie. Cela signifie *vivre* le Yoga en le pratiquant chaque jour, que se soit par des exercices physiques ou par la méditation. Et surtout, cela signifie appliquer la sagesse du Yoga à la vie quotidienne et vivre de façon lucide, c'est-à-dire avec conscience. Le Yoga a beaucoup à vous apprendre sur ce que vous devriez manger et de quelle manière, comment vous devriez dormir, comment vous devriez travailler, comment vous devriez communiquer avec les autres, etc. Il propose un système global de vie consciente et habile.

N'allez pas vous imaginer qu'il faut être une superstar yogique pour pratiquer le Yoga en tant que style de vie. Vous pouvez commencer dès aujourd'hui. Quelques ajustements dans vos horaires journaliers et un strict respect de vos objectifs suffisent. Dès que vous serez prêt, faites d'autres changements positifs – un à la fois.

Le Yoga pratiqué comme discipline spirituelle

Le "Yoga-style de vie" s'intéresse à une vie saine, entière, fonctionnelle et bienfaisante. Le Yoga comme discipline spirituelle, qui constitue la cinquième et dernière approche, s'occupe de tout cela *et* du traditionnel idéal d'*Éveil* – c'est-à-dire de la découverte de votre nature spirituelle. (Nous parlons du voyage vers l'Éveil au chapitre 20.)

 Le mot *spirituel* est souvent employé abusivement, et nous devons donc expliquer son acception ici. *Spirituel* vient d'*esprit* – qui signifie ici l'âme, la nature absolue. Dans le Yoga, on l'appelle l'Atman ou Purusha.

Selon la philosophie du Yoga, l'*esprit* est unique et le même pour tous les êtres et toutes les choses. Il est sans forme, immortel, supraconscient, et incroyablement heureux. Il est transcendental parce qu'il existe au-delà du corps et du mental, qui sont limités. Vous découvrez l'*esprit* au moment de votre Éveil.

Ce que toutes les approches du Yoga ont en commun

Les cinq approches du Yoga partagent au moins *deux pratiques fondamentales* : la culture de la conscience et de la relaxation.

- La *conscience* est la capacité particulière qu'ont les êtres humains à porter une attention proche à quelque chose, d'être consciemment présents, de ne pas oublier quelque chose. Le Yoga est un entraînement de l'attention.

  Pour comprendre cela, essayez cet exercice : faites attention à votre main droite pendant les 60 prochaines secondes. C'est-à-dire, sentez votre main droite sans rien faire d'autre. Il est probable que votre mental se mettra à dériver après seulement quelques secondes. Le Yoga consiste à tirer sur les rênes de votre attention à chaque fois que celle-ci erre.

- La *relaxation* consiste à abandonner consciemment la tension du corps superflue, et donc malsaine.

La conscience et la relaxation vont de pair dans la pratique du Yoga. S'ils n'apportaient pas la conscience et la relaxation au Yoga, les exercices ne seraient que de simples entraînements semblables à ceux de la gymnastique – et non des exercices yogiques.

La *respiration consciente* est souvent ajoutée à la conscience et à la relaxation comme troisième pratique fondamentale. Normalement, la respiration est automatique. Dans le Yoga, la conscience se joint à cet acte, pour le transformer en un puissant outil d'entraînement du corps et du mental. Nous en dirons bien plus sur ces aspects dans le chapitre 5.

Le tour d'horizon des principaux styles de Hatha-Yoga

Le Hatha-Yoga a subi de nombreuses transformations depuis l'Antiquité jusqu'à l'époque moderne. Les adaptations les plus importantes furent effectuées durant les dernières décennies, en particulier afin de le faire

Chapitre 1 : L'abc du Yoga : ce que vous devez savoir *17*

correspondre aux besoins des adeptes occidentaux. Parmi les différents styles de Hatha-Yoga existant aujourd'hui, voici les plus connus :

Le **Viniyoga** est l'approche qui fut développée par Shri Krishnamacharya et poursuivie par son fils T. K. V. Desikachar, dont l'école est située à Madras, en Inde. Comme il fut le professeur des maîtres de Yoga bien connus B. K. S. Iyengar, K. Pattabhi Jois et Indra Devi, on peut dire que Shri Krishnamacharya a initié une véritable renaissance du Hatha-Yoga à l'époque moderne, dont la progression irrésistible se poursuit encore aujourd'hui dans le monde. Le Viniyoga travaille avec ce que l'on appelle le "processus séquentiel" ou *vinyasa krama*. L'accent est mis non sur l'accomplissement d'une forme externe idéale, mais sur la pratique d'une posture en fonction de ses propres besoins et ses capacités personnelles. La maîtrise du souffle constitue un aspect important du Viniyoga, et la respiration est soigneusement coordonnée aux mouvements posturaux.

B. K. S. Iyengar, le beau-frère de Shri Krishnamacharya et oncle de T. K. V. Desikachar, créa le **Iyengar-Yoga**, qui constitue l'approche la plus largement reconnue du Hatha-Yoga. Ce style se caractérise par une exécution précise et l'utilisation de divers supports et accessoires, tels que coussins, bancs, blocs de bois, sangles et même sacs de sable. Iyengar a formé des milliers de professeurs. Son institut fondé en 1974 et dédié à sa dernière femme Ramamani, le Ramamani Iyengar Memorial Yoga Institute, est situé à Pune, en Inde.

Le **Ashtanga-Yoga** a été créé par K. Pattabhi Jois, né en 1916 mais prônant une pratique suffisamment compatible avec l'époque moderne pour attirer des adeptes occidentaux avides d'apprendre à son institut de Mysore, en Inde. Il fut le principal disciple de Shri Krishnamacharya qui, paraît-il, le chargea d'enseigner les enchaînements connus sous le nom d'Ashtanga, ou Yoga de la puissance. Cela constitue de loin le style de Hatha-Yoga le plus athlétique. Le Ashtanga-Yoga diffère du sentier octuple de Patanjali, bien que son fondement théorique repose sur celui-ci.

Le **Kripalu-Yoga**, inspiré par Kripalvananda et développé par son disciple le yogi Amrit Desai, est un Yoga en trois parties taillé sur mesure pour répondre aux besoins des adeptes occidentaux. Au premier stade, l'accent est mis sur l'alignement postural et sur la coordination de la respiration et du mouvement, et les postures sont maintenues pendant un court moment seulement. Au deuxième stade, la méditation est incluse à la pratique, et les postures tenues pendant des périodes prolongées. Au stade final, la pratique des postures devient une "méditation en mouvement" spontanée.

Le **Yoga intégral** a été développé par Swami Satchidananda, un élève du célèbre Swami Sivananda de Rishikesh, en Inde. Swami Satchidananda fit ses débuts au festival de Woodstock en 1969, où il enseigna aux baby-boomers à chanter le mantra *OM*. Au fil des années, il attira des milliers d'élèves. Comme le nom le suggère, ce style vise à intégrer les aspects variés du corps-mental (le Yoga regarde l'homme comme une totalité psychophysique indissociable) par une combinaison de postures, de techniques de respiration, de relaxation profonde, et de méditation. La fonction prévaut sur la forme.

Le **Sivananda-Yoga** fut créé par feu Swami Vishnudevananda, lui aussi disciple de Swami Sivananda, qui établit son Centre Sivananda de Yoga Vedanta à Montréal en 1959. Il a entraîné plus de 6 000 professeurs, et installé de nombreux centres Sivananda dans le monde entier. Ce style inclut une série de 12 postures, la séance de Salutation au Soleil, des exercices de respiration, la relaxation, et le chant de *mantras*.

Le **Ananda-Yoga** est ancré dans l'enseignement de Paramahansa Yogananda. Il fut développé par Swami Kriyananda, l'un de ses disciples. Il s'agit d'un style mesuré destiné à préparer l'élève à la méditation, et il se distingue par les affirmations qui sont associées aux postures. Ce style de Yoga inclut les exercices énergisants uniques qui furent développés pour la première fois par Yogananda en 1917, et qui impliquent de diriger consciemment l'énergie du corps (la force vitale) sur différents organes et membres.

Le **Bikram-Yoga** est le style enseigné par Bikram Choudhury. Ce dernier s'est rendu célèbre comme professeur de stars d'Hollywood. Il enseigne le Yoga au Yoga College de Bombay, à Beverly Hills, San Francisco et Tokyo. Cette approche est assez vigoureuse et requiert un certain niveau de forme.

Le **Kundalini-Yoga** n'est pas seulement une approche indépendante du Yoga, mais aussi le nom d'un style de Hatha-Yoga qui fut créé par le maître sikh Yogi Bahjan. Son objectif est de réveiller la "Puissance du serpent" *(Kundalini)* au moyen de postures, de la maîtrise du souffle, de chants et de méditation. Le Yogi Bahjan, qui émigra aux États-Unis en 1969, est le fondateur et le chef spirituel de la Healthy, Happy, Holy Organization (3HO), dont les quartiers généraux sont situés à Los Angeles, et qui possède de nombreuses filiales dans le monde entier.

Le **Yoga du langage caché** fut développé par une élève d'origine allemande de Swami Sivananda, Swami Sivananda Radha, à la fin de sa vie. Ce style cherche à promouvoir non seulement le bien-être physique, mais la compréhension de soi en explorant le symbolisme inhérent aux postures. Le Yoga du langage caché est enseigné par les professeurs de l'ashram Yasodhara en Colombie-Britannique.

Le **Yoga somatique** est l'oeuvre d'Eleanor Criswell, Ed. D., professeur de la Sonoma State University de Californie, qui enseigne le Yoga depuis le début des années 1960. Elle est rédactrice en chef du magazine *Somatics*, lancé par feu son mari Thomas Hanna. Le Yoga somatique est une approche intégrée du développement harmonieux du corps et du mental, fondée à la fois sur les principes yogiques traditionnels et sur la recherche psychophysiologique moderne. Cette approche douce met l'accent sur la visualisation, sur des mouvements très lents de prise de postures et de retour à la position de départ, sur la respiration consciente, sur l'état d'ici et maintenant, et sur des relaxations fréquentes entre les postures.

Il se peut aussi que vous entendiez parler d'autres styles de Yoga, comme le Tri-Yoga (développé par Kali Ray), le Yoga du Lotus blanc (développé par Ganga White et Tracey Rich), le Jivamukti (développé par Sharon Gannon et David Life), ou le Ishta-Yoga (développé par Mani Finger et rendu populaire aux États-Unis par son fils Alan).

Conférez-vous les pleins pouvoirs grâce au Yoga

Des agents extérieurs comme les docteurs, les thérapeutes ou les remèdes peuvent nous aider à surmonter des crises majeures, mais nous sommes pourtant nous-mêmes responsables en premier lieu de notre propre santé et de notre bonheur. C'est particulièrement vrai pour la source du bonheur durable qui se trouve en nous. Le Yoga nous rappelle cette vérité et nous aide à mobiliser notre force intérieure afin de vivre de façon responsable et sage.

Conserver la santé et le bonheur

Qu'est-ce que la santé ? La plupart des gens répondent à cette question en disant que la santé, c'est le contraire de la maladie. Mais la santé, c'est *plus* que l'absence de maladie. C'est un état positif de l'être. La santé est intégralité. Être en bonne santé ne signifie pas seulement posséder un corps qui fonctionne bien et un esprit sain, mais aussi vibrer avec la vie, être relié avec vitalité à son environnement social et physique. Être en bonne santé signifie aussi être heureux.

Ce que signifie réellement être en bonne santé

Étant donné que la vie est continuellement en mouvement, vous ne devez pas vous attendre à ce que la santé soit statique. La santé parfaite est un mirage. Au cours de votre vie, vous devez vous attendre à d'inévitables fluctuations de l'état de votre santé – car le seul fait de vous couper au doigt avec un couteau en dérange l'équilibre. Votre corps réagit à la coupure en mobilisant toutes les forces biochimiques nécessaires pour se soigner lui-même. La pratique régulière du Yoga peut créer les conditions optimales à l'autoguérison. Vous créez un niveau de santé fondamental, avec un système immunitaire amélioré qui vous permet de rester plus longtemps en bonne santé et de guérir plus rapidement.

Prévenir plutôt que guérir

Le Yoga cherche à prévenir plutôt qu'à guérir. Comme tout bon médecin, le Yoga tient compte des causes profondes. Ces causes sont le plus souvent localisées dans votre mental, dans votre mode de vie. C'est la raison pour laquelle les maîtres de Yoga recommandent la compréhension de soi.

Jouez un rôle actif pour votre propre santé

La plupart des gens ont tendance à être passifs en matière de santé. Ils attendent que quelque chose se dérègle, et ils font alors confiance à des médicaments ou à un médecin pour résoudre le problème. Le Yoga vous encourage à prendre l'initiative de la prévention de la maladie et à recouvrer votre santé ou à la conserver. Prendre le contrôle de votre santé ne veut dire en rien faire de l'automédication (qui peut être dangereuse) ; il s'agit simplement de prendre la responsabilité de votre santé. Un bon médecin vous dira que la guérison est grandement facilitée lorsque le patient participe activement au processus. Par exemple, il est possible qu'un patient prenne divers types de médicaments destinés à traiter un ulcère de l'estomac, mais tant qu'il n'aura pas appris à se nourrir de façon correcte, à dormir de façon adéquate, à éviter le stress et à ne pas trop s'en faire dans la vie, il est fatal qu'une rechute se produira avant longtemps. Il est indispensable qu'il change son style de vie.

Suivez votre bonheur

Le Yoga suggère que le meilleur sens que vous pouvez trouver pour vous-même jaillit de la source de joie au plus profond de vous-même. Cette joie ou ce bonheur est la véritable nature de l'âme, ou Soi transcendental (voir "Le Yoga pratiqué comme discipline spirituelle", plus haut dans ce chapitre). La joie est comme une paire de lunettes 3D qui capte les brillantes couleurs de la vie et vous motive à embrasser la vie dans toutes ses formes innombrables. Le Yoga montre le chemin vers le bonheur, la santé et le sens qui embrasse la vie.

On n'a jamais rien sans rien !

L'industrie informatique a créé des milliers de nouveaux termes. L'un d'eux est particulièrement pertinent pour la pratique du Yoga : *qualité d'entrée égale qualité de sortie* (de l'anglais *gigo*, pour *garbage in, garbage out*), ce qui rend bien une simple vérité : la qualité de la cause détermine la qualité du résultat. En d'autres termes :

- N'attendez pas la santé en mangeant des cochonneries.
- N'attendez pas le bonheur si vous avez des attitudes déplorables.
- N'attendez pas de bons résultats d'une médiocre pratique du Yoga.
- N'attendez rien de rien du tout.

Le Yoga est un outil puissant, mais vous devez apprendre à l'utiliser correctement. De même que vous pouvez acheter l'ordinateur le plus perfectionné, si vous ne savez vous en servir que comme d'une machine à écrire, c'est tout ce qu'il sera. Vous tirerez du Yoga ce que vous y investirez.

Gardez l'esprit ouvert. Laissez-vous surprendre par la globalité du Yoga et ne vous fixez pas un objet unique. Même après des décennies de pratique et d'étude, le Yoga continue à nous en apprendre.

Réalisez votre potentiel d'être humain avec le Yoga

Ne mettez pas de plafond à votre propre potentiel et à votre propre développement ! En 1865, l'Anglais Richard Webster courut le mile (1 609,33 m) en 4 minutes 36 secondes et 5 centièmes. En 1993, l'Algérien Nourreddine Morceli n'eut besoin que de 3 minutes 44 secondes et 39 centièmes pour courir la même distance. Aux premiers Jeux olympiques de l'ère moderne, qui se déroulèrent à Athènes en 1896, l'Américain Ellery Clark sauta 1,81 m en hauteur. Un siècle plus tard, le Cubain Javier Sotomayor porta ce record à 2,45 m. L'histoire est absolument semblable pour d'autres sports.

Il se peut que vous ne deveniez jamais un athlète de premier plan. Chacun est pourtant *en principe* capable d'accomplir autant que les grands maîtres de Yoga. Nous partageons tous le même potentiel humain. Que vous le réalisiez ou non dépend en grande partie du degré de votre détermination, et de si oui ou non vous employez les bonnes méthodes pour puiser dans vos propres forces intérieures et dans votre propre sagesse.

Le Yoga fait un bon usage du mental, qui est une ressource incroyable. En parlant du *mental* ou *milieu mental*, nous désignons habituellement les attitudes mentales qui donnent forme à notre comportement, alors que le mot *esprit* peut signifier aussi l'*âme* ou le *mental*.

Le pouvoir du Yoga

Au début de 1997, Ed Kelley, un élève âgé de 39 ans du maître de Yoga Sri Chinmoy, courut l'ultramarathon de 3 100 miles (environ 4 989 km) en 47 jours, 15 heures, 19 minutes et 56 secondes. Une telle performance est impossible sans la coopération du mental. Le mental, qui a été le terrain de prédilection des maîtres du Yoga à travers les âges.

Feu Swami Rama fit la démonstration qu'il pouvait contrôler mentalement le fonctionnement de son muscle cardiaque devant les scientifiques de la fondation Menninger à Topeka, au Kansas en 1970. Il montra également de façon concluante qu'il réussissait à contrôler les ondes de son cerveau. Il se mit à générer à volonté des ondes thêta, qui n'apparaissent habituellement que dans les phases de sommeil profond sans rêve ; il put pourtant se souvenir de ce qui s'était déroulé dans le laboratoire plus complètement et plus clairement que les expérimentateurs et les techniciens eux-mêmes. Des prouesses semblables furent accomplies par d'autres maîtres du Yoga, à la stupéfaction des médecins et psychologues qui en firent l'étude.

Bien que le Yoga soit un entraînement du mental, il entretient également ce trésor que constitue le corps physique. Le corps est source d'expériences et de leçons précieuses, véritable fondation sur laquelle vous construisez votre vie entière. Le Yoga vous demande de prendre soin de votre corps, par un régime alimentaire adapté et de l'exercice physique, de même qu'avec un repos et un sommeil appropriés. Dans le même temps, le Yoga vous enseigne que vous n'êtes pas *que* corps mais aussi mental, et que "quelque chose" de plus grand dépasse ce corps et ce mental – ce que nous appelons l'âme.

Équilibrez votre vie avec le Yoga

La tradition hindouiste explique que le Yoga est une discipline d'équilibre, c'est-à-dire une autre manière d'exprimer l'idéal d'unité. Tout en vous doit être harmonisé pour fonctionner de façon optimale. Un mental qui manque

Chapitre 1 : L'abc du Yoga : ce que vous devez savoir   23

d'harmonie est déjà suffisamment gênant en soi, mais il entraîne en outre tôt ou tard des problèmes physiques. Un corps déséquilibré peut facilement pervertir les émotions et les processus de pensée. Des relations tendues avec d'autres personnes causent de l'angoisse non seulement chez elles, mais aussi chez vous. De même, une relation disharmonieuse avec votre environnement physique influence de façon néfaste votre entourage.

Un très bel et très simple exercice de Yoga, appelé "l'arbre" (décrit dans le chapitre 9) permet d'améliorer votre sens de l'équilibre et de maintenir votre calme intérieur. Même lorsque les conditions forcent un arbre à pousser de travers, il s'équilibre toujours en développant une branche dans la direction opposée à celle dans laquelle il est forcé de pencher. Dans cette posture, vous êtes debout dans le silence comme un arbre, parfaitement équilibré.

Le Yoga vous aide à appliquer ce principe à votre vie. Chaque fois que les exigences et les défis de la vie vous forcent à pousser dans une direction, votre force intérieure et la paix de votre esprit servent de contrepoids. Ainsi élevé au-dessus de l'adversité, vous ne pourrez jamais être déraciné.

Chapitre 2

Vous êtes prêt
pour le Yoga ?
Alors commencez !

Dans ce chapitre :

▷ Décidez-vous.

▷ Trouvez le style, le cours et le professeur de Yoga qui conviennent à vos besoins.

▷ Préparez-vous à une séance de Yoga.

C e chapitre vous aide à vous procurer tout ce dont vous avez besoin pour pratiquer le Yoga. Avant de commencer, arrêtez-vous, inspirez profondément, expirez lentement, puis demandez-vous : qu'est-ce que j'attends de ma pratique du Yoga ? Vous trouverez probablement vous-même les réponses en prenant quelques instants pour réfléchir aux questions suivantes :

✔ Est-ce que je veux simplement essayer le Hatha-Yoga parce que c'est à la mode ?

✔ Est-ce que j'espère trouver un moyen de décompresser (clarifier mon esprit et réduire le stress) ?

✔ La forme physique est-elle mon principal intérêt ?

✔ Est-ce que je cherche simplement à avoir un corps plus souple ?

✔ La méditation m'intrigue-t-elle ?

✔ Les aspects spirituels du Yoga m'intéressent-ils ?

✔ Est-ce que j'espère résoudre par le Yoga des problèmes de santé, comme des douleurs lombaires ou de l'hypertension ?

 Après avoir clairement déterminé quelles sont vos motivations et vos attentes, *couchez-les sur le papier*. Écrivez vos objectifs de telle sorte que vous puissiez véritablement vous concentrer sur vos besoins spécifiques. Par exemple, admettons que vous souhaitiez pouvoir mieux faire face au stress. C'est votre *objectif*. Afin de l'atteindre, vous devez tenir compte de votre situation particulière. Si vous êtes une maman débordée et que vous ne disposez que d'une demi-heure de battement la nuit en semaine et peut-être d'une heure complète le dimanche, il est évident que votre programme de Yoga devra rester très simple. C'est votre *besoin*.

Pas d'excuse qui tienne

La plupart des gens sont conscients de la vitesse à laquelle le temps file au cours des 24 heures dont ils disposent chaque jour. Et pourtant, s'ils examinent plus attentivement la façon dont ils passent leurs journées, ils découvriront peut-être que les choses qu'ils font ne sont pas toutes forcément nécessaires, et qu'il est aussi possible qu'ils manquent l'occasion de se régénérer ou de puiser dans leur source interne de joie dans les moments d'oisiveté. Mais si déjà vous-même êtes en train de lire ces lignes, il est probable que vous avez suffisamment de temps pour pratiquer le Yoga régulièrement.

Ceux qui pensent ne pas être capables de pratiquer le Hatha-Yoga parce qu'ils croient que cela requiert une grande souplesse ou exige trop sur le plan physique devraient se concentrer sur la vérité suivante : vous pouvez être aussi raide qu'une planche et profiter des bienfaits du Yoga ! Tout le sens des postures yogiques est de vous rendre plus souple, quel que soit votre point de départ. Ne vous y méprenez pas en regardant les photos de couverture de la plupart des livres de Yoga. Elles montrent habituellement des adeptes avancés au meilleur de leur forme. Ce livre se concentre sur les besoins des débutants. Après les premiers pas, le grand saut sera probablement moins difficile.

 Soyez bien sûr d'être prêt sur le plan physique avant de vous lancer dans l'aventure du Yoga, comme avec n'importe quelle autre activité physique. Consultez votre médecin, surtout si vous avez un problème de santé. Même si votre passé médical comporte de l'hypertension, des problèmes cardiaques, de l'arthrite ou des douleurs de dos chroniques, vous pouvez tirer profit du Yoga. Dans des cas plus graves, vous pourrez travailler étroitement avec un thérapeute de Yoga compétent pour élaborer des séries de postures qui seront exactement adaptées à vos besoins, et pour suivre et contrôler vos progrès.

"Le cours a commencé !"

Bon, vous êtes bien sûr de vouloir faire le grand saut dans le Yoga. Qu'avez-vous maintenant de mieux à faire ? Pour que les choses soient claires, jetez plutôt votre dévolu sur un cours approprié ou sur un professeur de Yoga compétent au lieu de vouloir absolument tout faire vous-même. Bien que vous puissiez explorer quelques pratiques de base à l'aide de livres (ce livre-ci y veille !), une série intégrée de postures de Yoga efficace et sans danger requiert les instructions correctes d'un professeur qualifié. Après quelques cours et après avoir bénéficié des conseils d'un professeur, vous pourrez sans doute continuer seul la pratique et l'exploration du Yoga (voir la section "Sauter des cours", plus loin dans ce chapitre). Dans ce cas, nous vous recommandons tout de même de vous faire contrôler par un professeur de temps en temps, juste pour vérifier que vous n'avez pas pris de mauvaises habitudes dans l'exécution des différentes postures et des autres pratiques.

Pour votre recherche, sachez qu'en France des professeurs de Yoga proposent un cours d'essai au débutant, qui sera pour lui une séance gratuite. Certains adapteront la séance d'essai au nouveau venu (le reste du groupe pratique alors les mêmes postures que le débutant), d'autres continueront le programme de leurs cours comme si de rien n'était.

Quel chemin vais-je prendre ?

Si vous vivez dans une grande ville, il est certain que vous aurez le choix parmi plusieurs cours collectifs, alors que dans une petite ville, vous devrez probablement faire preuve de davantage de débrouillardise. Voici quelques suggestions qui vous aideront à trouver un cours de Yoga adapté à vos besoins :

- Dites à vos amis que vous voulez vous inscrire à un cours de Yoga ; il est possible que certains d'entre eux se mettent à faire l'éloge de leur cours ou de leur professeur.

- Adressez-vous aux fédérations et organismes formateurs (voir l'annexe de ce livre).

- Regardez les tableaux d'affichage des magasins d'alimentation biologique et des centres de formation des adultes.

- Consultez les informations fournies par le Web (voir l'annexe de ce livre).

- Adressez-vous à votre club de sport local (mais avant de participer à une séance de Yoga, assurez-vous que le professeur est véritablement qualifié : combien d'heures de formation a-t-il à son actif, et est-ce qu'un certificat est affiché au mur de son bureau).

- Demandez aux bibliothécaires municipaux.

- Consultez les pages jaunes sous l'entrée "Leçons de Yoga".

Nous pensons qu'il est important que vous vous rendiez à quelques écoles et que vous rencontriez des professeurs avant de vous engager à suivre une méthode ou une série de cours. Quelques écoles de Yoga donnent le numéro de téléphone de leurs professeurs, et vous pouvez par exemple avoir avec eux une conversation téléphonique avant de vous déplacer pour assister à un cours. Lorsque vous visiterez un centre de Yoga ou des salles de cours, faites attention à vos sentiments intuitifs concernant l'endroit. Notez aussi la façon dont le personnel s'occupe de vous et comment vous réagissez aux gens qui suivent les cours. Flânez dans les bâtiments, et sentez l'"énergie" générale du lieu. Les premières impressions sont souvent (mais pas toujours) les bonnes.

Apportez une liste récapitulative lors de votre visite du cours de Yoga. N'ayez pas honte d'être minutieux. Si vous souhaitez être plus discret, mémorisez les questions que vous voulez vérifier. Voici quelques pistes pour établir votre liste :

- Quelle impression vous donne le bâtiment ou l'atmosphère de la salle de cours ? Certains professeurs vous permettront de regarder tranquillement leurs cours ; d'autres trouveront cela trop distrayant pour leurs élèves. Comment percevez-vous le professeur ?

- Est-il important que le professeur soit un homme ou une femme ?

- Quelles sont les références du professeur ?

Attention ! en France, quasiment n'importe qui peut ouvrir un "cours de Yoga". On voit même des individus (hommes ou femmes) sans aucune formation ni compétence sérieuse donner des "cours" en lisant ouvertement les postures dans un livre, bien entendu sans en faire la démonstration eux-mêmes – ils en seraient bien incapables ! Si vous tombez sur ce type de "cours", n'y perdez pas votre temps ! Méfiez-vous aussi des "professeurs" qui veulent être payés uniquement en espèces : ils travaillent peut-être au noir, et il est alors possible qu'ils ne possèdent pas de diplôme d'école sérieuse. À éviter également : les "professeurs" qui interdisent ou obligent à faire quoi que ce soit. Par exemple, de nombreux professeurs de Yoga sont végétariens. Cela ne veut pourtant pas dire qu'un bon professeur de Yoga vous interdira de manger de la viande. Il pourra vous le conseiller. Selon l'esprit du Yoga, un professeur digne de ce nom conseille, mais ne force pas son élève à quoi que ce soit. Pour en apprendre davantage sur le sujet, vous pouvez vous reporter au livre *Être professeur de yoga* de Jacques Choque (voir annexe).

- Le professeur ou l'école ont-ils une bonne réputation ?
- Quelle est votre réaction par rapport aux autres élèves ?
- Le programme répond-il à vos besoins ?
- Combien y a-t-il d'élèves par cours collectif, et pourrez-vous y obtenir l'attention adéquate et personnalisée du professeur ?
- Serez-vous content de venir ici régulièrement ?
- Pourrez-vous payer le prix de ces cours ?

Si vous êtes débutant, cherchez des cours de débutant. Vous vous sentirez probablement plus à l'aise dans un groupe qui débute au même niveau d'adresse que le vôtre qu'au milieu d'adeptes avancés capables d'exécuter facilement et élégamment des postures difficiles. Quel que soit le niveau d'un cours, vous n'avez pas besoin de vous sentir gêné. Aucun des adeptes avancés ne vous fixera du regard pour voir si le nouveau venu de la classe vaut quelque chose. Il se peut pourtant que vous receviez quelques sourires d'encouragement.

En tant que débutant, méfiez-vous des cours de niveaux mixtes qui mélangent débutants et adeptes chevronnés. Le professeur ne sera peut-être pas en mesure de vous apporter l'attention que vous méritez pour assurer votre sécurité. Nous vous recommandons d'éviter les classes trop nombreuses (plus de 20 élèves) pour la même raison, au moins en attendant que vous vous sentiez plus à l'aise avec la pratique. Certains professeurs plus expérimentés sont toutefois très en vogue, et les groupes auxquels ils enseignent ont tendance à être importants. Vous devez décider quelle est votre priorité.

En vous rendant à un centre de Yoga, n'hésitez pas à poser au professeur ou à n'importe quel autre membre du personnel toute question que vous pourriez avoir en tête. En particulier, demandez-leur quel *style* de Hatha-Yoga ils enseignent. Certains styles – notamment le Ashtanga ou Yoga de la puissance – exigent une condition physique d'athlète. D'autres privilégient une approche plus décontractée. Dans ce livre, nous accordons notre préférence à ces dernières. Toutefois, nous comprenons parfaitement que des personnes vigoureuses se sentent attirées par des séries intégrées yogiques qui sont l'équivalent d'un entraînement sportif, et qu'elles puissent en bénéficier. De telles séries d'asanas exigent de la force, de l'endurance, une grande souplesse et beaucoup de sueur !

Si le style d'une école ne vous est pas familier, n'hésitez pas à demander des explications (et comparez-les à nos explications sur les différents styles au chapitre 1). Les adeptes du Yoga sont habituellement des personnes très aimables, qui seront désireuses de répondre à vos questions et de vous mettre à l'aise. Si ce n'est pas le cas, cochez la case appropriée dans votre liste. Souvenez-vous que même les gens aimables, adeptes du Yoga compris, ont parfois des passages à vide. Mais si vous ne vous sentez ni bienvenu ni à l'aise lors de votre première visite, vous ne recevrez probablement pas de meilleur traitement plus tard.

Les cours au domicile du professeur

Partout dans le monde, de nombreux professeurs de Yoga donnent des cours chez eux, ou dans des salles aménagées dans leur jardin. Cela ne doit pas vous rebuter – vous pourriez au contraire y trouver grande satisfaction. D'excellents professeurs de Yoga travaillent de cette façon parce qu'ils veulent éviter l'aspect commercial et le travail administratif qui vont de pair avec le fonctionnement d'un centre complet. Ces cours sont souvent accompagnés d'un grand sens de la communauté, et vous pouvez en outre vous attendre à recevoir beaucoup d'attention de la part du professeur, car les groupes ont tendance à être de taille moins importante que ceux des grands centres.

Séances de groupe ou cours particuliers ?

Décidez si vous voulez apprendre le Hatha-Yoga dans un groupe ou en cours particulier. Dans la pratique, la plupart des gens démarrent par un cours collectif à cause du coût et du surcroît de motivation lié à la pratique avec d'autres personnes. Toutefois, si vous avez les moyens de vous en offrir, quelques leçons particulières (même en quantité infime) pourront vous être extrêmement bénéfiques. Et surtout, si vous avez un problème grave de santé, vous aurez besoin de travailler en leçons particulières avec un professeur de Yoga thérapeutique (voir l'annexe). Voici les avantages des leçons particulières :

- L'attention du professeur vous appartient tout entière.
- Vous avez la possibilité de mieux communiquer avec le professeur pendant le cours.
- Les enchaînements changent plus souvent, avec des conseils personnalisés.
- Vous pouvez travailler autant que nécessaire les exercices dont l'exécution vous est difficile.
- Si vous êtes timide ou facilement distrait, vous n'aurez pas à vous préoccuper de la compagnie d'autres personnes.

Voici quelques avantages de la pratique en groupe :

- Vous profitez du soutien que le groupe vous apporte.
- Votre motivation est renforcée par le succès des autres.
- Vous pouvez vous faire des amis ayant des centres d'intérêts semblables.
- Les séances de groupe ne grèveront pas votre budget.

Comment s'habiller, que porter ?

Les adeptes du Yoga portent une grande variété de vêtements pour s'exercer. En pratique, ce que les gens portent dépend du niveau de difficulté du cours et de la température de la pièce. Et, bien sûr, leurs goûts personnels entrent également en ligne de compte. Une poignée d'excentriques pratiquent nus, ce qui n'est vraiment pas une très bonne idée, parce qu'il est fatal que cela en distrait certains. De plus, il est facile de s'enrhumer. Même si vous pratiquez seul, vous devez couvrir la partie inférieure de votre tronc pour protéger vos reins et votre abdomen.

Les femmes portent souvent des justaucorps, des sweat-shirts, des shorts et des corsages. Les hommes portent habituellement des shorts, des sweat-shirts, des T-shirts et des débardeurs.

Il est capital de porter des vêtements propres, confortables et décents, dans lesquels vous pouvez bouger et respirer.

Si vous pratiquez à l'extérieur ou dans une pièce mal chauffée, portez plusieurs couches de vêtements pour pouvoir en enlever une si vous avez trop chaud en cours de séance. Des vêtements supplémentaires pourront se révéler opportuns lorsque vous passerez à la relaxation ou à la méditation.

Que mettre dans mon sac de Yoga ?

Avant de participer à un cours, renseignez-vous sur le type de sol sur lequel vous allez pratiquer. Si le sol est recouvert de moquette, une serviette ou un tapis antidérapant suffira. (Nous décrivons les tapis antidérapants et les autres objets utiles dans le chapitre 7.) Un plancher en bois dur peut exiger davantage de rembourrage, particulièrement si vous avez les genoux sensibles. Dans ce cas, apportez un tapis de Yoga épais ou un reste de tapis un peu plus grand que votre taille et un peu plus large que vos épaules. Si vous avez tendance à vous refroidir, apportez aussi une couverture pour vous couvrir pendant la relaxation finale. Une couverture pliée est également utile si vous avez besoin d'un coussin sous votre tête quand vous êtes allongé. Une fois que votre professeur connaîtra vos besoins spécifiques, il est possible qu'il vous suggère d'apporter d'autres accessoires adaptés à ces besoins. Comme nous l'avons écrit dans le chapitre 1, certains styles de Yoga – notamment le Iyengar-Yoga – utilisent davantage les supports et accessoires que d'autres. Voici une liste de ce que vous pourriez emporter avec vous à votre cours de Yoga :

- votre propre tapis ou carpette de Yoga.
- une serviette.
- une couverture.
- des vêtements supplémentaires à mettre si la pièce est trop froide ou à enlever si vous avez trop chaud.
- de l'eau en bouteille (à boire après la séance).
- de l'enthousiasme, de la motivation et de l'humour.

 Si vous prenez votre pratique du Yoga au sérieux (et si l'hygiène vous importe), nous vous recommandons d'investir dans votre propre tapis et dans l'équipement similaire. Bien que beaucoup de centres de Yoga mettent ces équipements à votre disposition, pensez à apporter les vôtres. Si vous avez déjà pris un tapis tout en bas d'une pile à la suite d'un de ces cours qui font transpirer, vous voyez bien ce que nous voulons dire !

Le juste prix : combien doit coûter le Yoga ?

En général, les prix des cours de Yoga en groupe sont très abordables. Les cours les moins chers sont habituellement donnés dans des centres de formation pour adultes et dans des centres de communauté et pour personnes âgées. Il est aussi possible que votre club de sport dispense des cours de Yoga gratuits dans une offre globale de remise en forme.

Vous pouvez enquêter sur les prix par téléphone, par télécopie et par Internet. De plus en plus de professeurs ou d'écoles de Yoga possèdent leur propre site Web (voir annexe). Les prix ne sont pas toujours mentionnés, mais vous y trouverez une adresse e-mail ou un numéro de téléphone. Si vous envisagez de vous inscrire dans un centre de Yoga, examinez les offres globales. Elles constituent habituellement un bon investissement.

En France, un cours trimestriel de Yoga en groupe (environ 8 personnes), comprenant une séance de 1h15 à 1h30 par semaine (donc 12 séances dans le trimestre) coûte entre 100 € et 150 €. Les leçons particulières durent en général une heure et coûtent environ 40 €.

De temps à autre, il arrive que certains élèves potentiels pensent que les cours de Yoga devraient être gratuits. Nous ne l'avouons certes pas volontiers, mais pourtant c'est la vérité, les professeurs de Yoga ont eux aussi besoin de manger et de payer leurs factures ! Certains professeurs exploitent malheureusement trop leur popularité et demandent des montants exorbitants pour leurs cours. Chaque fois que vous pressentez une escroquerie, n'insistez pas ! Si le prix que l'on vous demande pour des cours de Yoga vous met mal à l'aise, cherchez simplement une offre plus raisonnable.

Combien de temps dure un cours de Yoga ?

En France, la durée d'un cours collectif de Yoga varie entre 75 et 90 minutes. Une leçon particulière de Yoga dure en général une heure.

Des cours mixtes

Tous les cours de Yoga que nous connaissons accueillent les deux sexes, avec en moyenne beaucoup plus de femmes que d'hommes par séance. Même les styles de Hatha-Yoga plus exigeants sur le plan physique attirent davantage les femmes que les hommes.

Qu'est-ce qui caractérise un bon professeur ?

Un bon professeur de Yoga devrait donner un exemple de ce qu'est le Yoga : ce doit être une personne équilibrée, non seulement adroite dans les postures, mais aussi courtoise et attentionnée, capable de s'adapter et d'être attentive à vos besoins personnels. Vérifiez les références du professeur pour être sûr qu'il a été correctement formé ou est certifié dans l'une des traditions établies. Vous pouvez consulter l'annexe pour y trouver les adresses de fédérations et d'organismes formateurs de Yoga.

Nous vous enjoignons de vous tenir à l'écart des professeurs qui n'ont participé qu'à quelques ateliers de Yoga ou reçu leur diplôme après un cours de trois jours. Il peut s'agir d'excellents instructeurs d'aérobic ou de musculation qui ne connaissent cependant strictement rien au Yoga. Évitez aussi les professeurs du type sergent instructeur, et de manière générale quiconque vous met mal à l'aise pour exécuter les postures. À ce propos, ne permettez en cas à un professeur de Yoga de vous forcer ou de vous ordonner de réaliser une posture qui ne vous semble pas appropriée ou qui vous cause de la douleur.

La sécurité d'abord

Le plus important facteur de sécurité d'un cours de Yoga, c'est votre attitude personnelle. Si vous y participez en étant bien conscient que vous n'êtes en compétition ni avec les autres élèves ni avec le professeur et que vous ne devez pas non plus vous infliger de la douleur, vous pratiquerez le Yoga sans danger. Nous vous conseillons d'adopter la maxime suivante : "Un yoga qui fait mal est un yoga mal fait."

Par "yoga qui fait mal", nous entendons la *douleur négative*, c'est-à-dire la gêne qui vous cause de la douleur physique ou augmente le risque de blessure. Bien sûr, si vous ne vous êtes pas entraîné pendant un certain temps, il faut vous attendre à rencontrer la résistance de votre corps au début. Il se peut aussi que vous soyez courbaturé le lendemain, ce qui reflétera l'ajustement de votre corps à cette nouvelle aventure. Pour éviter de se blesser, il est essentiel d'y aller doucement. Il vaut mieux pêcher par douceur que provoquer des déchirures de ligaments. Un bon professeur vous rappellera toujours d'exécuter les postures avec aisance et de faire face de façon créative à la résistance physique de votre corps. La non-nuisance (ne pas faire de mal) est une vertu morale importante du Yoga – et son observation envers tous les êtres, vous inclus !

Si vous avez des limitations physiques, quelles qu'elles soient (opération récente, problèmes de genou, de cou ou de dos, etc.), n'oubliez pas d'en informer à l'avance le centre et le professeur. Dans les salles de cours, les instructeurs doivent partager leur attention entre plusieurs élèves : votre communication directe pourra contribuer à éviter des blessures personnelles.

Les bonnes manières

Pensez à votre cours de Yoga comme à un théâtre d'expression et d'éveil. Maintenant, demandez-vous ce que devient votre plaisir à pratiquer le Yoga si l'un ou plusieurs de vos sens sont distraits par la vue, le son ou l'odeur de quelque chose de modérément choquant – ou même de franchement dégoûtant.

Dans toutes les situations sociales, la courtoisie et le bon sens veulent que l'on soit sensible aux autres : ces mêmes lois de conduite responsable s'appliquent à des séances de Yoga de groupe. Donc, passez en revue toutes les bonnes manières que vous avez apprises au cours de votre vie, et emportez-les avec l'équipement nécessaire à votre prochain cours de Yoga. Avant d'y aller, pensez à ces éléments essentiels :

- Soyez à l'heure. N'arrivez pas en cours en étant en retard "pour faire chic".

- Si vous êtes en avance et que les élèves du groupe précédent sont encore en train de se détendre ou de méditer, respectez leur tranquillité.

- Laissez vos chaussures, chewing-gum, téléphone portable, récepteur d'appels et tout comportement inconvenant à l'extérieur de la salle de cours.

- Évitez de fumer et de boire de l'alcool avant le cours.

- Lavez-vous et allez aux toilettes avant votre séance de Yoga.

- Evitez de parler fort dans la salle de cours – certaines personnes arrivent en avance pour méditer ou juste pour s'asseoir en toute tranquilité.

- Retirez vos chaussettes si vous pratiquez sur une surface glissante (et ne les posez pas en face du visage de votre voisin !). Si vous vous sentez un peu gêné quant à vos pieds, souvenez-vous que leurs 26 os accomplissent un excellent travail en propulsant votre corps tout le long de la journée ; de toute façon, tout le monde a bien trop à faire pour penser à s'occuper de vos pieds !

- Évitez les bijoux excessifs ou qui pourraient cliqueter.

36 Première partie : Bien démarrer le Yoga

- ✔ Assurez-vous que vos parties génitales soient correctement couvertes si vous décidez de porter de grands shorts larges ou des combinaisons ultramoulantes.

- ✔ Ne portez pas de parfums lourds ou d'eau de Cologne.

- ✔ Réduisez votre consommation d'ail le jour de votre cours.

- ✔ Asseyez-vous près de la porte ou de la fenêtre si vous avez besoin de beaucoup d'air.

- ✔ Asseyez-vous près de l'instructeur si vous avez des difficultés à entendre ; de nombreux professeurs parlent à voix basse afin de créer l'ambiance appropriée.

- ✔ Si vous avez emprunté des supports et accessoires pour le cours, remettez-les correctement à leur place ensuite.

- ✔ Payez ponctuellement votre professeur, sans qu'il ait à vous le rappeler.

Sauter des cours

Traditionnellement, le Yoga est transmis du professeur à l'élève. Toutefois, quelques yogis et yoginis accomplis l'ont appris tout seuls. Ces esprits indépendants constituent un précédent pour ceux qui aiment explorer par eux-mêmes un nouveau territoire. Si vous habitez dans une région isolée et si vous n'avez donc pas accès facilement à un cours de Yoga, ne vous découragez pas. Vous disposez encore de plusieurs options pour vous permettre de commencer votre voyage yogique (consultez aussi l'annexe). En voici une version abrégée :

- ✔ cassettes audio.

- ✔ livres.

- ✔ magazines.

- ✔ bulletins d'informations.

- ✔ journaux.

- ✔ télévision.

- ✔ vidéos.

Étant donné que le Yoga concerne les aptitudes motrices, la plupart des gens qui n'ont pas accès à un cours suivent les instructions d'une vidéo. Si vous optez pour cette approche particulière, nous vous recommandons d'apprendre d'abord une série intégrée, puis de commencer à n'écouter que la voix de l'instructeur plutôt que de vous concentrer sur l'écran. Le Yoga met davantage l'accent sur le travail intérieur que sur l'activité extérieure ; regarder une vidéo dérange ce processus. L'écoute d'une voix désincarnée fonctionne mieux. Selon le Yoga, la vision est un sens actif et même agressif, tandis que l'ouïe est un récepteur plus passif. C'est la raison pour laquelle les cassettes audio peuvent être très efficaces, à condition d'être accompagnées d'illustrations explicatives.

Nous préférons un bon livre de Yoga à des articles de magazines ou de journaux, tout simplement parce que l'élaboration d'un livre requiert d'habitude davantage de travail sur le fond et sur la présentation du sujet. Mais ne négligez pas la valeur que peut avoir un bulletin d'information d'une école de Yoga. Cette publication peut être une véritable perle si elle provient d'une source légitime. Il ne fait aucun doute que vous tomberez sur quelques bulletins d'informations intéressants et informatifs au fur et à mesure que le cercle de vos amis pratiquant le Yoga s'élargira.

La difficulté de l'auto-apprentissage au début est que vous pourriez avoir du mal à différencier "bonne prise de posture" de "mauvaise prise de posture". Comprendre comment votre corps répond au défi d'une posture et déterminer la correction appropriée pour atteindre la forme optimale propre à votre corps, cela prend du temps. Certaines personnes utilisent un miroir pour contrôler les postures, mais cela ne leur montre qu'un aspect des choses et, ce qui est plus grave, extériorise trop le processus tout entier.

Apprenez à vérifier de l'intérieur, en *sentant* votre corps de l'intérieur. Tant que vous n'en êtes pas capable, recherchez si possible un instructeur compétent. Il ou elle vous verra de façon objective – sous tous les angles – et pourra donc vous donner un point de vue précieux sur les résistances et les exigences spécifiques de votre corps.

Être un yogi ou une yogini engagé(e)

La durée traditionnelle de pratique du Yoga est de 24 heures par jour (voir chapitre 18), mais même les yogis et yoginis qualifiés n'exécutent pas de postures et autres exercices similaires pendant plus de quelques heures quotidiennes. (Bien sûr, quelques-uns d'entre eux ne pratiquent pas d'exercice physique du tout, et s'adonnent exclusivement à la méditation). Certaines personnes peuvent réserver une période de pratique régulière du Yoga dans leur horaire journalier. Beaucoup d'autres, cependant, trouvent que cet engagement est complètement irréalisable. Et pourtant, vous pouvez encore profiter du Yoga en participant à des cours *deux fois par semaine*. Et il est même possible que la participation à une séance collective *hebdomadaire* introduise un peu d'équilibre dans un style de vie agité. Il existe aussi de nombreuses occasions pendant la journée pour pratiquer quelques postures de Yoga ou exercices de respiration – pendant les trajets en voiture ou les pauses café, ou en allant faire les courses.

La durée que vous devez affecter à la pratique des postures dépend entièrement de vos objectifs et de votre style de vie. De façon inévitable, plus vous êtes occupé avec le travail, les travaux ménagers et la vie sociale, moins vous avez de temps disponible pour le Yoga. Proposez-vous de démarrer par un programme de deux séances d'un minimum de 15 mn par semaine, et voyez si passer à 30 mn constitue un objectif réalisable au cours des trois premiers mois. Si vous pouvez consacrer davantage de temps au Yoga, essayez de le pratiquer *chaque jour*. Mais fixez-vous un objectif réalisable pour ne pas vous angoisser à cause du Yoga ou même l'abandonner parce que vous n'êtes pas capable de profiter de ce qu'il vous apporte. N'oubliez pas non plus que même si vous n'avez pas beaucoup de temps pendant la semaine, ce que vous apprenez à chaque séance peut être appliqué n'importe quand et n'importe où !

Le temps que vous décidez de consacrer au Yoga résulte de votre choix personnel : n'ayez donc pas de sentiments de culpabilité au sujet de votre décision. La culpabilité est contre-productive et n'a rien à faire dans la pratique du Yoga.

Réservez-vous du temps pour le Yoga

Pendant des siècles, le moment traditionnel de pratique du Yoga a été le lever et le coucher du soleil, dont on pensait qu'ils étaient particulièrement favorables. De nos jours, les emplois du temps surchargés peuvent jeter quantité d'obstacles en travers des meilleures intentions : soyez pragmatique, et organisez votre pratique du Yoga à votre convenance. Gardez juste à l'esprit que du point de vue statistique, vous avez 30 % de chances supplémentaires de réaliser un objectif de mise en forme si vous pratiquez en matinée. Plutôt que de vous cramponner à une heure prédéfinie, il est plus important que vous vous assuriez d'inclure le Yoga *quelque part* dans votre emploi du temps, et de vous y tenir.

Pratiquer à la même heure ou presque pendant la journée peut vous aider à créer une bonne habitude, ce qui facilite la pratique régulière de votre série.

Puis-je manger avant de pratiquer le Yoga ?

Que vous participiez à un cours de Yoga ou que vous pratiquiez seul, les règles à suivre concernant la prise d'aliments avant le Yoga sont les mêmes que celles concernant la plupart des activités physiques. Entre la prise d'un repas le plus léger possible, tel que fruit ou jus, et une séance, prévoyez une heure. Entre un repas plus important avec des légumes et des céréales et une séance, prévoyez deux heures. Après des repas lourds avec de la viande, attendez trois à quatre heures. Manger tout de suite après le cours convient ; cette collation ou ce repas pourra même se transformer en un événement social agréable avec vos camarades. (Si ce côté social vous attire, souvenez-vous qu'il est improbable que vous puissiez l'avoir avec des leçons particulières.)

Tenir un journal de Yoga

La tenue régulière d'un journal est un bon moyen de suivre les progrès que vous accomplissez avec le Yoga. Au-delà de la simple consignation de vos expériences physiques, vous pouvez aussi y coucher vos compréhensions intuitives et vos idées, ainsi que vos rêves (aussi bien ceux que vous faites pendant votre sommeil que ceux que vous formulez consciemment). La pratique régulière prolongée peut réellement vous changer – non seulement votre corps, mais aussi votre vie intérieure et extérieure. Il est possible que votre journal vous aide à mieux comprendre le Yoga en renforçant votre compréhension de vous-même. Certains y prennent des notes élaborées et analytiques, d'autres n'y entrent que quelques phrases accrocheuses. D'autres encore aiment à exercer leur imagination poétique en y exprimant leurs expériences avec le Yoga.

Deuxième partie
Mettez-vous en forme pour le Yoga

"Allons les enfants ! On vous a déjà dit de ne pas faire ça quand maman fait ses exercices de respirations profonde."

Dans cette partie...

Si vous êtes arrivé ici en sautant les deux premiers chapitres, vous pouvez encore combler une partie de l'information manquante en lisant les trois chapitres de cette partie (mais, s'il vous plaît, lisez-les – et attentivement – car ils vous procureront les connaissances pratiques vitales sur le Yoga).

Dans cette partie, nous allons vous donner des lignes directrices qui vous permettront de vous préparer correctement à une pratique sans danger. Nous présenterons ensuite les deux piliers qui soutiennent une bonne pratique du Hatha-Yoga : la relaxation et la respiration consciente.

Chapitre 3
La préparation précède la pratique

Dans ce chapitre :

▶ Approcher le Yoga avec une saine attitude.
▶ Laisser la compétition au vestiaire.
▶ Interpréter le langage de votre corps-mental.
▶ À votre façon et sans regrets.

Dans le Yoga, *ce que vous faites* et *la manière dont vous le faites* sont également importants – et le corps et le mental contribuent ensemble à vos actions. Le Yoga respecte le fait que vous n'êtes pas simplement un corps physique mais un corps-mental psychophysique. Une participation mentale complète aux exercices physiques, même les plus simples, vous permet de puiser dans votre profond potentiel d'être humain.

Ce chapitre traite de la bonne attitude à cultiver pour la pratique, et spécialement la pratique des postures yogiques, ce qui constitue la meilleure préparation pour la réussite dans le Yoga. Nous examinerons entre autres l'esprit de compétition – ou de concurrence – qui n'a aucune place dans le Yoga. Nous vous encouragerons à trouver votre propre rythme, sans vous forcer et sans risquer de vous blesser. Nous soulignerons aussi que la fonction prime sur la forme, et vous proposerons donc de modifier la "forme idéale" d'un exercice pour l'adapter à vos besoins spécifiques.

Le Yoga n'est pas une préparation militaire, mais une tentative créative qui vous demande de mettre en œuvre les formidables pouvoirs de votre propre mental au fur et à mesure que vous explorerez les possibilités yogiques – en y prenant plaisir.

Cultivez la bonne attitude

Vos attitudes en disent beaucoup sur vous-même et sur vos origines sociales. Les attitudes sont des tendances durables de votre mental, qui se manifestent non seulement dans votre discours, mais aussi dans votre comportement. Le Yoga vous encourage à examiner toutes vos attitudes de base envers la vie pour découvrir lesquelles sont mauvaises et sources de dysfonctionnements, afin de les remplacer par des attitudes meilleures et mieux appropriées.

L'une des attitudes qu'il est bon de cultiver est la recherche de l'équilibre en toute chose.

Une attitude équilibrée signifie dans ce contexte que vous êtes prêt à construire votre pratique du Yoga étape par étape au lieu d'espérer la perfection instantanée. Cela signifie également de ne pas fonder votre pratique sur de fausses suppositions, notamment celle selon laquelle le Yoga voudrait dire que vous allez vous plier et faire des nœuds. Au contraire, le Yoga essaie de desserrer tous nos nœuds, corporels, émotionnels et intellectuels.

Nous ne sommes pas des bretzels !

De nombreuses personnes sont rebutées lorsqu'elles voient des publications montrant des photos d'adeptes expérimentés dans des postures avancées, membres entremêlés.

Ces publications oublient parfois de vous dire que la plupart des yogis et yoginis montrés sur les photos ont pratiqué le Yoga plusieurs heures par jour pendant de nombreuses années avant d'atteindre le niveau qui vous est présenté. Faites-nous confiance ! Vous n'avez pas besoin de vous transformer en bretzel pour profiter des avantages indéniables du Yoga. Par exemple, vous ne tirerez aucun avantage thérapeutique à vous pencher en arrière jusqu'à ce que vos orteils touchent les oreilles, ni à lever une jambe toute droite au-dessus de la tête comme un mât de drapeau en vous tenant debout.

Dans les divers types de Yoga mentionnés dans le chapitre 1, plus de 2 000 postures sont possibles. Nombreuses sont celles qui exigent une telle force et une telle souplesse que seul un gymnaste de premier plan peut les exécuter parfaitement. Ces postures, lorsqu'elles sont maîtrisées, sont sans aucun doute esthétiques et intrigantes, mais les bénéfices qu'elles apportent sur le plan thérapeutique sont les mêmes que les quelques 20 postures de base avec lesquelles sont composées les séries intégrées de la plupart des adeptes. Donc, à moins que vous n'ayez pour objectif la participation à des compétitions de Yoga, vous n'avez pas à vous soucier de ces postures qui font rêver

Chapitre 3 : La préparation précède la pratique

et que vous trouverez dans certains livres et magazines, ou sur des posters aux vives couleurs. La plupart de ces postures sont de nouvelles inventions, alors que les maîtres de Yoga se sont contentés pendant des siècles de seulement une poignée de pratiques qui, elles, ont passé avec succès l'épreuve du temps.

La signification d'un nombre

Les textes sanskrits traditionnels affirment qu'il existe plus de 8 400 000 postures, ce qui correspond au nombre d'espèces de créatures vivantes. Parmi elles, seulement 84 sont réputées utiles aux êtres humains, et 32 sont réputées particulièrement importantes.

Le nombre 84 possède une valeur symbolique, et il correspond au produit 12 x 7. Le nombre 12 représente la plénitude d'un cycle chronologique (comme les 12 mois de l'année, ou les 12 signes du zodiac). Le nombre 7 représente la plénitude structurelle (comme les sept principaux centres d'énergie du corps humain, ou *chakras* – reportez-vous à ce sujet au Chapitre 20).

Pratiquez à votre rythme

Les gens qui sont des bretzels naturels sont d'ordinaire désarticulés. Si vous n'avez pas la constitution d'une nouille trop cuite, il faut vous attendre à devoir pratiquer régulièrement pour augmenter la souplesse de votre corps et sa force musculaire. Nous recommandons une approche graduelle. Dans les chapitres 6 à 15, vous trouverez toutes les étapes préparatoires et intermédiaires qui mènent à la forme finale des diverses postures. Le maître de Yoga feu T. Krishnamacharya de Madras, en Inde, qui initia la plupart des orientations les mieux connues du Hatha-Yoga moderne, a exprimé l'importance de l'adaptation des instructions du Yoga aux besoins de chaque individu. Il a recommandé que les professeurs de Yoga prennent en considération l'âge, les possibilités physiques, l'état émotionnel et la profession de l'élève – nous sommes entièrement d'accord avec lui. Le meilleur conseil que nous puissions vous donner est donc très simple : allez-y doucement, mais sûrement.

Si vous aimez apprendre le Yoga avec des livres, choisissez-les avec le plus grand soin. Vérifiez en particulier si les descriptions d'exercices incluent toutes les étapes servant à développer la sensation d'aise dans une posture particulière. Demander à une personne entre deux âges débutant le Yoga de prendre la forme finale de beaucoup de postures sans lui fournir les transitions et adaptations appropriées est une prescription qui mène au désastre. Vous verrez par exemple dans beaucoup de livres sur le Yoga – sauf le nôtre – une pose sur la tête exécutée avec classe. Cette posture est devenue une sorte de symbole du Yoga en Occident. Les poses sur la tête sont des postures puissantes, c'est certain, mais elles font également partie des pratiques les plus avancées. Étant donné que ce livre pour débutants met l'accent sur des exercices qui sont à la fois accessibles à tous et sans danger, nous avons choisi de ne pas y inclure cette asana. Nous vous en dirons plus à ce sujet dans le chapitre 11, qui présente des poses d'inversion qui sont sans danger. Nous y présentons plusieurs adaptations faciles à exécuter et sans aucun risque.

Le marqueur peut aller se rhabiller !

Les Occidentaux grandissent souvent dans un environnement hautement concurrentiel. Depuis l'enfance, on nous encourage à en faire encore plus, à nous forcer davantage pour nous assurer la réussite. Dans des sports comme le football ou le basket, les jeunes joueurs sont endoctrinés par l'esprit de compétition. Bien que la compétition ait sa place dans la société, le fait de se frayer un chemin vers la victoire en jouant des coudes peut nuire à soi-même et aux autres. Et ce type de comportement concurrentiel n'a aucune place dans la pratique du Yoga.

 Il y a de nombreuses années, un homme entre deux âges vint participer à l'un de nos cours. Cet homme par ailleurs assez sympathique possédait un esprit de compétition extrême et était très dur avec lui-même. Il annonça d'emblée qu'il avait l'intention de maîtriser la pose du lotus en quelques semaines, et s'y efforça pendant nos cours. Nous l'avertîmes à occasions répétées de procéder plus doucement. Après seulement quelques séances, il ne revint plus. Nous apprîmes plus tard par un ami commun qu'il avait demandé à sa femme de s'asseoir sur ses jambes pour les forcer à prendre la pose du lotus. Le poids qu'il s'était ainsi imposé avait gravement blessé ses deux genoux !

Le Yoga s'accompagne de paix, de tranquillité et d'harmonie – donc tout le contraire de l'esprit de compétition. Le Yoga ne requiert pas de vous que vous combattiez contre quiconque, et encore moins contre vous-même, ni que vous atteigniez un quelconque objectif par la force. Au contraire, il vous invite à traiter vous-même et les autres avec gentillesse, et surtout à collaborer avec votre corps plutôt que de le forcer ou de livrer bataille avec votre mental. Le Yoga est une discipline douce. Et malgré cette douceur, il est extrêmement puissant.

Un Yoga qui fait mal est un Yoga mal fait !

L'idée que tout progrès se fait dans la douleur est une notion complètement erronée qui renforce souvent l'esprit de compétition. Le Yoga ne vous demande pas d'être masochiste. Si la douleur et la gêne font partie de la vie, elles ne sont pas obligatoires pour autant. Au contraire, l'objectif du Yoga est de surmonter toute souffrance. Donc, n'épuisez jamais votre corps, mais amenez-le au contraire toujours gentiment à faire ce que vous attendez de lui. La douleur ne vous apportera rien.

Représentez-vous dans la posture

Nous vous encourageons à utiliser la visualisation pour l'exécution des postures. Par exemple, avant de faire le cobra, la chandelle du débutant ou le triangle, prenez environ 10 secondes pour vous visualiser dans la posture finale. Rendez votre visualisation aussi vivante que possible. Exploitez la puissance de votre mental !

Une pratique du Yoga saine et sans danger

Au cours de votre voyage à travers les postures yogiques, vous commencerez à prendre conscience de la communication qui s'établit entre votre corps et votre mental. Vous sentez-vous paisiblement enlevé à l'orage de la vie qui vous entoure, à l'aise et confiant de votre force, de vos gestes et de votre stabilité ? Ou êtes-vous douloureusement conscient de l'écoulement du temps, éprouvez-vous une gêne physique ou une tension dans vos mouvements ? L'écoute de vos propres rythmes – et l'acceptation de leur importance – peut transformer votre vécu du Yoga en une expression de paix, de calme et de sécurité. Ce message positif, c'est ce que vous apporte la véritable pratique du Yoga.

Le mythe de la posture parfaite : qu'en tirez-vous ?

Certaines écoles modernes de Hatha-Yoga affirment qu'elles enseignent les postures "parfaites" dans lesquelles vous pouvez vous glisser aussi facilement que dans un costume taillé sur mesure. Mais comment une telle posture peut-elle exister puisque nous sommes tous différents ? Un athlète de 15 ans devrait-il exécuter une posture ou une série complète de postures en suivant les règles qui conviennent à un retraité de 60 ans ? Certainement pas.

En outre, ces écoles ne sont pas d'accord entre elles sur ce qui constitue une posture parfaite. Disons-le donc clairement : la posture parfaite est un mythe.

Une posture, comme l'a expliqué le grand maître de Yoga Patanjali il y a 2 000 ans, n'a que deux exigences : elle doit être *stable* et *confortable*. Quoi de plus clair et de plus simple ? Bien que Patanjali ait pensé surtout, et peut-être exclusivement, aux postures de méditation, sa formule s'applique également à toutes les postures.

- **Une posture stable** : une posture stable est une posture qui est maintenue avec stabilité pendant un moment. Il ne s'agit pourtant pas de geler tout mouvement. Votre posture devient stable dès que votre mental le devient. Tant que vos pensées vagabondent et que vos émotions négatives ne sont pas tenues en échec, votre corps restera lui aussi instable. En devenant plus habile à vous observer vous-même, vous commencerez à remarquer le mouvement perpétuel de votre mental, et à devenir sensible à la tension de votre corps. Cette tension est ce que le Yoga appelle "instabilité".

- **Une posture confortable** : une posture est confortable lorsqu'elle procure du plaisir et qu'elle vous anime au lieu d'être ennuyeuse et lourde. Une posture confortable augmente en vous le principe de clarté – *sattva* (voir le chapitre 1). Mais gardez-vous de confondre confort et mollesse. *Sattva* et joie sont intimement liés. Plus le *sattva* est présent dans votre corps-mental, plus votre vie sera détendue et heureuse.

À l'écoute de votre corps

Personne ne connaît votre corps aussi bien que vous-même. Plus vous pratiquerez le Yoga, plus vous deviendrez apte à déterminer vos limitations pour chaque posture : chaque posture présente son propre défi, qui est unique. De façon idéale, vous chercherez à explorer et à étendre vos limites physiques et émotionnelles sans risquer de vous forcer ni de vous blesser.

Quelques professeurs parlent de pratique au *bord*. Le bord représente le point d'intensité où une posture vous défie mais ne vous cause ni douleur ni gêne inhabituelle. L'idée est de progressivement – très lentement et avec beaucoup de précautions – repousser plus loin ce bord pour conquérir un nouveau territoire. Pour être capable de pratiquer *au bord*, vous devez cultiver l'observation de vous-même et tenir compte des réactions de votre corps.

Chaque séance de Yoga est un exercice d'observation de soi sans jugement. Écoutez ce que votre corps vous dit par sa communication continuelle. Ses signaux voyagent en permanence depuis vos muscles, vos tendons, vos ligaments, vos os et votre peau vers votre cerveau. Entraînez-vous à en être conscient. Recherchez le dialogue avec votre corps au lieu de vous laisser aller à un monologue dont l'unique objet est votre mental sans la conscience de votre corps. Accordez une attention particulière aux signaux qui viennent du cou, de la région lombaire, des muscles de la mâchoire, de l'abdomen, et de toute zone à problème connue de votre corps (telle qu'un genou "fragile" ou un muscle d'épaule "souffrant de douleur chronique").

Pour évaluer le niveau de difficulté d'une posture de Yoga, utilisez une échelle de 1 à 10, 10 étant le seuil de la douleur. Imaginez qu'une lumière rouge se mette à clignoter et qu'une sirène se déclenche dès que vous atteignez le degré 8. Notez ces signaux et tenez-en compte. Surveillez particulièrement votre respiration. Si votre respiration devient difficile, c'est souvent une bonne indication que – au figuré – vous dépassez la limite. Vous êtes l'expert le plus qualifié au monde pour comprendre ce que votre corps cherche à vous dire.

Les débutants font habituellement l'expérience d'un tremblement lorsqu'ils tiennent certaines postures. Normalement, ce mouvement involontaire est visible dans les jambes ou les bras, et vous ne devez pas vous en inquiéter, tant que vous ne vous forcez pas. Ces tremblements sont simplement le signe que vos muscles travaillent en réponse à une nouvelle exigence. Au lieu de focaliser sur ces tressaillements, respirez un peu plus profondément si vous le pouvez, et permettez à votre attention de pénétrer davantage à l'intérieur de vous-même. Si le tremblement commence à être mesurable sur l'échelle de Richter, détendez-vous un peu, ou arrêtez complètement l'exécution de la posture.

Avancez lentement, mais sûrement

Tous les mouvements posturaux sont destinés à être exécutés lentement. Malheureusement, la plupart du temps, nous fonctionnons automatiquement. Nos mouvements ont tendance à être inconscients, trop rapides, et pas particulièrement élégants. Nous trébuchons, nous heurtons des objets, et nous n'avons en général pas conscience de notre corps. Les postures yogiques vous obligent à adopter des attitudes différentes. Parmi les avantages de la lenteur du mouvement, citons les suivants :

- Vous augmentez votre niveau de conscience, ce qui vous permet d'*écouter* ce que votre corps vous dit et de pratiquer au *bord* (voir la section précédente "À l'écoute de votre corps").

> ✓ Vous diminuez le risque de froisser un muscle ou de vous faire une entorse, de déchirer les ligaments, ou de surmener votre cœur. En d'autres mots, votre pratique devient bien plus sûre.
>
> ✓ Vous faites l'expérience de la relaxation plus rapidement.
>
> ✓ Vous ne suffoquez pas, et votre respiration s'améliore.
>
> ✓ Vous permettez à davantage de groupes musculaires de collaborer au travail.

Pour obtenir les meilleurs résultats possibles, exécutez vos postures à un rythme lent et continu en vous concentrant calmement sur votre respiration et sur le mouvement postural (voir le chapitre 5). Résistez à la tentation d'accélérer, et savourez au contraire chaque posture. N'oubliez pas de vous détendre et d'être présent ici et maintenant. Si votre respiration devient un peu difficile ou si vous commencez à vous sentir fatigué, reposez-vous jusqu'à ce que vous soyez prêt à continuer.

Si vous vous surprenez à exécuter votre série à toute vitesse, arrêtez-vous et demandez-vous pourquoi vous êtes pressé. Si vous avez une raison concrète, comme un rendez-vous imminent, la meilleure solution sera de réduire votre programme et d'exécuter moins d'exercices. Si vous n'arrivez pas à vous débarrasser de l'impression d'être pressé par le temps, vous pouvez également remettre votre séance de Yoga à plus tard et pratiquer la respiration consciente en vous consacrant à une autre occupation.

Toutefois, si vous exécutez votre programme en vitesse parce que vous vous ennuyez ou que vous soyez distrait pour une autre raison, arrêtez-vous et rappelez-vous la raison principale pour laquelle vous pratiquez le Yoga. Réaffirmez votre motivation en vous disant que vous avez beaucoup de temps pour terminer votre séance ; vous n'avez pas de raison terrestre de vous hâter. L'ennui est un signe que vous êtes détaché de vos expériences corporelles et que vous ne vivez pas dans l'instant présent. Reprenez votre pratique du Yoga en tant que participant à part entière dans le processus. Si vous avez besoin de davantage qu'un rappel mental, utilisez une des techniques de relaxation que nous décrivons au chapitre 4 pour vous ralentir. Comme nous l'expliquons dans le chapitre 5, la respiration complète yogique dans l'une des postures de repos procure aussi un merveilleux effet calmant.

La fonction prime sur la forme : avec les "membres indulgents"

Dans le Yoga, comme dans la vie, la fonction est plus importante que la forme. Les débutants, en particulier, doivent adapter les postures pour profiter des fonctions et des bienfaits d'une posture donnée.

Les *membres indulgents* sont un moyen d'adaptation très utile. Avec les *membres indulgents*, vous vous donnez la permission de plier légèrement les jambes et les bras au lieu de les garder complètement tendus. Vous ne devez pas vous sentir comme une mauviette si vous êtes gentil avec votre corps afin de vous permettre de profiter de la fonction d'une posture. Bien que les jambes et les bras pliés ne donnent pas un spectacle très accrocheur, ces *membres indulgents* vous permettent de bouger plus facilement votre colonne vertébrale, ce qui fait l'objet de nombreuses postures et qui constitue la clé d'une colonne en bonne santé. Par exemple, la fonction mécanique première d'une posture de flexion vers l'arrière debout est d'étirer le bas de votre dos. Si votre dos est en bonne santé, prenez un moment pour comprendre ce que nous voulons dire en examinant cette posture adaptée qui est sans danger pour les débutants :

1. **Tenez-vous debout et droit et, *sans forcer quoi que ce soit*, penchez-vous en avant et essayez de placer votre tête sur les genoux avec les paumes des mains au sol (figure 3.1a).**

    Peu d'hommes et de femmes en sont capables, surtout s'ils sont débutants.

2. **Maintenant, tenez-vous à nouveau debout, écartez les pieds à la largeur des cuisses, et penchez-vous en avant, en permettant à vos jambes de se plier jusqu'à ce que vous puissiez placer les mains sur le sol et presque toucher la tête avec les genoux (figure 3.1b).**

    En devenant plus souple – et vous le deviendrez ! – tendez graduellement les jambes jusqu'à ce que vous arriviez près de la posture idéale. Une blessure commune de la région lombaire se produit lorsque l'on essaie subitement d'exécuter cette posture jambes tendues, en forçant.

Figure 3.1 : La forme classique (a) et la forme modifiée avec *membres indulgents* (b).

 Le fait de plier les jambes et les bras pour obtenir la fonction voulue est parfaitement acceptable. Particulièrement pour les débutants, plier est plus sûr que d'essayer de réussir la forme finale.

Les yeux ouverts pendant les exercices

 De nombreuses conférences de Yoga posent la question de savoir si oui ou non il faut garder les yeux ouverts pendant la pratique du Yoga. En deux mots, si vous êtes à l'aise les yeux fermés, nous vous recommandons de les fermer. Il se peut que vous vous sentiez ainsi plus concentré et plus à même d'entendre les signaux de votre corps. Toutefois, les postures debout et en équilibre exigent que vous gardiez les yeux ouverts.

Avec un peu de pratique, vous pourrez rester concentré même les yeux ouverts. En général, le Yoga favorise une approche des défis de la vie les yeux ouverts. Les yogis et yoginis aiment savoir ce qui est en face d'eux, et c'est pourquoi de nombreux adeptes expérimentés exécutent aussi les postures avec les yeux ouverts. À propos, les personnes expérimentées dans la méditation peuvent entrer en profonde méditation sans fermer leurs yeux, mais ne soyez pas surpris s'ils ont un regard vide : ils ont alors effectivement retiré leur conscience de la réalité extérieure et sont conscients avec bonheur à un autre niveau. Vous pouvez espérer faire l'expérience de cette attitude si vous maîtrisez les postures variées et les exercices de respiration.

Chapitre 4
Relax, Max ! : le grand art du lâcher-prise

Dans ce chapitre :
- Comprendre la nature du stress.
- Comment faire face au stress.
- Détendre le corps.
- Acquérir un mental calme.

La vie en général – et pas seulement la vie moderne – est stressante par nature. Même un objet inanimé tel qu'un rocher fait l'expérience du stress. Mais tout stress n'est pas nuisible. La question est de savoir quel stress vous aide et lequel vous est néfaste.

Les psychologues distinguent le bon stress du mauvais. Le Yoga peut vous aider à réduire le mauvais stress au minimum et à augmenter le bon stress, qui améliore la vie. Par exemple, un défi créatif qui stimule votre imagination et vous remplit d'enthousiasme, sans vous causer d'anxiété ni vous empêcher de dormir, est un événement positif. Même une joyeuse fête, au sens strict, cause du stress ; mais ce n'est pas le type de stress qui vous est néfaste – du moins pas à doses modestes. D'autre part, ne rien faire du tout et s'ennuyer "à mourir" constitue une autre forme de stress négatif !

Dans ce chapitre, nous parlerons de la manière dont vous pouvez contrôler le stress négatif non seulement grâce aux techniques variées de relaxation yogique, mais aussi en cultivant des attitudes et des habitudes appropriées.

La nature du stress

Le stress fait partie de la vie. Certaines estimations indiquent que 80 % de toutes les maladies ont le stress pour cause. L'endocrinologue Hans Selye, pionnier de la recherche sur le stress, fait la distinction entre trois phases dans le syndrome de stress : l'alerte, la résistance et l'épuisement. L'*alerte* peut être une activité inoffensive comme sortir d'une maison bien chauffée à l'air froid ou recevoir un coup de téléphone contrariant. Les deux situations exigent du corps qu'il opère un ajustement, qui est une sorte de *résistance*. Si l'exigence requise du corps dure trop longtemps, la phase d'*épuisement* commence, et peut mener à un écroulement du corps et du mental – que ce soit sous la forme d'une maladie cardiaque, de l'hypertension, d'une défaillance du système immunitaire, ou d'une maladie mentale.

Le stress négatif peut créer un déséquilibre du corps et du mental, et vous faire tendre les muscles et respirer de manière rapide et superficielle. En cas de stress, les glandes surrénales travaillent trop et votre sang commence à moins contenir d'oxygène, ce qui affame les cellules. Le stress constant déclenche la réponse *combat* ou *fuite*, ce qui vous met en état d'alerte chronique, qui est extrêmement astreignant pour les énergies de votre corps.

Étant donné les exigences incessantes de la vie moderne – le travail, le bruit, la pollution, etc. – la plupart des gens sont en état de stress chronique. Comment y faire face efficacement ? Le Yoga vous propose une solution qui joue sur trois tableaux :

- corriger les *attitudes* qui produisent du stress.
- changer les *habitudes* qui invitent le stress dans votre vie.
- relâcher la *tension* existante dans le corps, et de façon continuelle.

Le stress peut apparaître sans aucun stimulus déplaisant. Même une fête d'anniversaire peut vous causer du stress, habituellement à cause d'une anxiété cachée ("encore une année de passée"). Le stress s'accumule et peut pénétrer en vous de façon imperceptible – jusqu'à ce que l'état devienne aigu et que des symptômes négatifs apparaissent.

Corrigez vos mauvaises attitudes

L'approche intégrée du Yoga travaille à la fois avec le corps et le mental, et propose des antidotes puissants à ces sortes d'attitudes qui vous prédisposent au stress, et spécialement l'égoïsme, l'esprit de concurrence exacerbé, le perfectionnisme, et l'idée de tout avoir à faire tout seul et tout de suite.

En général, le Yoga cherche à remplacer les habitudes et les attitudes négatives par des dispositions mentales positives. La pratique yogique vous aide à comprendre le vieil adage "chaque chose en son temps". Le Yoga vous demande d'être aimable avec vous-même.

Si, comme tant d'autres victimes du stress, vous éprouvez des difficultés à demander de l'aide, le Yoga peut vous donner une réelle compréhension du fait que nous sommes tous interdépendants. Si par nature vous ne faites pas confiance aux autres, le Yoga vous met en contact avec cette partie de votre psyché qui a naturellement confiance en la vie elle-même. Il vous montre que vous n'avez pas besoin de vous sentir attaqué, parce que votre vie réelle – votre identité spirituelle – ne pourra jamais être blessée ni détruite.

Débarrassez-vous de votre égocentrisme !

La source suprême de stress est l'ego, ou ce que les maîtres de Yoga appelle le "faiseur de je" (*ahamkara*, de *aham* "je" et *kara* "faiseur"). Du point de vue du Yoga, l'ego est une notion erronée, dans laquelle nous nous identifions à notre propre corps plutôt qu'à l'univers tout entier. En conséquence, nous faisons l'expérience de la peur de la mort et de l'attachement au corps et au mental. Cet attachement, qui est l'instinct de survie, engendre à son tour toutes ces nombreuses émotions et intentions qui forment le jeu de la vie. Maintenir le fonctionnement de ce centre artificiel – l'ego – est stressant par nature. Tous les maîtres de Yoga sont d'accord sur le fait qu'en desserrant l'emprise de l'ego, vous pourrez être plus en paix et plus heureux.

Changez vos mauvaises habitudes

Tout dans l'univers suit un cycle de flux et de reflux sur lequel vous pouvez compter. Les saisons changent, et les nouveau-nés deviennent finalement des personnes âgées. La sagesse yogique recommande que vous adoptiez les mêmes cycles naturels dans votre propre vie. Vous pouvez passer une bonne partie de votre temps à être sérieux, mais vous devez aussi vous amuser. En fait, vous devez prendre le temps de *juste être* sans attentes et sans culpabilité. Prendre le temps de *juste être* est bon pour votre santé physique et mentale. Le travail et le repos, la tension et la relaxation vont ensemble comme des paires équilibrées.

Souvent, les gens conservent désespérément des emplois du temps surchargés parce qu'ils ne peuvent pas s'imaginer d'alternative incluant de pause. Ils redoutent ce qui pourrait arriver s'ils ralentissaient. Mais l'argent et le niveau de vie ne sont pas tout, et la *qualité* de votre vie est bien plus importante. De plus, si le stress mine votre santé, vous devrez ralentir de toute façon, et recouvrer la santé pourrait être très difficile. Le Yoga vous donne une base de tranquillité pour faire face efficacement à vos craintes.

Votre sagesse intérieure vous dit que votre corps et votre esprit sont sujets au changement et que rien dans votre environnement ne reste identique en permanence. C'est pourquoi il est inutile de s'accrocher avec angoisse à quoi que ce soit. Le Yoga recommande que vous vous rappeliez constamment de votre nature spirituelle, qui est au-delà du domaine du changement, et toujours heureuse. Toutefois, le Yoga vous demande aussi d'aimer les autres et le monde dans lequel vous vivez, tout en étant bien conscient que vous ne pouvez pas prendre deux fois la même décision.

Détachez-vous

Le Yoga vous montre comment cultiver la *réponse de relaxation* tout au long de la journée en lâchant prise, en ne vous accrochant pas aux choses. Ce terme fut inventé par Herbert Benson, un médecin qui fut l'un des premiers à signaler que l'épidémie cachée d'hypertension résultait du stress. Dans son best-seller portant le même titre, il appelle la réponse de relaxation "une capacité humaine universelle" et "un atout inné remarquable et négligé".

Le Yoga enseigne comment exploiter cette capacité sous-utilisée de votre propre corps-mental. L'équivalent yogique de la réponse de relaxation s'appelle *vairagya*, ce qui signifie littéralement "absence de passion" ou "non-attachement". Il est bon d'être passionné par ce que vous faites plutôt que d'avoir une attitude tiède. Toutefois, vous invitez tout simplement la souffrance si vous vous attachez trop aux personnes, aux situations et au résultat de vos actions. Le Yoga recommande une attitude de détachement intérieur dans tous les domaines. Ce détachement ne jaillit pas de l'ennui, de l'échec, de la crainte ni d'aucune attitude de névrosé, mais de la sagesse intérieure.

Par exemple, si vous êtes maman, vous aimerez et prendrez soin avec affection de vos enfants. Mais si vous êtes aussi une *yogini*, vous ne succomberez pas à l'illusion – source de stress – que vous *possédez* vos enfants. Au lieu de cela, vous resterez toujours consciente du fait que votre progéniture doit vivre sa propre vie, qui pourrait devenir bien différente de la vôtre, et que tout ce que vous pouvez apporter à vos enfants, c'est les guider de votre mieux.

Chapitre 4 : Relax, Max ! : le grand art du lâcher-prise   57

Bien sûr, vous pouvez faire de nombreuses choses pratiques pour réduire les situations de stress, qui sont décrites dans des livres sur la gestion du stress. Il est ainsi suggéré de ne pas attendre le dernier moment pour commencer ou terminer des projets, d'améliorer la communication avec les autres, d'éviter les confrontations, et d'accepter le fait que nous vivons dans un monde imparfait.

Votre séance de Hatha-Yoga quotidienne, et particulièrement les exercices de relaxation, pourront vous aider à étendre au reste de la journée le sentiment de tranquillité et de calme qu'elle vous procure. Choisissez quelques activités ou situations que vous répétez plusieurs fois dans la journée comme pense-bêtes pour vous rappeler de vous relaxer consciemment. Par exemple, aller aux toilettes, attendre à un feu rouge, vous asseoir, ouvrir ou fermer une porte, regarder votre montre, ou raccrocher le téléphone. Chaque fois que vous accomplissez ces activités, expirez profondément et relaxez-vous consciemment en vous rappelant les pensées paisibles que vous avez eues au cours de votre séance quotidienne.

Relâchez la tension de votre corps

Le Yoga permet de délivrer votre corps de la tension par des techniques aussi nombreuses que différentes, qui incluent aussi des exercices de respiration et des postures (voir la troisième partie), mais surtout de la relaxation. Les premières constituent une forme de *relaxation active* ou *dynamique*, les dernières une forme de *relaxation passive* ou *réceptive.*

Des techniques de relaxation qui marchent

En sanskrit, le mot qui désigne la relaxation est *shaithilya* ; il signifie "relâcher, détendre". Il s'agit donc de relâcher la tension corporelle et mentale – de détendre tous les nœuds que vous serrez lorsque vous ne suivez pas le cours de la vie. Ces nœuds sont comme les entortillements d'un tuyau qui empêchent l'eau de s'écouler librement. Le fait de garder les muscles en état d'alerte permanent gaspille une grande quantité de votre énergie, qui n'est alors plus disponible lorsque les muscles reçoivent vraiment l'ordre de fonctionner. La relaxation consciente entraîne les muscles à lâcher leur prise lorsque vous ne les utilisez pas. Grâce à cette relaxation, vos muscles réagissent bien aux signaux de votre cerveau dès que celui-ci leur ordonne de se contracter pour que vous puissiez effectuer les innombrables actions d'une journée bien occupée.

Conseils pour réussir votre pratique de la relaxation

Se relaxer, ce n'est pas tout à fait la même chose que ne rien faire du tout. Souvent, en croyant ne rien faire, nous contractons en fait des muscles non utilisés – de façon inconsciente. La relaxation constitue une tentative consciente qui se trouve quelque part entre l'effort et le non-effort. Pour vraiment vous détendre, vous devez comprendre la technique et la pratiquer.

La relaxation ne requiert aucun gadget, mais vous pourriez essayer de suivre les conseils suivants :

- Pratiquez la relaxation dans un endroit calme, où vous ne serez probablement pas dérangé par les autres ou par le téléphone.

- En position allongée, essayez de placer un petit coussin sous votre tête et un grand coussin sous les genoux pour vous soutenir et rendre la position confortable.

- Assurez-vous que votre corps reste chaud. Si nécessaire, chauffez d'abord la pièce ou couvrez-vous avec une couverture. Évitez spécialement de vous allonger sur un sol froid, ce qui n'est pas bon pour les reins.

- Ne pratiquez pas les techniques de relaxation avec l'estomac plein.

Relaxation profonde : la posture du cadavre

La posture à la fois la plus simple et la plus difficile est la posture du cadavre (*shavasana*, de *shava* et *asana*), connue aussi sous le nom pose du mort (*mritasana*, de *mrita* et *asana*). Cette posture est la plus simple parce que vous ne devez utiliser aucune des parties de votre corps, mais c'est aussi la plus difficile parce que l'on vous demande justement de ne rien faire du tout de vos membres. La posture du cadavre est un exercice du mental sur la matière. Les seules choses dont vous avez besoin sont votre corps et votre mental.

Voici comment exécuter la pose du cadavre :

1. **Étendez-vous à plat sur le dos, les bras allongés et détendus sur les côtés, les paumes des mains tournées vers le haut (ou ce qui vous est le plus confortable).**

Chapitre 4 : Relax, Max ! : le grand art du lâcher-prise

Placez un petit coussin sous votre tête si vous en avez besoin et un grand sous les genoux si vous souhaitez améliorer votre confort.

2. **Fermez les yeux.**

   Voir la figure 4.1 : la posture du cadavre.

Figure 4.1 : Le cadavre est la posture de Yoga la plus pratiquée de toutes.

3. **Détendez-vous.**

   Il peut être utile à certaines personnes de se représenter allongée sur une plage ensoleillée de sable blanc.

4. **Inspirez deux fois profondément, en allongeant l'expiration.**

5. **Contractez les muscles des pieds deux secondes et relâchez-les ensuite consciemment.**

   Faites la même chose avec les muscles des mollets, des cuisses, des fesses, de l'abdomen, de la poitrine, du dos, des mains, des avant-bras, du haut des bras, des épaules, du cou et du visage.

6. **Recommencez à intervalles réguliers à parcourir tous les muscles, des pieds jusqu'au visage, pour vérifier qu'ils sont bien relâchés.**

   Souvent, vous pouvez détecter une tension subtile autour des yeux et des muscles du cuir chevelu. Détendez aussi votre bouche et votre langue.

7. **Concentrez-vous sur la sensation corporelle grandissante d'absence de tension, et respirez librement.**

8. **À la fin de la séance, avant d'ouvrir les yeux, essayez de conserver cette sensation de détente aussi longtemps que possible.**

9. **Ouvrez les yeux, étirez-vous paresseusement, et levez-vous lentement.**

Pratiquez pendant 10 à 30 mn. Plus longue est la durée, meilleurs seront les effets.

Terminez tranquillement la relaxation

Permettre à la relaxation de se terminer d'elle-même est la meilleure fin possible – car votre corps sait exactement quand il en a suffisamment profité, et il vous sort naturellement de l'état de relaxation. Toutefois, si vous ne disposez que d'un moment limité pour l'exercice, programmez votre horloge intérieure pour vous prévenir au bout de 15 à 20 mn ou toute autre durée de votre choix. Si vous avez besoin qu'un son vous rappelle de retourner à la conscience de veille normale, assurez-vous que votre montre ou que votre réveil ne sonne pas trop fort et ne vous effraie pas, ce qui causerait une montée soudaine d'adrénaline.

Restez éveillé pendant la relaxation

Si vous avez l'impression que vous allez vous endormir en exécutant la posture du mort, essayez de rapprocher les pieds. Fixez votre attention à intervalles réguliers sur votre respiration, en vous assurant qu'elle est régulière et ne force pas. Les petits sommes sont en général très profitables. Si, toutefois, vous faites de l'insomnie, nous vous suggérons de vous retenir de dormir jusqu'au moment du soir où vous irez vous coucher. Dans tous les cas, les bénéfices de la relaxation sont plus profonds que n'importe quel petit somme. Ce qui est merveilleux dans la relaxation, c'est que vous restez conscient en la pratiquant, et que vous pouvez la contrôler en partie. Par la relaxation, vous êtes davantage en contact avec votre propre corps, ce qui vous sera bénéfique tout au long de la journée : vous pourrez détecter le stress et la tension dans votre corps plus facilement et agir pour y remédier. De même, vous éviterez le risque de vous sentir ensuite somnolent après être entré par mégarde dans une phase de sommeil profond. Rappelez-vous que le sommeil n'est pas nécessairement relaxant. C'est la raison pour laquelle nous nous réveillons parfois en ayant le sentiment d'avoir effectué de lourds travaux pendant notre sommeil.

Le délice de l'après-midi

Lorsque votre énergie faiblit dans l'après-midi, essayez l'exercice suivant, qui est un formidable relaxant. Vous pouvez l'exécuter chez vous ou à un endroit calme au bureau. Assurez-vous seulement de ne pas être dérangé. Pour cet exercice, vous avez besoin d'une chaise, d'une ou deux couvertures, et d'une serviette ou de coussinets pour les yeux (voir l'annexe). Accordez-vous cinq à dix minutes.

Chapitre 4 : Relax, Max ! : le grand art du lâcher-prise

1. **Allongez-vous sur le dos et mettez les jambes sur la chaise placée en face de vous (figure 4.2).**

Figure 4.2 : Inspirez librement, puis expirez le plus longtemps possible.

Assurez-vous que vos jambes et votre dos sont à l'aise. Vos jambes devraient être écartées d'environ 35 à 45 cm. Vous pouvez aussi poser les pieds et les jambes sur le bord d'un lit. Si aucune des positions avec les pieds en l'air n'est confortable, allongez-vous simplement sur le dos avec les jambes pliées et les pieds sur le sol. Si l'arrière de votre tête n'est pas à plat au sol et que votre cou et votre gorge soient tendus, ou si votre menton est poussé en l'air vers le plafond, élevez légèrement la tête au moyen d'une couverture pliée ou d'un coussin plat et ferme, afin de vous sentir à l'aise.

2. **Couvrez votre corps depuis le cou jusqu'aux pieds avec l'une des couvertures.**

Ne laissez pas votre corps se refroidir trop rapidement, ce qui peut non seulement vous mettre mal à l'aise et entraver votre relaxation, mais aussi créer des crampes et nuire à vos reins.

3. **Placez le coussinet pour les yeux ou la serviette pliée dans le sens de la longueur sur les yeux.**

4. **Reposez-vous quelques instants et habituez-vous à la position.**

5. **Visualisez un grand ballon dans votre ventre. En inspirant par le nez, gonflez le ballon imaginaire dans toutes les directions. En expirant par le nez, relâchez l'air de ce ballon.**

Recommencez plusieurs fois jusqu'à ce que l'exercice devienne facile à exécuter.

6. **Inspirez librement et commencez à allonger de plus en plus les expirations.**

      Inspirez librement, expirez indéfiniment.

   7. **Recommencez au moins 30 fois.**

   8. **L'exercice terminé, laissez votre respiration revenir à son état normal, et reposez-vous une minute environ, en prenant plaisir à la sensation de détente.**

      Relevez-vous sans vous presser.

Les triangles magiques

La technique de relaxation suivante utilise à nouveau la puissance de votre imagination. Si vous pouvez facilement vous représenter les choses dans votre esprit, vous prendrez du plaisir à effectuer cet exercice, qui sera aussi rafraîchissant. Pour cet exercice, vous avez besoin d'une chaise et d'une couverture (facultative). Accordez-vous cinq minutes.

   1. **Asseyez-vous droit sur une chaise, les pieds sur le sol et confortablement écartés, les mains reposant paumes sur les genoux (figure 4.3).**

      Si les pieds ne touchent pas facilement le sol, pliez la couverture et placez-la en dessous de vos pieds pour qu'elle les supporte.

   2. **Respirez par le nez, mais laissez votre respiration aller librement.**

   3. **Fermez les yeux et concentrez votre attention sur le milieu de votre front, juste au-dessus du niveau des sourcils.**

      Assurez-vous de ne pas rider le front ni plisser les yeux.

   4. **Visualisez de façon aussi vivante que possible un triangle reliant le point de votre front et les paumes des deux mains.**

      Notez (mais n'y pensez pas) toute sensation de couleurs qui apparaît sur votre écran mental pendant que vous vous représentez le triangle dans votre esprit. Faites cela pendant 8 à 10 respirations, puis faites disparaître le triangle.

   5. **Visualisez un triangle formé par votre nombril et vos deux gros orteils.**

      Retenez cette image pendant 10 à 12 respirations. Si une partie du triangle mental est difficile à relier, persistez à vous concentrer sur celle-ci jusqu'à ce que vous réussissiez à former complètement le triangle.

Figure 4.3 : Concentrez-vous mentalement sur la partie du triangle qui est difficile à relier.

6. **Cette étape finale est plus difficile : en gardant les yeux fermés, visualisez de nouveau le premier triangle entre votre front et vos deux paumes.**

Une fois que vous en avez une image claire, visualisez en même temps le deuxième triangle entre votre nombril et les deux gros orteils. Représentez-vous les deux triangles ensemble pendant la durée de 12 à 15 respirations, puis faîtes-les disparaître.

La relaxation avant le sommeil

Si vous voulez bénéficier d'un sommeil profond, ou si vous souffrez d'insomnie et n'avez pas envie de compter les moutons, l'exercice suivant pourra vous aider. De nombreuses personnes n'arrivent pas à la fin de cet exercice de relaxation car elles s'endorment. Pour le pratiquer, vous avez besoin des accessoires suivants : un lit ou un endroit confortable où dormir, deux coussins, et une ou deux couvertures. Donnez-vous cinq à dix minutes.

1. **Préparez-vous à dormir et mettez-vous au lit, en vous couchant sur le dos sous les couvertures.**

   Vos jambes peuvent être soit tendues, soit pliées avec les pieds à plat sur le matelas.

2. **Placez un oreiller sous votre tête et tenez l'autre à porté de la main.**

3. **Les yeux fermés, commencez à respirer par le nez, en rendant les expirations deux fois plus longues que les inspirations.**

   Votre respiration doit rester régulière et sans effort. N'essayez pas non plus de diriger votre respiration vers une partie de votre corps, quelle qu'elle soit. Faites en sorte que le rapport 1:2 soit quelque chose que vous puissiez faire et continuer sans effort.

4. **Restez sur le dos pendant huit respirations, puis tournez-vous du côté droit et placez le deuxième oreiller entre les genoux.**

   Utilisez maintenant le même rapport 1:2 pendant 16 respirations.

5. **Finalement, tournez-vous sur votre côté gauche, le deuxième oreiller toujours entre les jambes, et respirez 32 fois en utilisant le rapport 1:2.**

Le sommeil yogique (Yoga Nidra)

Le sommeil yogique est une technique de relaxation très puissante que vous pouvez utiliser après avoir acquis un certain contrôle sur la réponse de relaxation. Pratiquée correctement, cette technique est aussi reconstituante que le sommeil – la différence est que vous restez complètement conscient tout le temps.

Son nom traditionnel – *Yoga Nidra* – fait référence à Brahma, le dieu créateur hindou qui "dort" entre les créations du monde successives. Son sommeil n'est jamais inconscient.

Une caractéristique de cette pratique est que l'adepte se concentre successivement et de façon rapide sur des parties spécifiques du corps (décrites plus loin). Nommez mentalement chaque partie, puis sentez-la aussi distinctement que possible.

Au début, il se peut que vous trouviez difficile de sentir certaines partie du corps. Ne vous en faites pas, et continuez au contraire à faire tourner votre attention assez rapidement. Plus tard, lorsque vous serez plus aguerri à cette technique, vous pourrez ralentir la rotation et sentir chaque partie toujours plus distinctement. Avec l'expérience, vous pourrez même inclure les organes intérieurs à ce circuit.

La pratique du Yoga Nidra avant le sommeil convient le mieux, car c'est une excellente technique pour induire le rêve lucide et les expériences hors du corps pendant le sommeil. Le *rêve lucide* se réfère au type de rêve dans lequel vous êtes conscient que vous êtes en train de rêver. Les grands maîtres de Yoga restent conscients même pendant le sommeil profond. Seuls le corps et le cerveau sont presque endormis, tandis que la conscience est continuellement éveillée.

L'influence du Yoga Nidra sur le mental

La technique du Yoga Nidra sert d'outil puissant pour reprogrammer votre cerveau, parce que vous pouvez atteindre un niveau profond du mental. Vous acédez à ce niveau profond en formulant une intention. Le mot sanskrit pour intention est *samkalpa* et signifie *intention, désir, vœu* ou *volonté*. Une intention pourrait être d'obtenir l'Éveil pour le bénéfice de tous les êtres ; votre désir est de surmonter la colère, la jalousie, la méchanceté, ou toute autre émotion négative ; ou simplement de recouvrir ou de conserver la santé. Le *samkalpa* ne doit pas être en contradiction avec les hautes valeurs morales du Yoga, que nous décrivons au Chapitre 18. Soyez sincère quant à votre intention, et répétez-la au moins une douzaine de fois au début comme à la fin de l'exercice.

Voici comment exécuter le Yoga Nidra :

1. **Allongez-vous à plat sur le dos, les bras le long du corps, les paumes des mains vers le haut (ou ce qui vous est le plus confortable). Reportez-vous à la figure 4.1.**

   Pour davantage de confort, vous pouvez placer un coussin sous votre cou et un autre sous les genoux.

2. **Fermez les yeux.**

3. **Formulez une intention claire.**

4. **Effectuez deux respirations profondes, en mettant l'accent sur l'expiration.**

5. En commençant par votre côté droit, faites tourner votre attention à travers toutes les parties de votre corps – membre après membre – dans une succession assez rapide : doigt, paume de la main, dos de la main, la main entière, avant-bras, coude, haut du bras, articulation de l'épaule, épaule, cou, sections du visage (front, œil, nez, menton, etc.), oreille, cuir chevelu, gorge, poitrine, côté de la cage thoracique, omoplate, taille, estomac, bas de l'abdomen, parties génitales, fesses, colonne vertébrale entière, cuisse, dessus et dessous du genou, tibia, mollet, cheville, dessus du pied, talon, plante du pied, chaque orteil.

6. Prenez conscience de votre corps en tant qu'un tout.

7. Répétez la rotation une fois ou davantage jusqu'à ce que le niveau adéquat de relaxation soit réalisé, en terminant toujours par la conscience de tout le corps.

8. Soyez conscient de tout votre corps et de l'espace qui l'entoure.

   Sentez la tranquillité et la paix.

9. Réaffirmez votre intention initiale.

10. Préparez-vous mentalement à retourner à l'état de conscience ordinaire.

11. Bougez doucement les doigts pendant quelques instants, respirez profondément, puis ouvrez les yeux.

Aucune limitation de temps ne s'applique à votre exécution du Yoga Nidra, à moins que vous n'en imposiez une. Attendez-vous à sortir naturellement du sommeil yogique, que ce soit après 15 mn ou après une heure entière. Vous pourriez aussi simplement vous endormir. Donc, si vous avez des choses à faire ensuite, assurez-vous de régler votre montre-bracelet ou votre réveil pour un signal de réveil *doux*.

Chapitre 5
Simplifier la respiration et le mouvement

....

Dans ce chapitre :

▶ Comprendre les principes de base de la respiration.

▶ Examiner en détail les mécanismes de la respiration.

▶ Associer respiration et mouvement postural.

▶ Ajouter le son à la pratique posturale.

▶ Présentation des méthodes traditionnelles de contrôle de la respiration.

....

*L*es maîtres du Yoga ont découvert l'utilité de la respiration il y a des milliers d'années et, dans le Hatha-Yoga, ils ont perfectionné un système de contrôle conscient de la respiration. Dans ce chapitre, nous allons partager leurs secrets avec vous. Dans l'ancienne langue sanskrite, le même mot désigne la *respiration* et la *vie – prana –*, ce qui donne une bonne idée de l'importance que le Yoga accorde à la respiration pour notre bien-être.

Dans ce chapitre, nous allons vous montrer comment utiliser la respiration consciente associée aux postures du Yoga, et vous présenter plusieurs exercices de respiration que vous pourrez exécuter en étant assis sur une chaise ou, si c'est précisément ce que vous êtes en train de faire, en tenant l'une des postures de Yoga assises. Combinez toujours mouvement dans une posture et mouvement de sortie d'une posture avec la respiration correcte, car le mélange augmente considérablement l'effet sur votre santé physique et votre tranquillité mentale. Le Yoga sans *prana* serait comme mettre une casserole vide sur le feu et espérer en obtenir un délicieux repas.

Respirez la santé !

Représentez-vous votre souffle comme votre ami le plus intime. Votre souffle vous accompagne de la naissance à la mort. Dans une journée, vous respirez entre 20 000 et 30 000 fois. Le plus souvent, toutefois – et à moins que vous n'ayez des problèmes de respiration –, vous n'en êtes qu'à peine conscient. La relation avec votre meilleur ami semble aller tellement de soi que celle-ci finit par en devenir viciée et mise en danger. Soyez-en sûr, permettre à la respiration de s'effectuer automatiquement n'est pas forcément à votre avantage, car automatique ne signifie pas toujours optimal. En fait, les habitudes de respiration de la plupart des gens sont assez mauvaises, à leur grand désavantage. Ils accumulent beaucoup d'air vicié dans leurs poumons, qui deviennent aussi peu productifs qu'une amitié viciée. Il est connu que la mauvaise respiration entraîne et augmente le stress. Inversement, le stress raccourcit votre respiration et augmente votre niveau d'anxiété.

Vous pouvez contribuer à réduire le stress par la simple pratique de la respiration yogique. Entre autres choses, la respiration charge votre sang d'oxygène, qui, en nourrissant et en réparant les cellules de votre corps, entretient votre santé. La respiration superficielle, qui est très répandue, n'oxygène pas de façon très efficace les cinq litres de sang qui circulent dans vos artères et dans vos veines. En conséquence, les toxines s'accumulent dans les cellules. Avant que vous n'ayez eu le temps de vous en apercevoir, vous vous sentez mentalement engourdi avec le moral à zéro, et finalement les organes commencent à mal fonctionner. Est-il donc étonnant que la respiration soit le meilleur outil à votre disposition pour influer en profondeur sur votre corps et sur votre esprit ?

Pour éviter d'avoir mauvaise haleine, il suffit parfois de se brosser régulièrement les dents et de sucer de temps en temps un bonbon à la menthe. La mauvaise respiration, elle, est une mauvaise habitude qui exige que l'on change davantage : vous devez entraîner à nouveau votre corps par la conscience de la respiration.

Dans le Yoga, la respiration régulée consciemment possède les trois applications suivantes :

- Utilisez-la conjointement aux diverses postures pour atteindre l'effet le plus profond possible et préparer le mental à la méditation.

- Utilisez la maîtrise du souffle (appelée *pranayama*) pour augmenter votre vitalité.

- Utilisez-la comme une méthode de guérison, dans laquelle vous dirigerez consciemment la respiration vers une partie spécifique ou un organe de votre corps pour lever les blocages énergétiques et faciliter la guérison ; c'est la version douce de l'acupuncture par le Yoga.

Une respiration de haute qualité

Avant de sauter dans le bain et de faire des changements radicaux dans votre méthode de respiration, prenez quelques minutes pour évaluer votre style de respiration actuel. Il vous sera peut-être utile de consigner par écrit vos observations sur vos habitudes respiratoires pendant deux jours, en notant comment les changements de respiration se produisent selon les situations. Vérifiez votre respiration en vous posant les questions suivantes :

- Ma respiration est-elle superficielle (mon abdomen et ma poitrine bougent-ils à peine lorsque je remplis mes poumons d'air) ?
- Est-ce que je respire souvent irrégulièrement (le rythme de ma respiration est-il disharmonieux) ?
- Est-ce que je perds facilement mon souffle ?
- Ma respiration est-elle parfois difficile ?
- Est-ce que je respire trop vite en général ?

L'aspect cosmique de la respiration

Les textes du Yoga affirment que nous respirons en moyenne 21 600 fois par jour. Ce nombre, qui est accepté par la recherche moderne, est profondément symbolique. Voici pourquoi : 21 600 est un cinquième de 108 000. Le nombre 108, comme ses multiples, est chargé d'une signification précise en Inde. En effet, la distance entre le Soleil et la Terre est 108 fois celle du diamètre du soleil. Étant donné que le Soleil symbolise des niveaux supérieurs de réalité, c'est la version hindoue de l'échelle de Jacob. Le symbolisme est représenté dans les 108 perles des chapelets utilisés par de nombreux adeptes du Yoga en Inde. Un tour complet du chapelet est un voyage symbolique de la Terre au paradis, c'est-à-dire de la conscience ordinaire à la conscience supérieure. Et, sûrement pas par hasard, le nombre de respirations journalières est un cinquième de 108 000, parce que le nombre 5 est associé à l'air en tant qu'élément.

Beaucoup de maître de Yoga enseignent cette corrélation entre le corps-mental humain et l'univers en général.

Si vous répondez à l'une de ces questions par oui, vous constituez un candidat idéal pour la respiration yogique. Même si vous n'avez pas répondu par oui, la pratique de la respiration yogique fera quand même du bien à votre mental et à votre corps.

À propos, les hommes respirent en moyenne 12 à 14 fois par minute, les femmes 14 à 15 fois. Respirer à un rythme nettement plus rapide – associé habituellement à la *respiration par la poitrine* – s'appelle l'hyperventilation, qui mène à la réduction du dioxyde de carbone. (Votre corps a besoin d'une certaine quantité de ce gaz pour maintenir un équilibre correct acide-base dans le sang.)

Relaxez-vous en effectuant quelques respirations profondes

Pensez au nombre de fois que vous avez entendu dire : "Maintenant, respirez profondément et calmez-vous." Cette recommandation est très courante, car elle est efficace ! Des cliniques spécialisées dans le traitement contre la douleur utilisent la respiration pour surmonter la douleur. Les maternités enseignent des techniques de respiration apparentées au Yoga à chacun des deux parents pour faciliter l'accouchement. De plus, depuis les années 1970, les "gourous du stress" enseignent la respiration yogique avec beaucoup de succès dans les entreprises.

La respiration yogique, c'est comme envoyer un message à votre système nerveux qui lui demande de se détendre.

Expérimentez l'effet de la simple respiration avec l'exercice suivant :

1. **Asseyez-vous confortablement dans votre fauteuil.**

2. **Fermez les yeux et visualisez un cygne glissant sur un lac clair comme du cristal.**

3. **Maintenant, comme le cygne, laissez votre respiration couler dans un long mouvement, régulier et calme. Si possible, inspirez et expirez par votre nez.**

   Si votre nez est bouché, essayez la combinaison nez et bouche, ou seulement la bouche.

4. **Allongez votre respiration jusqu'à son maximum tenable pendant 20 fois, puis laissez-la progressivement revenir à la normale.**

5. **Ensuite, prenez quelques instants pour vous asseoir les yeux fermés, et notez comment vous vous sentez en général. Existe-t-il une différence par rapport à la "normale" ?**

   Pouvez-vous vous imaginer comme vous seriez détendu et calme après 10 à 15 minutes de respiration yogique consciente ?

Pratiquer la respiration yogique sans danger

En attendant de faire l'expérience de la puissance calmante et reconstituante de la respiration yogique, prenez le temps de réfléchir à ces quelques conseils.

- ✓ Si vous avez des problèmes pulmonaires (tels qu'un rhume ou de l'asthme), ou si vous contractez une maladie cardiaque, consultez d'abord votre médecin avant de vous embarquer dans la maîtrise yogique du souffle, même sous la supervision d'un thérapeute (à moins qu'il soit également médecin).

- ✓ Ne pratiquez pas les exercices respiratoires lorsque l'air est trop froid ou trop chaud.

- ✓ Évitez de pratiquer dans un air pollué, même par la fumée de l'encens ; chaque fois que c'est possible, pratiquez la maîtrise du souffle à l'extérieur ou avec une fenêtre ouverte ; les ions négatifs sont bénéfiques à votre santé, du moins avec modération. Ces ions sont des atomes portant une charge électrique négative. Les ions positifs sont produits par votre téléviseur et par votre ordinateur et sont cause de fatigue, de maux de tête et de problèmes respiratoires.

- ✓ Ne forcez pas votre respiration – restez détendu en faisant les exercices de respiration.

- ✓ N'exagérez pas le nombre de répétitions. Restez dans le cadre des lignes directrices que nous donnons pour chaque exercice.

- ✓ Ne portez ni pantalon ni ceinture qui vous serre.

Récoltez les fruits d'une pratique du Yoga sans danger

En plus de relaxer le corps et de calmer le mental, la respiration yogique apporte un spectre complet d'autres bénéfices qui vous assurent une vie plus longue et plus saine. Voici six gains importants que la respiration contrôlée vous apportera :

- Elle stimule votre métabolisme (le meilleur gestionnaire de votre poids).

- Elle utilise des muscles qui aident automatiquement à améliorer votre posture de telle sorte que vous pourrez éviter la raideur et l'affaissement caractéristiques de si nombreuses personnes.

- Elle maintient l'élasticité des poumons, ce qui vous permet d'absorber davantage de cette nourriture qu'est l'oxygène pour les innombrables cellules de votre corps.

- Elle harmonise la zone abdominale, qui est une région facilement affectée par des problèmes de santé, car beaucoup de maladies commencent dans les intestins.

- Elle contribue à renforcer votre système immunitaire.

- Elle réduit le niveau de tension et l'anxiété.

Feu T. Krishnamacharya de Madras, en Inde – l'un des grands maîtres de Yoga du vingtième siècle –, constitue une illustration parfaite des bénéfices de la respiration yogique. Lors de la fête donnée pour son 100e anniversaire, il ouvrit la cérémonie en chantant un son *Om* continu de 30 secondes. Il s'assit parfaitement droit sur le sol pendant plusieurs heures chaque jour que durèrent les festivités. Pas mal pour un centenaire !

Un autre exemple. Chris Briscoe est issue du baby-boom, mère de deux garçons adultes, et, directrice d'un centre socio-éducatif. Alors qu'elle avait environ vingt ans, elle se mit à souffrir d'asthme et dut pendant 25 ans prendre des médicaments puissants et recevoir des piqûres anti-allergiques. Si elle se réveillait avec des difficultés de respiration le matin, elle pouvait s'attendre à être à l'hôpital dans la soirée. Les exercices d'aérobic et les allergies provoquaient aussi son asthme. En 1990, elle participa pour la première fois au cours de Yoga facile de Larry Payne, où elle apprit la respiration yogique et les principes du souffle et du mouvement. Après seulement trois mois de participation au cours à raison de deux fois par semaine, en pratiquant la respiration yogique chez elle et en prenant des herbes chinoises, Chris put arrêter de prendre son médicament contre l'asthme et de faire ses piqûres anti-allergiques. Elle participe au cours depuis presque dix ans, et ne prend plus de médicaments.

Respirez par le nez

Peu importe ce que l'on vous dira, la respiration yogique s'effectue typiquement par le nez, à la fois durant l'inspiration et l'expiration. Pour les yogis et

Chapitre 5 : Simplifier la respiration et le mouvement

yoginis traditionnels, la bouche est destinée à manger et le nez à respirer. Nous avons au moins trois bonnes raisons de respirer par le nez :

- Cela ralentit la respiration parce que nous respirons à travers deux petits orifices au lieu du grand orifice de notre bouche : la lenteur est bonne en Yoga.

- L'air est filtré de façon hygiénique et réchauffé par le passage nasal. Même l'air le plus pur contient au mieux des particules de poussière et au pire tous les polluants toxiques d'une métropole.

- Selon le Yoga traditionnel, la respiration nasale stimule le centre d'énergie subtile – appelé *ajna-chakra* – qui est situé près des sinus sur le point entre les sourcils. Cet endroit très important est le point de rencontre du courant d'énergie vitale (*prana*) de gauche (refroidissant) et de droite (réchauffant) qui agit directement sur le système nerveux et sur les glandes endocrines. (Pour les deux courants, reportez-vous à la section "Respiration alternée par les narines", plus loin dans ce chapitre.)

La sagesse populaire dit qu'il n'existe pas de règle sans exception, ce qui est aussi le cas avec la règle yogique de la respiration par le nez. Quelques rares techniques yogiques classiques de maîtrise du souffle exigent de respirer par la bouche. Lorsque nous vous présenterons une technique de respiration par la bouche, nous vous en avertirons.

Que faire si je ne peux pas respirer par le nez ?

Certains d'entre vous souffrent peut-être de conditions physiologiques qui empêchent la respiration par le nez. Le Yoga est bien sûr capable de s'adapter. Si vous avez des difficultés à respirer en étant couché, essayez assis. Le moment de la journée peut aussi avoir son importance dans votre aptitude à respirer. Par exemple, il se peut que vous soyez plus congestionné ou sujet à l'allergie le matin que l'après-midi. Vous pouvez bien sûr détecter les différences. Si vous n'êtes toujours pas fixé sur une méthode de respiration confortable, essayez d'abord d'inspirer par le nez et d'expirer par la bouche et, si cela ne fonctionne pas, respirez simplement par la bouche et ne vous faites pas de souci pour l'instant. Les soucis sont toujours contre-productifs.

Que diriez-vous de respirer tout le temps par le nez ?

Beaucoup de gens pratiquent plusieurs activités physiques. Chacune a ses propres lignes directrices et règles de respirations, que nous vous conseillons de suivre. Par exemple, il est recommandé pour la majorité des activités physiques – course, marche, lever des haltères, etc. – que vous inspiriez par le nez et que vous expiriez par la bouche. La raison : vous avez besoin de déplacer rapidement beaucoup d'air pour le faire entrer et sortir des poumons. Et respirer uniquement par le nez en nageant peut être très dangereux. En fait, nous ne recommandons pas le *pranayama* sous l'eau à moins que vous ne preniez plaisir à sentir l'eau se frayer un chemin vers vos poumons.

Au début, gardez la respiration yogique pour vos exercices de Yoga. Plus tard, une fois que vous y serez plus habitué, vous pourrez si vous le souhaitez décider d'adopter la respiration nasale pendant toutes les activités normales. Vous pourrez alors bénéficier de ses effets calmants et hygiéniques tout au long de la journée.

Le souffle maîtrisé

Selon le Yoga, la respiration contrôlée présente quatre aspects :

- L'inspiration (*puraka*).
- La rétention ou le maintien après l'inspiration (*antar-kumbhaka*).
- L'expiration (*recaka*).
- La rétention ou le maintien après l'expiration (*bahya-kumbhaka*).

Dans ce livre, nous mettons l'accent sur l'expiration. Certaines autorités classiques du Yoga parlent également d'un type de rétention qui a lieu spontanément et sans effort à certains niveaux supérieurs de conscience. Cette rétention est connue sous le nom de *kevala-kumbhaka*, ou rétention absolue.

Les mécanismes de la respiration yogique

La plupart des gens respirent soit superficiellement par la poitrine, soit superficiellement par le ventre. La respiration yogique comporte une respiration complète qui fait gonfler à la fois la poitrine et l'abdomen pendant l'inspiration soit vers le haut en partant de l'abdomen, soit vers le bas en partant de la poitrine. Les deux techniques sont valables (voir figures 5.2 et 5.3).

La respiration yogique implique de respirer de façon plus profonde qu'habituellement, ce qui à son tour apporte davantage d'oxygène dans votre système. Ne soyez pas surpris si vous vous sentez un peu étourdi, voire pris de vertige au début. Si cela arrive pendant que vous pratiquez le Yoga, reposez-vous simplement quelques minutes, ou allongez-vous jusqu'à ce que vous ayez envie de reprendre. Souvenez-vous que vous n'êtes pas pressé.

Certains adeptes du Yoga pensent que le souffle s'écoule soit vers le bas dans la poitrine, soit vers le haut. Ce n'est pas le cas. Le souffle vient bien évidemment toujours du haut (soit du nez, soit de la bouche), puis s'étend dans les poumons, en fonction de la contraction des muscles supérieurs du torse. Toute suggestion d'un mouvement du souffle vers le haut ou vers le bas est entièrement due à la séquence de votre contrôle musculaire et au flux de votre attention.

Aussi bien pour la respiration par la poitrine que pour la respiration abdominale, l'abdomen se rétracte pendant l'expiration. D'un point de vue mécanique, la respiration de Yoga fait bouger la colonne vertébrale et travailler les muscles et organes de la respiration, qui comprennent en premier lieu le diaphragme, les muscles intercostaux (entre les côtes) et abdominaux, les poumons et le cœur. Lorsque le diaphragme se contracte, il est tiré vers le bas, ce qui donne plus de place aux poumons pendant l'inspiration. La poitrine s'élargit sensiblement. Quand le diaphragme se détend, il retrouve sa forme courbée vers le haut, et force l'air à sortir des poumons.

Le diaphragme est un muscle large, mince et voûté qui sépare le thorax (poumons, cœur) de l'abdomen (estomac, foie, reins et organes abdominaux). Il est fixé tout autour de l'extrémité inférieure de la cage thoracique et, par une paire de muscles puissants, aux vertèbres lombaires (première à quatrième). Le diaphragme et les muscles de la poitrine activent les poumons, qui ne possèdent eux-mêmes pas de muscles.

Votre diaphragme et vos émotions

Sur le plan psychologique, les gens ont tendance à utiliser le diaphragme comme un "couvercle" avec lequel ils "embouteillent" (refoulent) les émotions qu'ils n'ont pas "digérées" comme la colère et la peur. Une contraction chronique du diaphragme lui fait perdre sa souplesse et bloque la libre circulation de l'énergie entre l'abdomen et le thorax (donc entre la partie inférieure des intestins et celle où se trouvent les sensations associées au cœur). La respiration yogique aide à restaurer la souplesse et le fonctionnement du diaphragme et supprime les obstacles à la circulation de l'énergie psychosomatique (la force vitale). Vous pourrez alors ressentir la libération de vos émotions, ce qui vous amènera à les intégrer au reste de votre vie.

La respiration profonde n'influe pas seulement sur les organes de votre thorax et de votre abdomen, elle atteint aussi en profondeur vos émotions "viscérales". Ne soyez pas surpris si des soupirs et parfois même quelques larmes accompagnant la délivrance de la tension que votre travail de respiration accomplit. Ce sont les signes (bienvenus) que vous êtes en train d'enlever l'armure musculaire que vous avez placée autour de votre abdomen et de votre cœur. Au lieu de vous faire du souci ou d'en être gêné, réjouissez-vous de cette liberté intérieure nouvellement acquise ! Les adeptes du Yoga savent que les hommes, les vrais, pleurent.

Appréciez la respiration yogique complète

Si la respiration superficielle ou irrégulière met votre bien-être en danger, la respiration yogique complète est le ticket qui vous permettra d'obtenir une excellente santé physique et mentale. Même si vous ne connaissez aucun autre exercice de Yoga, la respiration complète de Yoga – intégralement combinée avec la relaxation – vous sera d'un bénéfice inestimable. Ce sera votre arme secrète, sauf bien entendu que le Yoga ne croit pas en l'usage de la force.

La respiration par le ventre

Avant que vous ne plongiez dans la pratique de la respiration yogique complète, essayez cet exercice :

1. **Allongez-vous à plat sur le dos et placez une main sur votre poitrine, et l'autre sur votre abdomen (figure 5.1).**

    Placez un petit coussin ou une couverture pliée sous votre tête si vous ressentez une tension dans le cou ou si votre menton est renversé vers le haut. Placez un grand coussin sous les genoux si votre dos n'est pas à l'aise.

2. **Respirez profondément et lentement 15 à 20 fois.**

    Pendant l'inspiration, dilatez votre abdomen. Pendant l'expiration, contractez votre abdomen, mais gardez la poitrine aussi immobile que possible. Vos mains servent à détecter les mouvements.

Chapitre 5 : Simplifier la respiration et le mouvement

Figure 5.1 : La respiration par le ventre entraîne le diaphragme et vous prépare à la respiration yogique complète.

3. **Faites une pause de deux secondes entre l'inspiration et l'expiration, en gardant la gorge souple.**

La respiration du ventre vers la poitrine

Dans la respiration du ventre vers la poitrine, montrée à la figure 5.2, vous exercez vraiment les muscles de votre poitrine et le diaphragme, ainsi que les poumons, et vous faites cadeau à votre corps d'un plein d'oxygène et d'énergie vitale (*prana*). Vos cellules vont bourdonner d'énergie, et votre cerveau vous sera très reconnaissant de ce coup de pouce. Vous pouvez utiliser cette forme de respiration avant de pratiquer la relaxation, avant l'exécution de postures de Yoga, et pendant l'exécution au moment indiqué, et en fait n'importe quand lorsque vous en aurez envie tout au long de la journée. Il n'est pas forcément nécessaire que vous soyez allongé, comme c'est le cas dans l'exercice suivant. Vous pouvez être assis ou même en train de marcher. Après avoir pratiqué cette technique pendant quelque temps, vous vous apercevrez peut-être qu'elle est devenue une seconde nature.

Figure 5.2 : Voici la respiration de Yoga classique.

1. **Allongez-vous à plat sur le dos avec les genoux pliés et les pieds sur le sol, l'écartement des pieds identique à la largeur du bassin, et détendez-vous.**

   Placez un petit coussin ou une couverture pliée sous votre tête si vous ressentez une tension dans le cou ou si votre menton est renversé vers le haut. En cas d'inconfort du dos, placez un grand coussin sous les genoux.

2. **Inspirez en dilatant l'abdomen, puis les côtes, et finalement la poitrine.**

   Faites une pause de deux secondes environ.

3. **Expirez en relâchant les muscles de la poitrine et des épaules, en contractant ou en rentrant l'abdomen doucement et de façon régulière.**

   Faites une nouvelle pause de 2 secondes environ.

4. **Répétez cette séquence.**

Vous pouvez accroître considérablement la valeur de cet exercice et celle d'autres en y participant entièrement avec votre mental. *Sentez* l'air qui remplit vos poumons. *Sentez* vos muscles travailler. *Sentez* votre corps dans son ensemble. *Visualisez* la précieuse énergie vitale qui entre dans vos poumons et dans chaque cellule de votre corps, pour vous rajeunir et vous vitaliser. Pour vous aider à sentir plus profondément cet exercice, gardez les yeux fermés. Vous pouvez aussi placer les mains sur l'abdomen et le sentir se dilater pendant l'inspiration.

La respiration de la poitrine vers le ventre

On enseigne traditionnellement la respiration yogique qui va de l'abdomen vers le haut pendant l'inspiration, ce que vous pouvez constater dans de nombreuses publications sur le Yoga (reportez-vous à la figure 5.2). Cette méthode fonctionne très bien pour de nombreuses personnes. Toutefois, dans les années 1960, le maître de Yoga T. K. V. Desikachar, avec les conseils de son père, feu T. Krishnamacharya, commença à adapter la respiration traditionnelle yogique aux besoins des élèves occidentaux.

Réfléchissez-y ! En Occident, nous restons assis sur des chaises et nous penchons en avant trop longtemps. Notre routine journalière de position assise commence tôt le matin lorsque nous allons au toilettes. Nous nous penchons ensuite au-dessus du lavabo pour brosser nos dents et faire ce qui est nécessaire pour notre visage. Nous nous asseyons à table pour le petit déjeuner, puis pour nous rendre au travail. Au travail, nous passons encore beaucoup de

Chapitre 5 : Simplifier la respiration et le mouvement

temps assis, souvent avachis devant un ordinateur, ou penchés sur une machine. Finalement, dans la soirée, nous rentrons à la maison et nous nous asseyons pour le dîner, puis peut-être en face du téléviseur ou d'un ordinateur personnel jusqu'à ce que les yeux se brouillent.

La respiration de la poitrine vers le ventre fait cambrer la colonne vertébrale et le haut du dos pour compenser tout ce temps passé penché en avant au long de la journée, et elle fonctionne aussi très bien pour prendre des postures de Yoga et revenir à la position de départ. La respiration de la poitrine vers le ventre est aussi un excellent stimulant le matin et peut même s'effectuer avant le saut du lit. Nous ne recommandons pas d'effectuer cet exercice tard le soir, car il se peut que cela vous tienne éveillé.

L'exercice suivant complète la respiration du ventre vers la poitrine (illustrée par la figure 5.2). Comme pour la technique de respiration du ventre vers la poitrine, vous pouvez pratiquer l'exercice suivant en étant allongé ou en marchant.

1. **Allongez-vous à plat sur le dos avec les genoux pliés et les pieds sur le sol, l'écartement des pieds identique à la largeur du bassin, et détendez-vous.**

   Placez un petit coussin ou une couverture pliée sous votre tête si vous ressentez une tension dans le cou ou si votre menton est renversé vers le haut. En cas d'inconfort du dos, placez un grand coussin sous les genoux.

2. **Inspirez en dilatant la poitrine du haut vers le bas et en continuant ce mouvement vers le bas en direction du ventre (figure 5.3 a.).**

   Faites une pause de deux secondes environ.

3. **Expirez en contractant ou en rentrant l'abdomen doucement et de façon régulière en partant juste au-dessous du nombril (figure 5.3 b.).**

   Faites une pause de deux secondes environ.

4. **Répétez cette séquence.**

Figure 5.3 : La nouvelle respiration de Yoga.

La respiration focalisée pour débutants

Si vous avez des difficultés à vous synchroniser avec le rythme des techniques de respiration complète du Yoga, vous pouvez d'abord essayer une méthode simple que nous appelons *respiration focalisée*. La respiration focalisée constitue un excellent tremplin vers toutes les autres techniques, et pourrait bien être ce dont vous avez besoin pour vous mettre en confiance.

Première phase

Pendant que vous pratiquez le Yoga, suivez simplement les instructions que nous vous donnons pour inspirer et expirer pendant chaque posture : respirez uniquement par le nez, et allongez un peu la respiration par rapport à la normale. C'est tout ce que vous devez faire ! Ne vous souciez pas de savoir où la respiration commence et où elle se termine, respirez simplement lentement et régulièrement. (Nous présentons les postures dans la troisième partie.)

Deuxième phase

Après vous être habitué à la pratique de la première phase, ajoutez simplement une courte pause d'une ou deux secondes après l'inspiration et une autre après l'expiration.

Troisième phase

Lorsque vous serez à l'aise avec les pratiques des première et deuxième phases, ajoutez-y le mouvement suivant : rentrez le ventre pendant l'expiration – sans forcer ni exagérer.

Faites une pause

Pendant votre respiration superficielle normale, vous noterez une légère pause naturelle entre l'inspiration et l'expiration. Cette pause devient très importante dans la respiration yogique. Bien que sa durée ne soit habituellement que d'une ou deux secondes, cette pause est un moment naturel de calme et de méditation. Si vous faites attention à cette pause, elle peut vous aider à devenir plus conscient de l'unité entre le corps, la respiration et le mental – tous sont des éléments clés de votre pratique du Yoga. Avec l'aide d'un professeur, vous pouvez aussi apprendre à allonger les pauses au cours des diverses postures de Yoga pour en augmenter ses effets bénéfiques.

La respiration et le mouvement postural sont associés dans le Yoga

Dans le Hatha-Yoga, la respiration est tout aussi importante que les postures, que nous décrivons dans la troisième partie. La manière dont vous respirez en effectuant le mouvement pour prendre la posture, en la maintenant, en effectuant les mouvements pour revenir à la position initiale peut grandement augmenter l'efficacité et le bénéfice que vous tirez de votre pratique.

Représentez-vous la respiration comme un "bonus au kilométrage". Plus vous utilisez votre respiration consciemment, plus vous gagnez pour votre santé et en longévité. Voici quelques lignes directrices :

- Permettez à la respiration d'entourer le mouvement. La respiration précède le mouvement de deux secondes ; commencez donc par respirer (à la fois inspiration et expiration), puis faites le mouvement :

    Quand vous inspirez, le corps s'ouvre ou s'étire.

    Quand vous expirez, le corps se plie ou se contracte.

- L'inspiration comme l'expiration se terminent par une pause naturelle.

- Au début, laissez la respiration dicter la longueur du mouvement postural. Par exemple, si vous levez les bras en inspirant et manquez d'air avant d'atteindre votre objectif, faites simplement une pause de respiration pendant un moment, puis ramenez les bras en bas en expirant. Avec la pratique, votre respiration va progressivement s'allonger.

- Laissez la respiration elle-même être votre professeur. Si votre respiration devient difficile, il est temps de faire marche arrière ou d'interrompre une posture.

- Essayez de sentir la respiration s'écouler dans la zone avec laquelle vous travaillez dans toute posture donnée.

Respirer dans quatre directions

Vous pouvez déplacer votre corps dans quatre directions naturelles :

- **Flexion** : se pencher en avant.

- **Extension** : se pencher en arrière.

✔ **Flexion latérale** : se pencher sur le côté.

✔ **Torsion** : tordre le corps.

Figure 5.4 : Il est important de respirer correctement pendant les postures.

Lorsque les gens bougent, ils ont normalement tendance à retenir ou à forcer leur respiration. Dans le Yoga, vous suivez simplement le flux naturel de la respiration. Adoptez les règles suivantes :

✔ Inspirez lorsque vous prenez des postures de flexion vers l'arrière (voir figure 5.4a).

✔ Expirez lorsque vous prenez des postures de flexion vers l'avant (voir figure 5.4b).

✔ Expirez lorsque vous prenez des postures de flexion sur le côté (voir figure 5.4c).

✔ Expirez lorsque vous prenez des postures de torsion (voir figure 5.4d).

Comprendre les rôles du mouvement (phase dynamique) et de la tenue (phase statique)

La plupart des livres de Yoga parlent de postures de Yoga *stationnaires* ou *maintenues* (*asanas*). Nous vous suggérons, avant d'apprendre à maintenir une posture, de vous familiariser d'abord avec les mouvements qui permettent d'atteindre les postures présentées dans ce livre et de revenir à la position initiale. Suivez toujours, bien entendu, les lois de respiration et de mouvement que nous avons énoncées dans la section précédente sur l'inspiration et l'expiration. Puis, lorsque vous serez capable de prendre une posture et de revenir à la position de départ facilement et avec confiance, essayez de tenir la posture pendant un petit moment *sans* retenir ni forcer votre respiration. Vous pouvez voir que vous êtes en train de forcer lorsque votre visage grimace ou lorsque vous sentez qu'il devient rouge comme une tomate. Apprendre à adopter une posture et à revenir à la position de départ avant d'apprendre à tenir cette posture est important pour trois raisons :

- Cela aide à préparer les muscles et les articulations en apportant un afflux de sang dans la zone concernée. Il s'agit en quelque sorte de "huiler vos articulations", ce qui ajoute un facteur de sécurité.

- Cela vous aide à sentir la relation étroite entre corps, respiration et mental.

Dans le cas des postures d'étirement, le fait d'effectuer les mouvements permettant de prendre une posture donnée et de revenir à la position de départ confirment le concept de *facilitation neuromusculaire proprioceptive*. Si vous tendez un muscle avant de l'étirer soit par une douce résistance (isotonique) soit en poussant contre une force fixe (isométrique), l'étirement qui suit est plus profond que si vous n'utilisez qu'une seule pose statique. La recherche scientifique confirme ce phénomène. Si vous souhaitez faire vous-même l'expérience de ce phénomène, essayez l'exercice suivant avec un partenaire (figure 5.5).

Le miracle du Yoga

1. **Étendez-vous sur le dos, la jambe gauche pliée et le pied gauche sur le sol ; la jambe droite est levée en l'air et légèrement pliée.**

   Demandez à votre partenaire de se tenir debout près de vos pieds et de tester la souplesse des tendons de votre jarret en tenant l'arrière de votre talon droit et en le poussant doucement vers vous jusqu'à ce que vous rencontriez le premier point de résistance. Au sol, vous êtes détendu et ne résistez pas (figure 5.5a). Assurez-vous bien de ne pas forcer.

a. Testez la souplesse de votre jarret.   b. Opposez résistance avec votre talon.

Figure 5.5 : Testez votre nouvelle souplesse, et admirez le miracle du Yoga !

c. Et voyez les résultas !

2. **Ramenez maintenant votre jambe droite au point de départ et commencez ensuite à pousser contre la main de votre partenaire debout (figure 5.5b).**

   Le partenaire debout prend maintenant une position plus stable en écartant un peu plus les jambes, il plie un peu ses genoux pour se soutenir et résiste doucement à votre pied droit soit complètement (de façon *isométrique*) soit en permettant à votre pied de bouger un peu avec résistance (de façon *isotonique*).

Chapitre 5 : Simplifier la respiration et le mouvement

Les deux tests produisent le même effet. En poussant contre la main de votre partenaire, les muscles du jarret droit se tendent. Tendez ces muscles pendant environ 10 secondes.

3. **Après approximativement 10 secondes, relaxez la jambe droite et demandez ensuite à votre partenaire debout de tester de nouveau la souplesse de la jambe et des tendons de votre jarret comme il l'a fait à l'étape 1, pour comparer (figure 5.5c).**

Et voyez le miracle du Yoga !

N'essayez pas de faire tomber votre partenaire, poussez jusqu'à ce que vous sentiez que les muscles de votre jambe se tendent. Ensuite, pendant environ dix secondes, relâchez votre jambe et laissez votre partenaire vous étirer à nouveau en poussant doucement contre votre talon, ce qui fait que votre jambe vient vers vous avec un mouvement qui n'est pas forcé, comme le montre la figure 5.5c. Voyez jusqu'où vous pourrez vous étirer cette fois-ci. Vous pourriez être agréablement surpris !

Quelle doit être l'ampleur de mes mouvements et la durée du maintien de mes postures ?

Nous donnons le nombre des répétitions et la durée du maintien (phase statique) dans chacun des programmes que nous recommandons. Avec la pratique, vous saurez ce qui est bon pour vous. Cela dépend en grande partie de comment vous vous sentez à un moment donné. En général, nous suggérons *au moins trois répétitions et au maximum huit* pour une posture *dynamique* ou avec mouvement. Vous pouvez vous élaborer un programme ne comprenant que des postures dynamiques, mais nous recommandons normalement une combinaison de postures statiques et dynamiques.

Nous vous demandons souvent de maintenir une posture pendant la durée de 6 à 8 respirations, ce qui correspond à environ 30 secondes. Continuez à respirer en maintenant la posture – ne retenez pas votre souffle.

Puis-je faire un bond durant la phase statique d'une posture d'étirement ?

De temps en temps, nous observons encore des adeptes zélés du Yoga qui cherchent à obtenir une meilleure souplesse en faisant un bond au cours de la phase statique d'une posture d'étirement. Cette pratique fait partie de l'entraînement de la vieille école, et ce n'est pas une si bonne habitude que ça. Faire un bond n'a pas seulement tendance à vous dissocier de la respiration, cela peut également être risqué, surtout si vos muscles ne sont pas suffisamment souples ni correctement échauffés. Soyez aimables avec vous-même !

Comment puis-je commencer à combiner la respiration et le mouvement ?

Les flèches qui apparaissent dans les exercices suivants et n'importe où ailleurs vous indiquent la direction du mouvement postural et la partie de la respiration qui accompagne le mouvement. *Inspirez* signifie inspiration. *Expirez* signifie expiration ; *respirations* signifie le nombre de respirations définissant la longueur du maintien de la posture.

1. **Couchez-vous confortablement sur le dos, les jambes allongées ou pliées.**

   Placez les bras le long du corps à côté des hanches avec les paumes des mains tournées vers le sol (figure 5.6a).

2. **Inspirez par le nez et, après une ou deux secondes, commencez à lentement lever les bras au-dessus de votre tête – en synchronisation avec l'inspiration – jusqu'à ce qu'ils touchent le sol derrière vous (figure 5.6b).**

   Gardez les bras légèrement pliés.

Figure 5.6 : La respiration enveloppe le mouvement.

3. **Après avoir atteint la fin de l'inspiration, prenez une pause d'une ou deux secondes même si vos bras n'atteignent pas le sol. Puis expirez lentement par le nez et ramenez les bras à leur position de départ en suivant le même chemin (que dans l'étape 1).**

4. **Répétez ce mouvement à un rythme lent.**

   Souvenez-vous d'ouvrir ou de dilater en inspirant, et de plier ou de contracter en expirant.

Une fois que vous serez à l'aise dans cet exercice, combinez-le à l'une de nos techniques de respiration : utilisez soit la respiration focalisée (reportez-vous à la section "La respiration focalisée pour débutants", plus haut dans ce chapitre), soit la respiration par le ventre (reportez-vous à la figure 5.1), soit

Chapitre 5 : Simplifier la respiration et le mouvement

la respiration du ventre vers la poitrine (reportez-vous à la figure 5.2), soit encore la respiration de la poitrine vers le ventre (reportez-vous à la figure 5.3). Vous pourrez décider vous-même de la technique que vous préférez en commençant à combiner la respiration au mouvement.

L'emploi de son pour la respiration yogique

Le son, qui est une forme de vibration, constitue l'un des moyens que le Yoga emploie pour harmoniser les vibrations de votre corps et de votre esprit. En fait, la répétition de sons spéciaux constitue l'une des techniques les plus anciennes et les plus puissantes du Yoga. Nous allons vous montrer ici comment essayer cette technique conjointement à la respiration consciente. Un bon moyen pour démarrer est d'utiliser les syllabes *ah*, *ma* et *sa*, dont la consonance est douce. (Nous ne vous demandons pas de chanter, bien que chanter constitue une expérience aussi formidable qu'utile.) Essayez les exercices suivants en étant assis sur une chaise ou sur le sol :

1. **Inspirez profondément, puis en expirant produisez un long son *ah* d'une manière qui vous soit agréable et supportable.**

    Continuez à produire le même son aussi longtemps que durera votre expiration. Prenez ensuite une respiration de repos entre deux exécutions, et répétez l'exercice au total cinq fois.

2. **Détendez-vous quelques instants, puis effectuez cinq répétitions, avec le son *ma*.**

    Détendez-vous de nouveau et concluez en émettant cinq fois le son *sa*. Après avoir terminé le cycle complet, asseyez-vous tranquillement pendant quelques minutes et notez combien vous êtes détendu.

La vraie respiration yogique inclut également le *son de la gorge*, qui constitue une partie de la pratique traditionnelle *ujjayi*, ou contrôle "victorieux" de la respiration. Cette technique plus avancée est souvent prise à tort pour la respiration sonore. Le son de *ujjayi* est produit par une contraction légère de la gorge pendant l'inspiration et l'expiration, ce qui produit un léger chuintement semblable à la respiration d'un bébé ou à un ronflement très doux. Cette technique s'apprend le plus facilement pendant l'expiration. Vous pouvez ensuite l'appliquer progressivement à la phase d'inspiration. Si vous produisez correctement le son, vous noterez une légère contraction de votre abdomen. Le son sera pour vous audible, mais pas pour quelqu'un se tenant à environ 1,20 m de vous. Ne vous forcez surtout pas au point de faire la grimace ! Si le son de gorge ne se produit pas tout de suite, remettez cette expérience à plus tard – vous n'êtes pas pressé.

De bonnes vibrations

Les maîtres de Yoga savent depuis longtemps que l'univers est un océan de vibrations. Certains ont soutenu que même la Réalité Ultime est un état de vibration continuelle – une vibration qui dépasse les trois dimensions de l'espace. Le mot sanskrit qui désigne la vibration est *spanda*. Selon le Yoga, le corps et le mental humains sont constamment en train de vibrer. Toutefois, cette vibration est en disharmonie plus ou moins importante et hors de synchronisation avec la vibration suprême de la *Réalité Ultime* (dont nous parlons aux chapitres 1 et 20). Cette disharmonie crée un sentiment de manque de bonheur, l'aliénation, et donne l'impression que nous sommes séparés du monde dans lequel nous vivons. L'objectif du Yoga est de supprimer cette disharmonie et de synchroniser le corps et le mental à la Réalité Ultime, en restaurant ainsi la joie et le sentiment d'être rattaché à tout être et à toute chose.

Produisez le son *ujjayi* la bouche fermée en respirant par le nez.

La respiration sonore stimule le centre énergétique de la gorge et est assez relaxant. Quelques témoignages affirment que la respiration sonore ralentit le rythme cardiaque, abaisse la tension artérielle, et induit un sommeil plus profond et plus reposant.

La maîtrise du souffle selon la méthode traditionnelle

Le Hatha-Yoga comprend diverses méthodes de contrôle de la respiration. Toutes font partie des pratiques les plus avancées et poursuivent traditionnellement une très grande purification du corps et du mental. Certains professeurs occidentaux ont incorporé ces méthodes à leurs cours pour débutants, mais notre expérience nous montre qu'il vaut mieux les enseigner aux niveaux intermédiaires à avancés. Il existe toutefois trois méthodes mieux adaptées aux débutants, à condition de les pratiquer avec les modifications et les précautions nécessaires.

Le Hatha-Yoga traditionnel enseigne la rétention du souffle – qui n'est pas une bonne idée pour les débutants. Dans cette section, nous nous consacrerons aux techniques qui sont sans danger pour toute personne en bonne santé.

Respiration alternée par les narines

Des chercheurs ont démontré en laboratoire ce que les maîtres de Yoga savaient depuis des centaines d'années : nous ne respirons pas de façon égale de chaque narine. Dans un cycle de deux à trois heures, chaque narine devient dominante à tour de rôle. Il apparaît que la respiration par la narine gauche est particulièrement reliée à certaines fonctions de l'hémisphère cérébral droit (et notamment aux capacités mentales), tandis que la respiration par la narine droite semble reliée davantage à l'hémisphère gauche (notamment aux capacités vitales).

La technique appelée *respiration alternée par les narines* porte aussi différents noms, tels que *nadi-shodhana* ("nettoyage de canal"). Voici comment l'exécuter en tant que débutant :

1. **Asseyez-vous confortablement, le dos droit, sur une chaise ou dans une posture yogique assise (voir chapitre 7).**

2. **Vérifiez quelle narine fait circuler le plus d'air, et commencez la respiration alternée par celle-ci.**

   Si les deux narines sont aussi ouvertes l'une que l'autre, c'est tant mieux. Dans ce cas, commencez par la narine gauche.

   Vous pouvez vérifier quelle narine est dominante en respirant simplement par une narine, puis par l'autre, et en comparant ces deux flux.

3. **Placez votre main droite devant votre visage de telle sorte que votre pouce puisse bloquer la narine droite et que le petit doigt et l'annulaire puissent bloquer la narine gauche, l'index et le majeur étant repliés contre la partie charnue du pouce (figure 5.7).**

   Note : Selon certaines autorités, vous devriez au contraire tendre l'index et le majeur et les placer sur le point entre les deux sourcils (le chakra connu sous le nom de "troisième œil"). Nous recommandons cette deuxième méthode si vous la trouvez confortable.

4. **Fermez une narine en la bloquant et, en comptant silencieusement jusqu'à cinq, inspirez doucement mais complètement par la narine ouverte – ne forcez pas (figure 5.7).**

5. **Ouvrez la narine bloquée en fermant l'autre narine, et expirez, toujours en comptant silencieusement jusqu'à 5.**

Deuxième partie : Mettez-vous en forme pour le Yoga

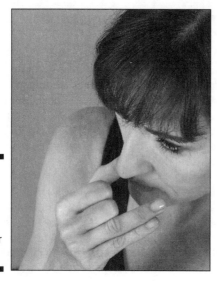

Figure 5.7 : La position de la main pour la respiration alternée par les narines.

Augmenter la force vitale par le Yoga

Selon le Yoga, le souffle n'est que l'aspect matériel d'une énergie qui est bien plus subtile et universelle. Il la nomme *prana*, ce qui signifie à la fois "souffle" et "vie". Le terme correspond au concept chinois de *qi*, connu par un nombre croissant d'Occidentaux par l'acupuncture et les arts martiaux.

Cette force vitale est à l'origine de tout ce qui existe, et, finalement, c'est l'aspect de puissance (*shakti*) de l'âme elle-même. Lorsque le *prana* quitte le corps, nous mourons. C'est la raison pour laquelle les adeptes du Hatha-Yoga cherchent à préserver soigneusement cette force vitale et à la renforcer ou à l'augmenter le plus possible. La pratique la plus significative pour cela est la maîtrise du souffle, qui est nommée *pranayama*.

Ce terme sanskrit est composé de *prana* et de *ayama* (et non de *yama*, "contrôle" comme on le croit à tort). L'augmentation ou l'extension de la force vitale. Ce terme est en général traduit par maîtrise du souffle, ou contrôle de la respiration, mais il signifie bien plus.

La science a résolu de nombreux mystères, mais elle est toujours aussi déroutée face à la vie elle-même. Certains savants croient maintenant qu'une énergie vitale subtile, qui ne peut être réduite à des phénomènes biochimiques, opère réellement dans le corps. Ils l'ont appelée *bioénergie* ou *bioplasma*. Par le Yoga, et particulièrement par la respiration yogique, vous pouvez apprendre à contrôler cette énergie dans votre corps, quel que soit le nom par lequel vous souhaitez l'appeler. Certains maîtres de Yoga peuvent même influer sur la force vitale dans le corps d'une autre personne, pour l'aider à guérir ou pour accélérer son éveil spirituel.

6. **Inspirez par la même narine en comptant jusqu'à 5, et expirez par la narine opposée, etc.**

Répétez 10 à 15 fois.

Tandis que la capacité de vos poumons s'améliorera, vous pourrez rendre les inspirations et les expirations plus longues, mais *ne forcez jamais* la respiration. Augmentez progressivement la durée totale de l'exercice pour la faire passer, par exemple, de 3 à 15 mn.

La respiration rafraîchissante

Cette technique, qui est appelée en sanskrit *shitali*, doit son nom à l'effet rafraîchissant qu'elle a sur le corps et sur le mental. On dit traditionnellement de la respiration rafraîchissante qu'elle supprime la fièvre, qu'elle apaise la faim, qu'elle assouvit la soif, et soulage les maladies de la rate. Voici comment la pratiquer :

1. **Asseyez-vous dans une posture de Yoga confortable ou sur une chaise, et détendez votre corps.**

Figure 5.8 : La langue repliée pour la respiration rafraîchissante.

2. Tirez votre langue, pliez-la en longueur, et faites-la dépasser de votre bouche.

3. Puis sucez lentement l'air par la gouttière formé par votre langue, et expirez-le doucement par le nez (figure 5.8).

Répétez 10 à 15 fois.

 Si vous ne pouvez pas plier votre langue – certaines personnes en sont incapables pour des raisons génétiques –, vous pouvez alors pratiquer le "bec de la corneille". Cette technique est connue sous le nom de *kaki-mudra* ("geste de corneille"). Ici, vous plissez les lèvres en laissant juste un petit espace pour permettre à l'air de passer. Inspirez par la bouche et expirez par le nez comme pour *shitali*.

Shitkari – l'inspiration par la bouche

 Shitkari est une autre technique qui requiert l'inspiration par la bouche. Le terme signifie "ce qui fait un bruit de succion". Ses effets sont semblables à ceux de la respiration rafraîchissante. Assis droit et décontracté, effectuez l'enchaînement suivant :

1. Ouvrez la bouche mais gardez les dents serrées, comme si vous alliez vous brosser les dents de devant.

2. Placez le bout de la langue contre le palais derrière les dents du haut.

3. Inspirez à travers les dents et expirez par le nez.

Répétez l'inspiration et l'expiration 10 à 15 fois.

 Si vos gencives sont sensibles ou si vous auriez dû depuis longtemps aller chez le dentiste, évitez cette pratique lorsque l'air est frais. De façon générale, il vaut mieux exécuter cette pratique et la précédente par temps chaud.

Kapala-bhati – le nettoiement frontal du cerveau

 Kapala-bhati signifie littéralement "le lustre du crâne". Cette technique est aussi appelée *nettoiement frontal du cerveau*. Ce nom pour le moins curieux s'explique par le fait que cette technique cause une sensation de luminosité dans la tête, de même que de l'étourdissement, notamment si vous exagérez.

Chapitre 5 : Simplifier la respiration et le mouvement

Cette méthode de respiration est parfois assimilée à tort à *bhastrika* ("soufflet de forge"), qui est une technique plus avancée de respiration rapide. *Kapala-bhati* appartient aux pratiques préparatoires du Hatha-Yoga traditionnel. Cette technique requiert une inspiration et une expiration rapides par le nez avec de courtes respirations saccadées, et met l'accent sur l'expiration. *Kapala-bhati* est une technique très énergisante que vous pouvez utiliser pour combattre la fatigue physique ou mentale ou pour réchauffer votre corps (mais évitez de pratiquer cette technique à l'air froid !). Si vous voulez bien dormir, ne pratiquez pas *Kapala-bhati* la nuit. Avant d'essayer d'exécuter l'exercice suivant, apprenez à détendre votre abdomen pendant l'inspiration et à le rentrer pendant l'expiration. Raccourcissez progressivement les expirations.

1. **Asseyez-vous, si vous le pouvez, confortablement dans une posture en tailleur, en maintenant votre colonne vertébrale droite, les mains reposant sur les genoux.**

2. **Respirez profondément plusieurs fois et, après la dernière inspiration, effectuez 15 à 20 courtes expirations suivies chacune d'une courte inspiration, en utilisant le nez pour inspirer et pour expirer.**

   Répétez deux fois. À chaque expiration, qui ne dure qu'une demi-seconde, rentrez l'abdomen.

Si vous contractez les muscles du visage ou des épaules pendant *Kapala-bhati*, vous ne l'exécutez pas correctement. Souvenez-vous de rester détendu et de laisser les muscles abdominaux faire la plus grande partie du travail.

Le monde entier dans ma respiration

Selon le Yoga, nous sommes tous reliés les uns aux autres, et nous faisons tous partie de la même réalité unique. Vous pouvez rendre cette notion abstraite bien plus concrète et personnelle en considérant la respiration. Chaque inspiration que vous prenez contient environ dix mille trillions (soit dix mille milliards de milliards) d'atomes. Chaque fois que vous respirez dans l'atmosphère, vous inspirez en moyenne un atome de chacune des 10 000 trillions de respirations des autres humains. Pendant l'expiration, vous donnez en moyenne un atome à chacune de ces respirations d'humains. En conséquence, la respiration que vous venez de prendre contient mille billions (soit mille millions de millions) d'atomes respirés au cours des dernières semaines par les cinq autres milliards de membres de la famille humaine. Nous partageons donc littéralement la respiration et l'énergie vitale avec chacun.

Troisième partie
Postures pour conserver ou recouvrer la santé

"C'est la position idéale pour atteindre le calme intérieur, la clarté mentale, et les bricoles qui ont roulé sous la commode."

Dans cette partie...

Avec cette partie vous allez passer à l'action. Nous supposons que vous avez vraiment lu les chapitres de la deuxième partie, de sorte que vous êtes maintenant correctement préparé aux dix chapitres de cette partie capitale.

Nous allons présenter ici des douzaines de postures de Hatha-Yoga afin de composer un programme d'exercices harmonieux et varié. Pour votre confort, nous avons classé les postures de Hatha-Yoga en catégories fondamentales, comme les postures assises, les postures debout, les flexions, les torsions, les équilibres, les postures inversées, et les postures dynamiques. Nous avons même élaboré plusieurs séries que vous pourrez effectuer pour varier votre programme et l'adapter à vos besoins spécifiques.

Chapitre 6
Que faire à quel moment – l'importance de la mise en séquence

Dans ce chapitre :

▶ Élaboration d'un plan de Yoga personnel.

▶ Attention au cadre mental et au cadre horaire.

▶ Vous échauffer pour votre séance.

▶ Neutraliser la tension et le stress par des postures compensatrices.

▶ Prendre le temps de vous reposer.

L'art et la science de la succession des postures en Yoga s'appellent *vinyasa-krama*. En sanskrit, le mot *vinyasa* signifie "placement" et le mot *krama* signifie "pas" ou "processus". Avant que vous n'essayiez diverses postures de Yoga, vous devez apprendre à combiner correctement les poses. L'ordre des postures est très important, et une succession dans un ordre convenable pourra vous aider à tirer le maximum de bienfaits de votre séance de Hatha Yoga.

Certains professeurs de Yoga sont assez doués pour élaborer des séries, contrairement à d'autres. Donc plus vous en saurez vous-même sur le sujet, mieux ce sera. Comprendre la mise en séquence est un peu comme s'imaginer comment ouvrir une chambre forte. Vous pouvez avoir une liste de tous les numéros corrects, mais si vous ne connaissez pas la bonne combinaison, vous ne pourrez jamais ouvrir la porte et accéder aux trésors de la chambre. Dans ce chapitre, nous allons vous donner la combinaison secrète, les règles essentielles de la mise en séquence des postures.

Concevez consciemment votre pratique

La succession des postures dépend du format global de votre séance de Yoga, qui dépend à son tour de vos objectifs spécifiques. Qu'attendez-vous du Yoga ? Qu'espérez-vous accomplir ? Vous intéressez-vous simplement à un programme de réduction du stress, ou voulez-vous élaborer un programme de mise en forme générale ? Après vous être fixé un objectif, élaborez un plan pour l'atteindre en toute sécurité et de façon intelligente. Un bon plan comprend les considérations suivantes :

- votre point de départ.
- votre prochaine activité.
- votre temps disponible.

D'où venez-vous ?

Rien ne s'arrête. Chaque moment est unique. Le même principe s'applique à la forme de votre corps-mental, qui est en fluctuation continuelle. Pour pratiquer le Yoga intelligemment, il faut que vous vous observiez. Quel est votre état physique, mental et émotionnel au moment où vous vous préparez à votre séance de Yoga ? Si, par exemple, votre corps est endolori après une activité physique intense, il est conseillé de passer davantage de temps à l'échauffement. Ou si vous venez juste de raccrocher après une discussion téléphonique mouvementée, allongez-vous pour vous relaxer avant de commencer. De nombreux facteurs personnels déterminent la meilleure approche de votre pratique du Yoga. Soyez conscient de la qualité du moment présent, et adaptez la séance à vos besoins.

Où allez-vous ?

Le contexte dans lequel vous créez une séance est aussi important que le point de départ. En d'autres termes, qu'envisagez-vous de faire après votre séance de Yoga ? Avez-vous du temps libre, ou devez-vous au contraire vous rendre à un rendez-vous important ?

Au début de ma carrière dans l'enseignement du Yoga, avant que je [Larry Payne] n'aie appris la mise en séquence, je reçus un appel téléphonique d'un cadre supérieur en grande entreprise. Il avait entendu parler de moi par un parent et me demanda de me rendre à son bureau dans l'après-midi pour lui donner une leçon particulière de Yoga. Il se plaignait principalement d'être surmené. Donc, pendant environ 30 mn, je lui enseignai des postures variées et lui demandai ensuite de s'allonger au sol avec les pieds en hauteur sur une chaise. Je couvris ses yeux, lui recommandai de faire de longues expirations, et le fis ensuite effectuer une longue relaxation en le guidant. Il se relaxa tellement et eut l'air d'être tellement à l'aise que je ne voulus pas le déranger au moment de partir. Comme il m'avait déjà payé, je partis donc en pensant qu'il apprécierait de pouvoir continuer seul la relaxation. Malheureusement, il avait oublié de me dire qu'il devait effectuer une présentation devant le conseil d'administration de son entreprise peu de temps après la leçon. Sa secrétaire dut le réveiller en toute hâte, et il donna tellement l'impression d'être "parti" durant sa présentation qu'on l'accusa même de s'être drogué ! La morale pour rire de cette histoire : ne payez jamais d'avance votre professeur de Yoga ! Ce qu'il faut vraiment en retenir, c'est que pour élaborer votre séance de Yoga, vous devriez toujours tenir compte de l'activité qui la suivra.

Laissez-moi un peu m'exercer, je vous prie !

L'un des principaux obstacles auxquels se heurtent la plupart des débutants est la difficulté qu'ils éprouvent à réserver le temps nécessaire à leurs séances de Yoga, que la forme choisie soit un cours collectif ou un exercice personnel. Dans le chapitre 5, nous avons souligné l'importance de ne jamais se presser durant la séance ni de l'entourer d'anxiété. Nous vous recommandons d'être réaliste quant à ce que vous pouvez faire sans penser à l'heure qui tourne. Créez-vous une "zone libérée du temps" – aussi courte soit-elle – au cours de laquelle tout ce à quoi vous penserez sera votre pratique du Yoga. Savourez-en chaque instant. Impliquez-vous dans ce que vous faites, en sachant que vous pourrez alors en tirer un plus grand plaisir.

Si vous allez à un cours collectif, soyez prêt à y passer 60 à 90 mn. Si vous vous exercez personnellement, ce que nous recommandons chaleureusement, accordez-vous au moins 15 à 30 mn et, si vous le pouvez, faites-vous même cadeau d'une heure de Yoga.

Quelle que soit la durée de votre séance, prévoyez un temps de relaxation ou de repos. En fait, pour une personne extrêmement occupée, rien que 3 à 5 mn de respiration de relaxation peuvent constituer une séance précieuse. Une discipline bien établie dans un domaine de votre vie peut vous permettre d'exercer de la discipline dans d'autres domaines. Lorsque vous verrez tous les résultats positifs de vos séances de Yoga, vous trouverez bientôt des moyens pour y réserver plus de temps !

Après avoir fixé vos objectifs (voir le chapitre 2), vous êtes prêt à appliquer les lois de la mise en séquence pour arriver au meilleur enchaînement possible des exercices. Cette section va introduire les principes de l'art et de la science de la mise en séquence : laissez les concepts s'enraciner fermement dans votre esprit. Il existe de nombreuses approches de la mise en séquence, et nous vous encourageons à consulter un professeur qualifié (voir le chapitre 2). Toutefois, vous ne risquez pas de vous tromper en gardant à l'esprit les quatre séquences fondamentales suivantes :

- échauffement ou préparation.
- postures principales.
- compensation.
- repos.

Suivez soigneusement chaque instruction pas à pas pour éviter de vous blesser et pour tirer le maximum de bienfait de la séance. Prenez toujours lentement la posture et revenez aussi lentement à la position de départ, et faites une pause après l'inspiration et l'expiration (voir les détails sur la respiration correcte dans le chapitre 5).

Nous incluons dans ce chapitre quelques exemples de postures d'échauffement, de compensation et de repos. Les postures principales sont présentées dans les autres chapitres de cette partie du livre.

Préparez-vous aux exercices par des échauffements

Tout exercice physique requiert un échauffement adéquat, et le Yoga ne constitue pas une exception à cette règle. Un instructeur de gymnastique vous suggéra probablement de faire le train-train habituel avant de soulever des haltères. De même, avant de commencer une activité telle que la randonnée, l'instructeur vous demandera probablement d'exécuter d'abord une série d'exercices de stretching et d'échauffement. L'objectif des exercices d'échauffement est d'augmenter la circulation sanguine dans les parties de votre corps que vous allez utiliser, et aussi de vous rendre plus conscient de ces parties de votre moi physique. Ce qui diffère avec l'échauffement de Yoga, c'est que celui-ci est exécuté lentement et de manière délibérée, avec la respiration consciente et l'attention. Voici quelques-uns des bienfaits de l'échauffement yogique :

- Il apporte la conscience et la présence du mental (vous êtes ici et pas ailleurs).
- Il vous permet de tester votre corps avant d'exécuter les postures.

Chapitre 6 : Que faire à quel moment

- Il fait monter la température des muscles, des articulations et du tissu conjonctif, et accroît l'afflux de sang vers ceux-ci.

- Il prépare votre corps à des efforts plus importants et réduit la probabilité de déchirement ou d'élongation musculaire. Il accroît l'approvisionnement en oxygène et en substances nutritives, et augmente donc la résistance pour la pratique.

- Il prévient les douleurs musculaires.

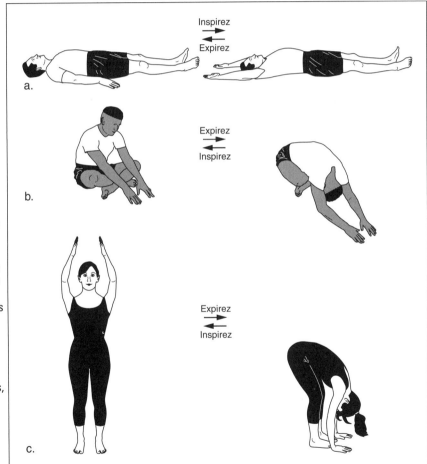

Figure 6.1 : Les flexions simples vers l'avant et les enchaînements faciles pour plier et déplier le corps constituent de bonnes préparations, que vous soyez allongé (a), assis (b), ou couché (d).

Les postures d'échauffement de Yoga sont aussi appelées *postures de préparation*, et sont habituellement exécutées de façon *dynamique*, avant les autres exercices. Les échauffements de Yoga les plus inoffensifs avant de commencer se composent en général de simples flexions vers l'avant et d'enchaînements faciles qui plient et déplient le corps. La figure 6.1 montre quelques-uns des exercices d'échauffement que nous recommandons. Dans ce chapitre, vous pourrez choisir parmi diverses positions allongées, assises et debout. L'échauffement ne doit pas nécessairement être monotone ni ennuyeux !

Si vous avez des ennuis discaux dans la région lombaire, il se peut que les flexions vers l'avant ne soient pas un bon échauffement pour vous. Consultez votre médecin à ce sujet.

En plus de l'échauffement au début d'une séance, les postures de préparation tout au long d'une série donnée précèdent et améliorent les effets des postures principales (pour des exemples, reportez-vous à la figure 6.2). Le lever de jambe, par exemple, permet d'étirer les tendons du jarret juste avant une flexion vers l'avant assise. La posture du demi-pont est très utile juste avant une chandelle du débutant sur les épaules.

Figure 6.2 : Les postures d'échauffement vous préparent à des postures principales spécifiques.

Attention aux échauffements consistant en une rotation complète du cou. On les effectue en laissant la tête s'affaler vers l'avant, puis en la faisant rouler vers un côté, puis en arrière, puis vers l'autre côté, en retournant finalement à la position de départ. Bien que tourner la tête d'un côté à l'autre ou d'avant en arrière ne pose habituellement aucun problème, nous pensons que les rotations complètes présentent des risques. Si vous avez un problème de cou, nous vous recommandons d'éviter complètement toute rotation. Au cours des 100 dernières années, le cou des Occidentaux (tout comme leur dos) est devenu assez faible et vulnérable en raison d'un style de vie pépère, d'un mauvais maintien du corps, et de trop de coups du lapin à la suite d'accidents de voiture. En outre, les rotations du cou peuvent comprimer ou obstruer d'importantes artères qui amènent le sang au cerveau. Si votre cou produit un grincement lorsque vous tournez la tête d'un côté ou de l'autre, la partie cervicale de votre colonne n'est pas dans la meilleure des conditions. Une rotation complète du cou aggraverait la situation plutôt qu'y remédier.

Évitez de vous échauffer avec des postures plus complexes comme la chandelle du débutant sur les épaules (figure 6.3a), les flexions vers l'arrière avancées (figure 6.3b), ou les fortes torsions (figure 6.3c). Nous vous conseillons également d'éviter toute séance de cardio-training intense avant une séance de Yoga énergique, car cela peut causer des crampes musculaires.

Figure 6.3 : Évitez de vous échauffer par des postures complexes comme celles-ci.

Les postures couchées

La plupart des adeptes du Yoga apprécient les exercices en position couchée (étendue) sur le dos, parce que ceux-ci sont par nature relaxants. Lorsque vous les combinez à des échauffements, vous obtenez à la fois "le beurre et l'argent du beurre". La combinaison vous permet d'échauffer de façon efficace des muscles ou groupes musculaires spécifiques en laissant au repos les autres muscles.

Lever de bras en posture couchée

Les huit exercices d'échauffement suivants requièrent que vous démarriez par la posture du cadavre (ou pose du mort), que nous décrivons au chapitre 4. Ces exercices vous permettront de vous ranimer, sutout si vous commencez votre séance de Yoga en étant "mort de fatigue" !

1. **Allongez-vous à plat sur le dos dans la posture du cadavre, les bras détendus sur les côtés, les paumes des mains tournées vers le sol (figure 6.4a).**

Figure 6.4 : Le lever des bras étire le dos et échauffe le cou.

2. **En inspirant, levez doucement les bras au-dessus de la tête et faites-les toucher le sol en arrière de la tête (figure 6.4b).**

3. **En expirant, ramenez les bras sur les côtés comme à l'étape 1.**

4. **Répétez l'exercice 6 à 8 fois.**

La double respiration

Si vous avez envie de décupler votre plaisir, la double respiration vous procurera un véritable soulagement de la tension dans votre corps, et préparera vos muscles aux postures principales.

1. Répétez les étapes 1 et 2 du lever des bras en position couchée (exercice précédent).

2. Après avoir levé les bras et les avoir posés au sol derrière la tête, laissez-les dans cette position et expirez complètement.

   Vos bras doivent rester en place pendant une autre inspiration tandis que vous étirez profondément l'ensemble de votre corps, depuis la pointe des pieds jusqu'à celle des doigts.

3. Durant l'expiration suivante, ramenez les bras en position allongée sur les côtés et détendez les jambes ; répétez 3 à 4 fois cet exercice.

Genou-poitrine

Utilisez cet exercice soit pour l'échauffement, soit pour la compensation. La posture genou-poitrine est aussi un exercice classique des programmes destinés à la région lombaire.

1. Allongez-vous sur le dos, les genoux pliés, les pieds posés à plat au sol.

2. En expirant, amenez votre genou droit vers votre poitrine. Prenez votre jambe juste au-dessous du genou (figure 6.5a).

   Si vous avez des problèmes de genou, prenez l'arrière de votre cuisse à la place (figure 6.5b).

Figure 6.5 : Utilisez cette posture pour accorder votre dos.

3. Si cela vous est possible de façon aisée, étirez votre jambe gauche au sol.

   Si vous avez des problèmes de dos, gardez le genou plié.

4. Gardez la pose de chaque côté pendant 6 à 8 respirations.

Double extension des jambes

Cet exercice, qui utilise simultanément les deux jambes, a une fonction double. Il prépare la région lombaire et étire doucement les tendons des jarrets. La double extension des jambes peut également être employée pour l'échauffement ou la compensation.

1. **Allongez-vous sur le dos et amenez les genoux pliés vers votre poitrine.**
2. **Prenez l'arrière de vos cuisses à la longueur des bras (figure 6.6a).**

Figure 6.6 : Doublez votre plaisir : étirez votre dos et les tendons de vos jarrets.

3. **En inspirant, allongez les deux jambes perpendiculairement au sol ; en expirant, pliez-les de nouveau (figure 6.6b).**
4. **Répétez les étapes 2 et 3 six à huit fois.**

L'extension des tendons du jarret

Il est impossible de marcher sans les jarrets (à la fois les muscles et les tendons associés). Les jarrets constituent une partie importante de votre anatomie, et cela vaut la peine de les préparer convenablement à l'exercice. Lorsque les muscles des jarrets ne sont pas échauffés, ils peuvent facilement être blessés, particulièrement si vous avez tendance à faire trop d'exercice (ce qui n'est de toute façon jamais une bonne idée).

1. **Allongé sur le dos jambes tendues, placez les bras sur les côtés, les paumes des mains tournées vers le sol.**

2. **Pliez juste le genou gauche et posez le pied sur le sol (figure 6.7a).**

3. **En expirant, levez la jambe droite en la maintenant aussi tendue que possible (figure 6.7b).**

Figure 6.7 : Ouvrez les jarrets, et vous ouvrirez la porte à de nombreuses postures de Yoga.

4. **En inspirant, reposez la jambe au sol.**

    Gardez la tête et les hanches au sol.

5. **Répétez trois fois les étapes 3 et 4.**

    Ensuite, avec les mains jointes, les doigts entrelacés à l'arrière de votre cuisse levée, maintenez votre jambe en place (figure 6.7c) pendant 6 à 8 respirations, et répétez la séquence de l'autre côté.

Mettez un coussin ou une couverture pliée sous votre tête si votre nuque ou votre gorge se raidit lorsque vous levez ou rabaissez la jambe.

Le demi-pont ou table à deux pieds – dvipada pitha

Vous pouvez utiliser cet exercice pour l'échauffement et la compensation. Le terme sanskrit *dvipada* signifie "à deux pieds", et *pitha* est un synonyme d'*asana* (posture).

1. **Allongez-vous sur le dos, les genoux pliés, les pieds à plat sur le sol avec un écartement identique à la largeur du bassin.**
2. **Placez les bras sur les côtés, paumes tournées vers le sol (figure 6.8a).**

Figure 6.8 : Une posture souvent utilisée pour la préparation, la compensation, ou comme posture principale.

3. **En inspirant, levez le bassin à une hauteur supportable (figure 6.8b).**
4. **En expirant, ramenez le bassin au sol.**
5. **Répétez les étapes 3 et 4 six à huit fois.**

Variante du demi-pont avec lever des bras

1. **Allongez-vous sur le dos, genoux pliés, les pieds à plat sur le sol avec un écartement identique à celui du bassin.**
2. **Placez les bras sur les côtés, paumes tournées vers le sol (figure 6.9a).**
3. **En inspirant, levez simultanément le bassin à une hauteur confortable et les bras au-dessus de la tête pour les amener au sol en arrière de la tête (figure 6.9b).**

4. En expirant, reposez les hanches au sol et ramenez les bras sur les côtés.

Figure 6.9 : Une belle variante de la posture du pont.

a. b.

5. Répétez six à huit fois les étapes 3 et 4.

Tête vers genou dynamique

La posture dynamique tête vers genou est une forme un peu plus vigoureuse d'échauffement. N'exécutez pas cet exercice si vous avez des problèmes de cou.

1. Allongez-vous à plat sur le dos dans la posture du cadavre, les bras détendus sur les côtés, les paumes des mains tournées vers le sol (figure 6.4a).

2. En inspirant, levez lentement les bras au-dessus de la tête et amenez-les au sol derrière la tête (figure 6.10a).

3. En expirant, tirez le genou droit vers la poitrine, levez la tête, puis saisissez le genou droit avec les deux mains.

    Gardez les hanches au sol. Amenez votre tête aussi près du genou que possible, mais sans forcer (figure 6.10b).

4. En inspirant, lâchez le genou et ramenez la tête, les bras et la jambe au sol (la jambe en position tendue), pour retrouver la position atteinte à la fin de l'étape 2.

5. Répétez les étapes 2 à 4 six à huit fois de chaque côté, en alternant côté droit et côté gauche.

Pour faciliter un peu l'exercice, gardez la tête au sol dans l'étape 3.

Figure 6.10 : Pratiquez cet échauffement avant une séquence un peu plus exigeante sur le plan physique.

Postures debout

Lever des bras en position debout

1. Tenez-vous debout tête haute, mais détendu, l'écartement des pieds identique à la largeur du bassin (figure 6.11a).

2. Laissez tomber les bras sur les côtés, paumes tournées vers le corps.

   Regardez droit devant vous.

3. En inspirant, levez les bras en avant et puis au-dessus de la tête (figure 6.11b).

4. En expirant, ramenez les bras en bas sur les côtés.

5. Répétez six à huit fois les étapes 3 et 4.

Chapitre 6 : Que faire à quel moment **111**

Figure 6.11 : Soulagez le foyer de tension le plus fréquent : le cou et les épaules.

a.   b.

Mouvement du cou

1. Tenez-vous debout la tête haute, mais détendu, l'écartement des pieds identique à la largeur du bassin.

2. Laissez vos bras pendre sur les côtés, les paumes des mains vers le corps.

   Regardez droit devant vous.

3. En inspirant, levez votre bras droit devant vous et amenez-le au-dessus de la tête en tournant la tête vers la gauche (figure 6.12).

4. En expirant, rabaissez le bras et tournez la tête pour la ramener au milieu.

5. En inspirant, levez le bras gauche devant vous et amenez-le au-dessus de la tête en tournant la tête vers la droite.

6. Répétez les étapes 3 à 5 six à huit fois de chaque côté, en alternant côté gauche et côté droit.

Figure 6.12 : Cette posture est idéale pour les cous un peu raides.

Les roulements des épaules

1. Tenez-vous debout la tête haute, mais détendu, l'écartement des pieds identique à la largeur du bassin.

2. Laissez vos bras pendre sur les côtés, les paumes vers le corps.

3. En inspirant, roulez les épaules vers le haut, puis en arrière (figure 6.13) ; en expirant, laissez tomber les épaules.

4. Répétez l'étape 3 six à huit fois.

   Changez de sens 6 à 8 fois.

Flexion dynamique vers l'avant en position debout

1. Tenez-vous debout la tête haute, mais détendu, l'écartement des pieds identique à la largeur du bassin.

Figure 6.13 : Bougez doucement, en coordonnant respiration et mouvement.

2. Laissez pendre les bras sur les côtés, les paumes tournées en arrière.

3. En inspirant, levez les bras vers l'avant et au-dessus de la tête (reportez-vous à la figure 6.11b).

4. En expirant, penchez-vous vers l'avant, et lorsque vous sentirez une traction à l'arrière des jambes, pliez légèrement les jambes et les bras – on appelle cela les "membres indulgents" (figure 6.14 et voir chapitre 3).

5. En inspirant, enroulez-vous doucement vers le haut, en empilant une à une les vertèbres de la colonne de bas en haut, et puis en levant les bras au-dessus de la tête.

Finalement, relaxez les bras et mettez-les sur les côtés.

6. Répétez les étapes 3 à 5 six à huit fois.

Figure 6.14 : La manière de remonter est tout aussi importante que la manière de descendre.

 Dérouler vers le haut dans l'étape 5 est la manière de remonter la plus inoffensive. Si vous n'avez pas de problèmes de dos, vous pourriez avoir envie d'essayer deux techniques plus avancées au bout de quelques semaines de pratique : en remontant, déployez les bras comme des ailes sur les côtés puis vers le haut ; ou bien, en inspirant, étirez les bras légèrement pliés vers l'avant puis vers le haut jusqu'à ce qu'ils soient parallèles à vos oreilles. Puis levez le haut de votre dos, la partie médiane de votre dos, puis la région lombaire, jusqu'à ce que vous soyez complètement redressé avec les bras au-dessus de la tête.

Postures assises

Flexion avant en tailleur

1. Asseyez-vous au sol jambes croisées dans la posture facile, appelée *sukhasana* (reportez-vous au chapitre 7).

2. **Placez les mains au sol devant vous, les paumes sur le sol (figure 6.15a).**

Figure 6.15 : Faites glisser les mains en avant sur le sol en expirant.

3. **En expirant, faites glisser les mains le long du sol et pliez-vous en avant au niveau des hanches.**

   Si possible, amenez votre tête au sol, ou bien allez aussi près du sol que possible (figure 6.15b).

4. **En inspirant, revenez à la position de départ de l'étape 2 en déroulant votre buste et votre tête.**

5. **Répétez les étapes 3 et 4 quatre à six fois ; puis changez le croisement des jambes et répétez quatre à six fois.**

Ailes et prière en position assise

1. **Asseyez-vous au sol jambes croisées dans la posture facile (reportez-vous au chapitre 7).**

2. **Joignez les paumes des mains dans la position de prière, pouces au sternum (figure 6.16a).**

3. **En inspirant, levez les mains jointes au-dessus de la tête.**

Suivez les pouces des yeux (figure 6.16b).

4. **En expirant, ramenez les mains au sternum (reportez-vous à la figure 6.16a).**

Figure 6.16 : Pour une pause rapide au bureau, vous pouvez aussi essayer cette posture assis sur un siège.

5. **En inspirant, séparez les mains et déployez les bras comme des ailes sur les côtés à la hauteur des épaules.**

   Regardez droit devant vous (figure 6.16c).

6. **En expirant, joignez de nouveau les paumes des mains au sternum (reportez-vous à la figure 6.16a).**

7. **Répétez les étapes 3 à 6 six à huit fois.**

Série de préparation pour postures assises avancées (bercez le bébé)

Si vous ne pouvez pas exécuter sans douleur la séquence qui suit, n'essayez pas les postures assises plus avancées du chapitre 7. Nous vous recommandons également d'éviter cette séquence, dite "bercez le bébé", si vous avez des problèmes de genou.

1. **Asseyez-vous au sol les jambes tendues devant vous.**

    Appuyez les mains au sol derrière vous pour vous soutenir (figure 6.17a).

Figure 6.17 : Il faut d'abord que vous soyez à l'aise avec les étapes 1 à 4 avant de passer aux étapes 5 à 7.

2. **Secouez les jambes.**

3. **Pliez le genou droit et placez le pied droit juste au-dessus du genou gauche, la cheville droite vers l'extérieur du genou.**

4. **Stabilisez le pied droit avec la main gauche et le genou droit avec la main droite ; faites effectuer à votre genou droit un mouvement de va-et-vient de haut en bas 6 à 8 fois en pressant doucement, puis en relâchant l'intérieur de la cuisse droite (figure 6.17b).**

5. **Levez votre pied droit avec précaution et placez-le dans le creux de votre coude gauche.**

6. **Placez le genou droit dans le creux du coude droit et, si vous le pouvez, entrelacez les doigts.**

7. **Levez la colonne vertébrale et bercez doucement votre jambe de droite d'un côté à l'autre 6 à 8 fois (figure 6.17c).**

Répétez l'exercice avec la jambe de gauche (en inversant le berceau).

8. **Secouez les jambes.**

Préparez-vous à choisir vos principales postures

Les postures principales sont les asanas types que vous trouverez présentées dans les textes classiques du Yoga et dans les manuels modernes. Ces asanas constituent l'apogée de votre séance, et requièrent de vous que vous fassiez un peu plus d'efforts. Les autres chapitres de la troisième partie décrivent de nombreuses postures principales que nous recommandons aux débutants. Quelles que soient les asanas que vous choisirez, souvenez-vous de bien les adapter à vos objectifs spécifiques.

Chaque fois que c'est possible, nous faisons précéder la posture principale par une posture d'échauffement et la faisons suivre d'une posture de compensation.

Retournez à la case départ avec des exercices de compensation

Le but des postures de compensation est d'augmenter les effets positifs des postures de Yoga et de neutraliser les tensions et les efforts. Par exemple, si vous ressentez une raideur dans la région lombaire après avoir exécuté une flexion en arrière exigeante comme le cobra, n'oubliez pas de poursuivre par une posture pliée simple pour compenser, comme la posture de l'enfant. Vous devez non seulement explorer les principales postures du Yoga, mais aussi comprendre comment compenser ou faire revenir votre corps au point de départ. L'anecdote suivante illustre bien cela.

Quand j'étais [Larry Payne] petit garçon, mon père m'emmenait souvent pêcher. C'était un moment où nous étions tous les deux ensemble et parlions tout simplement de la vie. Un week-end, nous partîmes pêcher la truite dans une région de montagne très rocailleuse. À la recherche d'endroits idéaux pour la pêche, nous dûmes grimper une pente très haute et escarpée pour pouvoir continuer à descendre la rivière. Quand mon père s'aperçut que les choses pouvaient se compliquer, il me dit d'attendre pendant qu'il allait reconnaître le terrain devant nous. Je le regardai grimper de plus en plus haut jusqu'à le perdre de vue. J'attendis plus d'une heure et, finalement, j'entendis

Chapitre 6 : Que faire à quel moment

sa voix me dire :"Va chercher de l'aide !" Il était monté si haut qu'il ne pouvait plus redescendre. Mon père resta bloqué sur le versant de la montagne pendant de nombreuses heures avant qu'une équipe de secours ne pût l'aider à redescendre sain et sauf. Si vous vous aventurez dans les postures principales sans connaître les postures de compensation, vous pourriez vous aussi vous retrouver dans une situation délicate similaire.

La plupart des centres de Yoga établis enseignent de bonnes postures de compensation. Nous vous donnons ici les informations sur les postures de compensation pour vous permettre de vous protéger contre d'éventuels professeurs mal entraînés.

- Utilisez une ou deux postures simples de compensation pour neutraliser la tension que vous ressentez dans n'importe quelle partie du corps après une posture ou une séquence de Yoga.

- Les postures de compensation s'exècutent normalement de façon dynamique, à quelques exceptions près, mais toujours avec la respiration consciente (voir le chapitre 5).

- Exécutez des postures de compensation qui soient plus simples ou moins difficiles que la posture principale, directement après la posture principale (voir la figure 6.18).

- Ne faites pas suivre une posture fatigante par une autre aussi fatigante dans le sens opposé. Certains instructeurs de Yoga enseignent la posture du poisson comme compensation de la chandelle du débutant sur les épaules. Cette combinaison peut toutefois causer des problèmes, spécialement aux débutants, et nous recommandons donc plutôt la posture moins astreignante du cobra.

- Exécutez les postures de compensation même si vous n'en ressentez pas immédiatement le besoin. Cette règle de tandem (posture principale et posture de compensation) s'applique spécialement aux flexions accentuées vers l'arrière, aux torsions, et aux postures inversées.

- Les flexions vers l'arrière, les torsions et les flexions latérales sont habituellement suivies de douces flexions du buste vers l'avant.

- De nombreuses flexions du buste vers l'avant sont auto-compensatrices, mais nous les faisons parfois suivre de légères flexions vers l'arrière.

- Reposez-vous après des postures fatigantes, telles que les postures inversées ou les flexions accentuées vers l'arrière avant de commencer les postures de compensation.

120 Troisième partie : Postures pour conserver ou recouvrer la santé

Figure 6.18 : Les postures de compensation pour beaucoup de nos postures principales de Yoga. Souvenez-vous que les postures de compensation s'exécutent souvent de façon dynamique (en mouvement).

Postures de compensation

Le chat dynamique

1. À quatre pattes, regardez droit devant vous.
2. Placez les genoux de telle sorte que leur écartement soit identique à la largeur du bassin, les mains se trouvant au-dessous des épaules.

   Redressez-vous, mais ne bloquez pas les coudes (figure 6.19a).

Figure 6.19 : Vous n'êtes pas obligé de vous asseoir complètement en arrière ; adoptez simplement une position vous aprochant suffisament du sol

a.

b.

3. En expirant, asseyez-vous sur les talons et regardez le sol (figure 6.19b).
4. En inspirant, revenez lentement à la position de départ.

   Regardez à nouveau droit devant vous.
5. Répétez les étapes 3 et 4 six à huit fois.

La foudre ou le diamant – vajrasana

1. Agenouillez-vous à terre, les genoux écartés à la hauteur des hanches.

2. Asseyez-vous en arrière sur les talons, et laissez les bras pendre librement sur les côtés (figure 6.20a).

Figure 6.20 : Adoptez un rythme agréable. Inspirez quand vous vous ouvrez et expirez en vous pliant.

3. En inspirant, montez le bassin et levez les bras au-dessus de la tête en un mouvement circulaire.

    Penchez-vous en arrière et regardez vers le ciel (figure 6.20b).

4. En expirant, rasseyez-vous sur les talons, baissez la poitrine vers les cuisses, et placez les bras derrière le dos (figure 6.20c).

5. Répétez les étapes 3 et 4 six à huit fois.

N'exécutez pas cette posture si vous avez des problèmes de genoux.

Posture dynamique genoux-poitrine

1. Allongez-vous sur le dos et pliez les genoux vers la poitrine.

2. **Saisissez les jambes juste au-dessous des genoux, une main sous chaque genou (figure 6.21).**

Figure 6.21 : Tenez chaque jambe séparément.

a.   b.

3. **En expirant, tirez les genoux vers la poitrine (figure 6.21b).**
4. **En inspirant, repoussez les genoux de la poitrine.**
5. **Répétez les étapes 3 et 4 six à huit fois.**

Repos et relaxation

Les périodes de repos durant chaque série constituent une partie incontournable de toute séance de Yoga. Ménagez donc un temps de tranquillité pour progressivement améliorer l'exécution des postures :

- avant le début d'un cours pour changer de vitesse et établir l'union entre votre corps, votre respiration et votre mental.
- entre les postures pour vous revigorer et vous préparer à la posture suivante.
- comme phase de compensation après des postures astreignantes.
- pour restaurer une respiration correcte.
- pour vous observer.
- pour vous préparer aux techniques de relaxation.

Savoir quand s'arrêter et quand reprendre

Les deux meilleurs indicateurs du besoin de repos sont votre *respiration* et votre *niveau d'énergie*. Surveillez-vous continuellement au cours de la séance. Si votre respiration n'est pas profonde et régulière, reposez-vous. Si vous vous sentez un peu fatigué après une posture, reposez-vous. La figure 6.22 vous montre quelques-unes des postures de repos recommandées.

Figure 6.22 : Quelques postures de repos recommandées.

Bien sûr, si vous avez débuté vraiment fatigué, avec un manque de sommeil, vous dormirez ou vous vous reposerez la plupart du temps de votre séance. Si vous vous accordez 30 à 60 minutes pour votre séance, commencez par vous reposer et par quelques exercices de respiration, qui pourront vous aider à ressusciter rapidement vos énergies.

Chapitre 6 : Que faire à quel moment

Postures de repos

Vous pouvez rester dans n'importe laquelle des poses de repos pendant 6 à 12 respirations ou jusqu'à ce que vous vous sentiez reposé, ce qui peut dépendre du temps dont vous disposez et à quelle étape de la série vous vous trouvez. Gardez à l'esprit que le Yoga ne devrait jamais vous donner l'impression d'être pressé.

La posture du cadavre – shavasana

Le mot *shava* signifie "cadavre" ; cette posture est aussi appelée la pose du mort, ou *mritasana*, de *mrita*, qui signifie "mort" et *asana*, qui signifie "posture".

1. **Asseyez-vous au sol les genoux pliés, les pieds à plat sur le sol.**

    Appuyez les paumes des mains derrière vous contre le sol pour vous soutenir.

2. **Glissez légèrement les hanches vers l'avant et appuyez-vous en arrière sur les avant-bras.**

3. **Amenez le haut de votre dos et votre tête au sol.**

4. **Étendez les jambes, puis écartez les pieds à la hauteur des hanches et tournez les pieds vers l'extérieur.**

5. **Croisez les bras sur la poitrine et embrassez-vous vous-même, en élargissant le haut du dos.**

6. **Dégagez les bras et posez-les sur le sol, en les déroulant vers le bas des épaules jusqu'aux mains.**

    Tournez les paumes des mains vers le haut (figure 6.23).

Figure 6.23 : La plus populaire des postures de Yoga.

7. Tournez plusieurs fois lentement la tête d'un côté à l'autre, pour finir par vous reposer au milieu sur le dos de votre tête.

8. Fermez les yeux et détendez-vous.

Variante de shavasana avec jambes pliées

Pour améliorer si nécessaire le confort de votre dos, placez un coussin ou une couverture enroulée au-dessous des genoux. Si votre nuque ou votre gorge est tendue, placez une couverture pliée ou un petit coussin sous votre tête.

Figure 6.24 : Optez pour cette variante en cas de problème de dos.

La posture facile – sukhasana

1. Assis sur le sol jambes droit devant vous, placez les mains au sol derrière les hanches, les paumes au sol et les doigts pointés vers l'avant.

2. Secouez les jambes.

3. Croisez les chevilles, la cheville gauche en haut et la cheville droite en bas.

4. Appuyez les paumes vers le bas et croisez les jambes un peu davantage jusqu'à ce que votre pied droit soit sous votre genou gauche et que votre pied gauche soit sous votre genou droit.

5. Reposez vos mains avec les paumes sur le haut des genoux, la main droite sur le genou droit, la main gauche sur le genou gauche.

Si les genoux sont plus hauts que les hanches, asseyez-vous sur une couverture pliée ou sur un coussin.

        6. **Redressez bien votre dos, votre cou et votre tête, et regardez droit devant vous (figure 6.25).**

            Vous pouvez garder les yeux ouverts ou fermés.

La posture de la montagne – tadasana

        1. **Tenez-vous debout la tête haute, mais détendu, l'écartement des pieds identique à la largeur du bassin.**

            Les bras sont sur les côtés, les paumes des mains tournées vers les jambes.

Figure 6.25 : La plupart des débutants utilisent cette posture assise.

        2. **Visualisez une ligne verticale reliant le trou de votre oreille, l'articulation de votre épaule, et les côtés de votre hanche, de votre genou et de votre cheville.**

        3. **Regardez droit devant vous, les yeux ouverts ou fermés (reportez-vous à la figure 6.11a, plus haut dans ce chapitre).**

La posture de l'enfant – balasana

        1. **Commencez à quatre pattes.**

        2. **Placez les genoux écartés à la hauteur des hanches, les mains juste sous les épaules.**

Gardez les épaules droites mais pas bloquées.

3. **En expirant, asseyez-vous en arrière sur les talons ; reposez de la sorte votre buste sur les cuisses et votre front sur le sol.**

4. **Posez les bras sur le sol à côté du torse, les paumes vers le ciel (figure 6.26).**

5. **Fermez les yeux et respirez tranquilement.**

Figure 6.26 : C'est la position que la plupart d'entre nous ont prise dans le ventre de leur mère — elle est très maternelle.

La posture de l'enfant bras en avant

Suivez les instructions de la posture de l'enfant, mais étendez les bras en avant à l'étape 4, en ouvrant les paumes des mains sur le sol (voir figure 6.27).

Figure 6.27 : Avec les bras devant vous, vous sentirez davantage l'étirement dans le haut du dos.

Posture genoux-poitrine – apasana

1. **Allongez-vous sur le dos et pliez les genoux vers votre poitrine.**
2. **Prenez les tibias juste au-dessous des genoux (figure 6.28).**

   Si vous avez des problèmes de dos, quels qu'ils soient, prenez plutôt l'arrière de vos cuisses.

Figure 6.28 : Tenez simplement vos jambes, et détendez-vous.

Chapitre 7
S'asseoir devient facile

Dans ce chapitre :
- Découvrez l'objectif traditionnel des postures et les effets bénéfiques qu'elles apportent.
- Commencez lentement et sûrement par des postures faciles.

La culture environnante influence grandement la manière avec laquelle nous nous asseyons, nous autres humains. En Orient, les gens aiment s'accroupir sur leur arrière-train ou s'asseoir sur le sol les jambes croisées, tandis que la plupart des Occidentaux ne se sentent à l'aise qu'assis sur des chaises ou dans des fauteuils – comme c'est probablement votre cas à cet instant tandis que vous lisez ce livre. En fait, nos préférences journalières de positions assises ont une influence incontestable sur notre capacité à nous sentir stables et à l'aise dans les postures de Yoga, qu'elles soient debout ou assises.

Si vous débutez dans le Yoga et découvrez ses postures assises, vous allez bientôt vous rendre compte qu'une vie passée assise dans un fauteuil réclame un prix élevé. Votre travail avec les postures de ce livre pourra vous aider progressivement à vous asseoir sur le sol. Mais tant que vous ne serez pas prêt à faire la transition et à vous asseoir sur le sol, utilisez une chaise lorsque vous vous asseyez pour la pratique formelle. Après tout, deux des plus grandes organisations de Yoga dans le monde, la Self-Realization-Fellowship (SFR) et la Méditation transcendantale (TM) encouragent leurs adeptes occidentaux à utiliser une chaise pour la méditation et les exercices de respiration.

Dans ce chapitre, nous allons décrire les postures assises suivantes, que vous pourrez utiliser pour la relaxation, la méditation, le contrôle de la respiration, diverses pratiques de nettoyage, ou comme point de départ pour d'autres postures.

- la posture assise sur une chaise.
- la posture facile.
- la posture de la foudre ou du diamant.
- la posture favorable.
- la posture parfaite.

Il existe de nombreuses autres postures assises. Vous pourrez progressivement élargir cette gamme au fur et à mesure que les articulations retrouveront leur souplesse et que les muscles de votre dos gagneront de la force.

Comprendre la philosophie des postures

Les postures, ou *asanas* en sanskrit, sont probablement la partie du Yoga qui vous est la plus familière. Ce sont ces poses qui ont l'air impossibles à prendre, mais qui sont exécutées avec facilité par de nombreux élèves pratiquant le Yoga. Outre qu'elles vous étirent et augmentent votre force et votre souplesse, les postures de Yoga vous aident à vous accorder avec vous-même, avec votre corps et avec votre environnement. Grâce aux *asanas*, vous pouvez commencer à sentir que vous ne faites qu'un avec votre environnement.

Pour les maîtres du Yoga traditionnel, les asanas ne constituent qu'une partie du système yogique. Les postures forment la base du troisième membre du classique sentier du Yoga formulé par le maître de Yoga Patanjali (voir le chapitre 18).

Les postures yogiques sont plus que de simples poses corporelles. Elles sont aussi les expressions de votre état d'esprit. Une asana est équilibre, calme, maintien – des mots qui suggèrent un élément d'équilibre et de raffinement. Les postures démontrent la profonde relation entre le corps et le mental.

Les adeptes du Yoga traditionnel considèrent le corps comme un temple consacré à l'âme. Ils croient que le corps doit rester pur et beau pour honorer la réalité spirituelle qu'il héberge. Chaque posture est une manière différente de se souvenir de ce principe supérieur – appelé communément l'*âme*, le *divin*, ou le Soi transcendantal – qui fait partie intégrante du corps. Si vous préférez pratiquer le Yoga sans de telles idées, vous pouvez toujours considérer les postures comme un moyen de se relier à la nature en général, parce que votre corps n'est pas complètement isolé de son environnement. Où exactement finit votre corps, et commence l'environnement ? Dans quelle mesure le champ électromagnétique de votre corps s'étend-il au-delà de votre peau ? Et quelle est l'origine des particules d'oxygène qui font maintenant partie de votre corps ?

Selon les manuels de Yoga traditionnel, l'objectif principal des *asanas* est de préparer le corps à s'asseoir calmement, facilement et avec stabilité pour les exercices de respiration et la méditation. La manière dont nous sommes assis constitue en fait une importante technique de base pour ces pratiques. Si vous les exécutez correctement, la posture assise agit comme un "tranquillisant" naturel pour le corps, et lorsque le véhicule physique est calme, le mental ne tarde pas à suivre.

Voici une anecdote concernant un célèbre couple propriétaire d'un centre de Yoga qui accueille plus de 1 100 élèves par semaine. Comme ils sont tous deux professeurs de Yoga et enseignent des *asanas* avancées, ils ont besoin de maintenir la souplesse de leurs hanches et de leurs jambes. En conséquence, ils évitent de s'asseoir sur des chaises ou dans des fauteuils et préconisent de s'asseoir par terre – ils n'ont donc presque aucun meuble dans leur appartement.

Le mot *"asana"* signifie posture

Le terme *asana* signifie simplement "siège" en sanskrit. Il peut s'agir aussi bien de la surface sur laquelle l'adepte du Yoga s'assoit que de la posture du corps. Certaines postures sont appelées *mudras* ou "sceaux", en raison de leur efficacité à conserver l'énergie vitale (*prana*) à l'intérieur du corps, ce qui apporte une plus grande vitalité et une meilleure concentration mentale. L'énergie vitale est partout, à la fois à l'intérieur et à l'extérieur de nos corps, mais elle doit être correctement "harnachée" à l'intérieur du corps pour préserver la santé et le bonheur.

Si les genoux sont bien plus hauts que les hanches lorsque vous êtes assis par terre jambes croisées, c'est un signe que les articulations de vos hanches manquent de souplesse. Si vous essayez de vous asseoir pendant un long moment dans cette position pour méditer ou exécuter des exercices de respiration, vous pourriez bien vous retrouver avec un dos endolori. Ne vous en faites pas, vous n'êtes pas un cas unique. Acceptez vos limitations actuelles dans cette région de votre corps et utilisez un support, tel qu'un coussin ferme ou une couverture pliée pour former un support bien épais, afin d'élever suffisamment les fesses et que les genoux se retrouvent au moins au niveau des hanches.

Si vous assistez à une conférence ou à toute autre rencontre spéciale se déroulant dans un centre de Hatha-Yoga, sachez que peu de sièges s'y trouveront – si tant est qu'il s'en trouve –, et soyez donc prêt à vous asseoir sur le sol. Si vous n'êtes pas habitué à être assis par terre en tailleur, apportez un support pour élever les fesses, comme un coussin ferme ou une couverture (voir chapitre 17). Arrivez tôt de telle sorte que vous puissiez choisir un mur ou tout autre support contre lequel vous pourrez appuyer votre dos en étant assis. Si aucune de ces idées ne vous plaît, apportez une chaise pliante et asseyez-vous à l'arrière de la pièce.

Essayez les postures assises

Certains manuels de Hatha-Yoga contemporains présentent plus de 50 postures assises, ce qui démontre non seulement la créativité des adeptes du Yoga, mais aussi l'étonnante faculté d'adaptation du corps. Et pourtant, ce n'est probablement que d'une demi-douzaine de postures assises yogiques que vous aurez besoin. Si, comme la plupart des Occidentaux, vous êtes habitué à vous asseoir sur des meubles plutôt qu'à même le sol, vous trouvez vraisemblablement que rester assis plus de quelques minutes les jambes croisées est très inconfortable. Dans ce cas, pratiquez pendant un moment sur une chaise les postures yogiques assises.

Posture assise sur une chaise

Étant donné que les habitudes culturelles incitent la plupart des Occidentaux à s'asseoir sur une chaise quand ils méditent, s'asseoir par terre est habituellement quelque chose que nous devons acquérir progressivement. Avec le temps, votre pratique des asanas pourra vous aider à vous sentir à l'aise assis par terre durant les exercices (figure 7.1).

1. **Utilisez une chaise solide et asseyez-vous près du bord avant, sans vous appuyer contre le dossier.**

    Assurez-vous que les pieds sont bien posés à plat sur le sol. S'ils n'atteignent pas vraiment ce dernier, posez-les sur un support, un annuaire téléphonique, par exemple.

2. **Reposez les mains sur les genoux, les paumes tournées vers le bas, et fermez les yeux.**

3. **Faites balancer plusieurs fois votre colonne vertébrale, en vous affaissant vers l'avant et en vous courbant vers l'arrière en alternance, pour explorer l'étendue complète du mouvement possible.**

   Mettez-vous finalement dans une position droite confortable, à mi-chemin entre les deux extrêmes.

4. **Levez la poitrine sans exagérer la cambrure de votre région lombaire, et équilibrez la tête au-dessus du torse.**

Figure 7.1 : De façon idéale, votre oreille, votre épaule et votre hanche sont alignées, comme le montre cette vue de profil.

La posture facile - sukhasana

Selon le maître de Yoga Patanjali, toute posture devrait être "stable" (*sthira*) et "facile, agréable et confortable" (*sukha*). La position assise fondamentale du Yoga est logiquement appelée la posture facile (*sukhasana*). Les Occidentaux parlent plutôt de "s'asseoir en tailleur". Nous recommandons vivement aux débutants de commencer leur pratique assise avec la posture facile (figure 7.2).

La posture facile est stable et confortable pour la méditation et les exercices de respiration. Cette posture vous aide également à devenir plus conscient de la souplesse de vos hanches et de votre colonne vertébrale et vous permet en fait de l'augmenter ; elle constitue donc une bonne préparation pour les postures plus avancées.

Dans cette posture et celles qui suivent, il est utile d'élever les fesses du sol à l'aide d'un support épais (un coussin ferme ou une couverture pliée), car cela procure confort et stabilité.

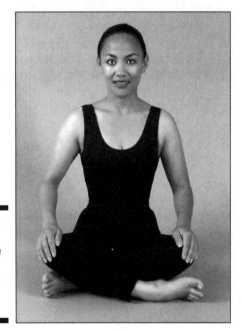

Figure 7.2 : Assurez-vous d'être stable et à l'aise dans cette posture.

1. **Asseyez-vous au sol les jambes tendues devant vous.**

   Placez les mains sur le sol à côté des hanches, les paumes vers le bas et les doigts pointés vers l'avant ; secouez plusieurs fois les jambes vers le bas et le haut pour en éliminer les tensions.

2. **Croisez les jambes aux chevilles avec la jambe gauche sur la droite.**

3. **Appuyez maintenant les paumes des mains sur le sol et faites glisser chaque pied vers le genou opposé, jusqu'à ce que le pied droit soit au-dessous du genou gauche et le pied gauche au-dessous du genou droit.**

Chapitre 7 : S'asseoir devient facile *137*

4. **Allongez la colonne vertébrale en étirant votre dos dans un mouvement vers le haut, et équilibrez la tête au-dessus du torse.**

Note : Dans la posture classique, vous laissez tomber le menton sur la poitrine et étirez les bras en bloquant les coudes ; nous suggérons toutefois que vous laissiez reposer les mains avec les paumes sur les genoux, coudes pliés, et que vous gardiez la tête droite, ce qui est plus relaxant pour les débutants.

N'oubliez pas d'alterner le croisement des jambes de jour en jour en pratiquant n'importe quelle posture assise, pour éviter l'asymétrie.

La posture de la foudre – vajrasana

La posture de la foudre est l'une des postures assises les plus sûres pour les élèves ayant des problèmes de dos. *Vajrasana* augmente la souplesse des chevilles, des genoux et des cuisses, améliore l'afflux sanguin vers l'abdomen, et favorise la digestion.

1. **Agenouillez-vous au sol et asseyez-vous en arrière sur les talons.**

   Placez chaque talon sous la fesse du même côté et reposez les paumes des mains sur le haut des genoux, coudes fléchis.

2. **Allongez votre colonne vertébrale en étirant le dos dans un mouvement vers le haut, équilibrez la tête au-dessus du torse, et regardez droit devant vous (figure 7.3).**

Note : Dans la posture classique, que nous ne recommandons pas aux débutants, vous reposez le menton sur le haut de la poitrine et étendez les bras jusqu'à ce que les coudes soient bloqués et les mains soient sur les genoux.

Si vous avez des difficultés à vous asseoir en arrière sur les talons, que ce soit à cause d'une raideur dans les muscles des cuisses ou de douleurs dans les genoux, placez un coussin ou une couverture pliée entre les cuisses et les mollets. Augmentez l'épaisseur du support jusqu'à ce que la position soit confortable. Si le devant des chevilles n'est pas à l'aise, placez dessous une serviette ou une couverture enroulée.

Figure 7.3 :
Une posture assise sans danger pour les dos fragiles.

Le mot sanskrit *vajra* signifie à la fois "diamant" et "foudre".

La posture propice – svastikasana

Avant d'être détournée par le nazisme qui en a perverti la signification originelle, la *svastika* servait de symbole solaire pour la bonne fortune. C'est aussi sa signification dans le Yoga.

La *svastikasana* améliore la souplesse des hanches, des genoux et des chevilles, et fortifie le dos.

Effectuez la "série de préparation pour postures assises avancées" (voir chapitre 6) afin d'améliorer la réalisation de cette posture.

1. Asseyez-vous au sol les jambes tendues devant vous ; placez les paumes des mains au sol à côté des hanches, les doigts pointés en avant.

Secouez plusieurs fois les jambes de haut en bas pour vous débarrasser des tensions.

 2. **Pliez le genou gauche et placez la plante du pied gauche contre le côté intérieur de la cuisse droite avec le talon gauche près de l'aine. (Si cette étape est difficile, contournez-la.)**

 3. **Pliez le genou droit vers vous et prenez le pied droit à deux mains.**

 4. **Prenez l'avant de la cheville avec la main droite et la partie charnue du gros orteil avec la main gauche.**

    Maintenant, glissez le pied côté petit orteil entre la cuisse et le mollet droits ; le gros orteil reste visible. Si vous le pouvez, remuez le pied, côté gros orteil du pied vers le haut entre la cuisse et le mollet droits.

 5. **Reposez les paumes des mains sur les genoux, bras détendus.**

 6. **Allongez la colonne vertébrale en étirant le dos dans un mouvement ascendant, équilibrez la tête au-dessus du torse et regardez droit devant vous (figure 7.4).**

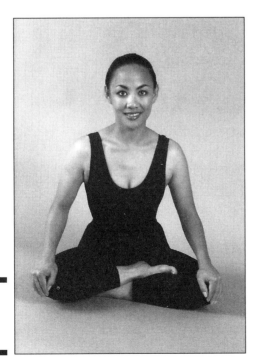

Figure 7.4 : La posture qui porte bonheur.

Note : Dans la posture classique, le menton repose sur la poitrine avec les bras tendus vers le bas et les paumes ouvertes en *jnama mudra* aux genoux. Le pied gauche en dessous est tiré vers le haut et coincé entre le mollet droit et la cuisse droite.

Jnana mudra, qui signifie "sceau de la sagesse", est l'une des nombreuses positions de la main utilisées en Yoga. Pour exécuter cette mudra, joignez les extrémités de votre index et de votre pouce pour que les deux doigts forment un cercle ; étirez les trois doigts restants en les gardant serrés l'un contre l'autre (figure 7.5). Ce geste de la main forme un circuit subtil qui isole l'énergie vitale (*prana*) dans votre corps (voir chapitre 5).

Figure 7.5 : Cette position de la main isole l'énergie vitale appelée *prana*.

La posture parfaite – siddhasana

Le mot sanskrit *siddha* signifie à la fois "parfait" et "expert". De nombreux maîtres de Yoga préféraient jadis la posture parfaite (ou posture de l'accord parfait) à la posture du lotus. Dans ce livre, nous ne traitons ni de la posture du demi-lotus ni de la posture du lotus, car elles ne conviennent qu'à des élèves expérimentés.

La siddhasana améliore la souplesse des hanches, des genoux et des chevilles, et fortifie le dos. Cette posture de méditation est parfaite pour les adeptes de l'abstinence sexuelle. La siddhasana est également bénéfique aux hommes souffrant de problèmes de prostate .

Effectuez la "série de préparations pour postures assises avancées" (voir chapitre 6) afin d'améliorer la réalisation de cette posture.

1. **Assis sur le sol les jambes tendues devant vous, placez les mains sur les côtés près des hanches avec les paumes tournées vers bas, les doigts vers l'avant.**

   Secouez plusieurs fois les jambes devant vous.

2. **Pliez le genou gauche et amenez le talon gauche dans l'aine, près du périnée (la zone comprise entre l'anus et les parties génitales).**

   Stabilisez la cheville gauche avec la main gauche.

3. **Pliez le genou droit et faites glisser le talon droit vers le devant de la cheville gauche.**

4. **Levez le pied droit et positionnez la cheville droite juste au-dessus de la cheville gauche, et amenez le talon droit dans la zone des parties génitales.**

5. **Placez le côté du petit orteil de votre pied droit entre la cuisse gauche et le mollet gauche.**

6. **Placez les paumes des mains sur les genoux avec les bras détendus.**

7. **Redressez et étirez le dos et le cou, en amenant la tête en une belle position droite et haute ; regardez droit devant vous (figure 7.6).**

   Vous pouvez utiliser un coussin pour élever les hanches, de telle sorte qu'elles soient à la même hauteur que les genoux.

Note : Dans la posture classique, que nous ne recommandons pas aux débutants, le menton repose sur la poitrine, les bras sont tendus vers le bas, genoux bloqués, les mains aux genoux avec les paumes ouvertes en *jnana-mudra* (reportez-vous à la description dans la section " La posture propice – svastikasana " plus haut dans ce chapitre). Le pied gauche côté gros orteil est tiré vers le haut et calé entre le mollet droit et la cuisse droite.

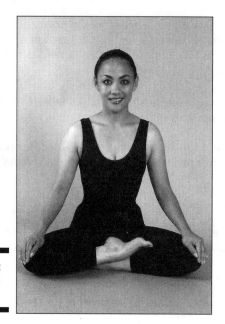

Figure 7.6 :
La posture parfaite.

Chapitre 8
Debout la tête haute

Dans ce chapitre :

▷ L'art de se tenir debout.

▷ Les bienfaits des postures debout.

▷ La pratique des postures debout.

La position debout est une caractéristique propre aux humains, comme le Yoga. Dans ce chapitre, nous allons parler de cette position dans la perspective du Yoga, en mettant l'accent sur les différentes façons de se tenir debout, de la plus simple à la plus "essentielle". L'acte simple de se tenir debout dépend de la colonne vertébrale, des muscles, des tendons et des ligaments. D'ordinaire, ces éléments exécutent les tâches qui leur sont assignées assez automatiquement. Mais pour tenir debout de façon efficiente et élégante, vous avez aussi besoin d'accompagner cet acte de la conscience. Et c'est ici que le Yoga entre en jeu.

Nous vous présentons dix postures debout de Yoga parmi les plus courantes et les plus appréciées. Elles vous aideront à découvrir l'art de se tenir debout consciemment, de façon efficiente et admirable.

Identifions ce bipède

Nous sommes des humains en grande partie parce qu'il y a des centaines de milliers d'années nos ancêtres ont découvert comment se tenir sur leurs deux pieds. Les postures yogiques debout sont à raison considérées comme la base de la pratique des *asanas*. L'une de ces capacités qui nous rendent le plus humains – se tenir debout – nous prépare aussi pour cet effort des plus humains : le Yoga.

La manière dont vous vous tenez debout en dit long. De nos jours, une personne qui se tient debout creuse habituellement le ventre en bombant la poitrine et le menton d'une manière militaire. Mais il est possible de se tenir debout et droit, la tête haute, tout en étant détendu.

Ayez les pieds sur terre !

Appeler une posture yogique *asana* ("siège") peut sembler contradictoire, mais la posture vous aidera en fait à vous relier fermement à la terre. En Yoga, se relier à la terre est aussi important que s'étirer vers le ciel. Vous ne pourrez atteindre les hauteurs du Yoga que si vous êtes aussi solide qu'une montagne ou un séquoia.

Souvenez-vous que le corps et le mental forment une unité ; ils constituent l'extérieur et l'intérieur de la même personne : vous-même. D'une certaine façon, votre corps est une carte de votre mental.

Par une pratique régulière du Yoga, vous pouvez utiliser la réponse de votre corps pour discipliner votre esprit, et la réponse de votre esprit (et spécialement de vos émotions) pour entraîner votre corps.

Debout la tête haute

Les postures debout constituent une sorte de microcosme de l'ensemble de la pratique des asanas (sauf pour les inversions, ou postures la tête en bas qui sont décrites dans le chapitre 11) ; vous allez voir que vous pouvez dériver des postures debout tout ce dont vous avez besoin pour maîtriser votre pratique physique. Les postures debout vous aident à renforcer les jambes et les chevilles, à ouvrir les hanches et l'aine, et à améliorer votre sens de l'équilibre. À votre tour, vous développerez la capacité de "tenir bon" et de vous "tenir au repos", ce qui est capital dans une vie yogique.

Les postures debout sont d'emploi très varié. Elles peuvent être utilisées des manières suivantes :

Chapitre 8 : Debout la tête haute **145**

✔ comme échauffement général pour votre séance.

✔ en préparation pour un groupe spécifique de postures (nous considérons par exemple les flexions en position debout comme une sorte de "bretelle d'accès" aux flexions en position assise).

✔ comme compensation (ou pour contrebalancer une autre posture, comme l'extension ou la flexion latérale). Pour plus d'information, reportez-vous au chapitre 6.

✔ pour se reposer.

✔ en tant que partie principale de votre séance.

Dis donc, c'est vraiment ce qu'on appelle s'étirer !

Une très belle jeune femme vint à mon [Larry Payne] cours de Yoga pour y prendre sa toute première leçon. Dès le début, il s'avéra qu'elle n'était pas très souple. En fait, c'était sans doute la jeune personne la moins souple que j'eusse jamais vue. Au moment où j'amenais le groupe à prendre la pose de flexion du buste en avant en position assise, par exemple, elle ne put littéralement pas toucher ses genoux. À ce moment-là, réalisant à quel point elle était raide, elle éclata en sanglots. Après la leçon, je lui parlai, et appris qu'elle pratiquait des sports de compétition depuis l'âge de 5 ans, et que maintenant âgée de 17 ans, elle jouait dans une équipe de volley de tout premier plan. Tout aussi athlétique qu'elle fût, elle n'avait fait que peu d'étirements au cours de toutes ces années, et cela se voyait.

Je lui recommandai d'appuyer ses fesses contre un mur, les pieds à environ 90 cm du mur, et de juste se laisser pendre vers le bas, en gardant les genoux à l'aise, comme c'est le cas avec "les membres indulgents" (voir chapitre 6). Dans cette posture debout modifiée, elle avait un angle qui facilitait la flexion du buste vers l'avant et libérait son dos et les tendons de ses jarrets. Elle pratiqua chaque jour cette posture debout, et un changement spectaculaire se produisit en l'espace de trois semaines. Au milieu d'un cours, elle put pour la première fois s'asseoir jambes tendues et atteindre ses orteils. L'ensemble du groupe l'applaudit, et notre nouvelle adepte se mit une nouvelle fois à pleurer, de joie cette fois-ci.

Vous pouvez adapter de manière créative de nombreuses postures pour en faire des poses debout, à des fins d'apprentissage ou thérapeutiques. Prenez, par exemple, la posture bien connue du cobra, une extension du dos qui pose problème dans la région lombaire à beaucoup de débutants (voir chapitre 12). Exécutez la même posture en position debout contre un mur, et votre rapport à la gravité s'en trouve modifié, vos hanches ne sont plus bloquées par le sol, et la pression des mains contre le mur permet de libérer la région lombaire.

Choisissez vos postures

Dans cette section, nous allons vous présenter dix postures debout et décrire le processus de chaque exercice pas à pas. Nous parlerons également des effets bénéfiques de chaque posture et de sa version classique. Nous ne recommandons pas la version classique aux débutants, car dans la plupart des cas les postures sont plus difficiles et parfois risquées. Avant de tenter d'exécuter l'une de ces postures, lisez les renseignements que vous trouverez aux chapitres 5, 6 et 16.

Note : Si vous essayez tout seul les postures, suivez attentivement les instructions pour chaque exercice, phase de respiration comprise. Prenez toujours la posture lentement, revenez lentement à la position initiale, et faites une pause après l'inspiration et après l'expiration (voir le chapitre 5). Complétez chaque posture en vous relaxant et en revenant au point de départ.

Si vous effectuez une flexion en avant dans une posture debout, commencez jambes tendues, puis assouplissez les genoux quand vous sentirez les muscles tirer à l'arrière des jambes.

Pour revenir d'une flexion vers l'avant à une position debout, choisissez l'une des trois manières suivantes :

- La manière la plus facile et la plus sûre est de dérouler le corps comme une poupée de chiffons, en empilant les vertèbres l'une après l'autre.

- Le niveau de difficulté suivant consiste à amener les bras comme des ailes sur les côtés et vers le haut en inspirant et en redressant le dos.

- La troisième manière (et la plus conseillée), si elle vous est possible, consiste à commencer par l'inspiration et à étendre les bras en avant puis vers le haut le long des oreilles. Ensuite, continuez en redressant le haut du dos, le milieu du dos et la région lombaire jusqu'à ce que vous soyez debout droit avec les bras au-dessus de la tête.

Chapitre 8 : Debout la tête haute **147**

La montagne (tadasana) constitue la base d'autres postures

La posture de la montagne constitue le point de départ de toutes les postures debout. La *tadasana* aligne le corps, améliore le maintien et l'équilibre, et facilite la respiration. Bien que cet exercice soit habituellement appelé "posture de la montagne", son nom signifie en fait "posture du palmier", d'après le mot sanskrit *tada*. Certaines autorités du Yoga l'appellent également "posture de l'arbre".

1. **Tenez-vous debout la tête droite, mais détendu, avec les pieds écartés à la hauteur des hanches.**

    Laissez pendre les bras sur les côtés, les paumes vers les jambes.

2. **Visualisez une ligne verticale reliant le trou de votre oreille, l'articulation de votre épaule et les côtés de votre hanche, de votre genou et de votre cheville.**

    Regardez droit devant vous, les yeux ouverts ou fermés (figure 8.1).

Figure 8.1 : Commencez vos postures debout par la posture de la montagne.

3. **Restez dans cette posture pendant 6 à 8 respirations.**

Note : Dans la version classique de cette posture, les pieds sont joints, et le menton repose sur la poitrine.

Flexion debout – uttanasana

La flexion du buste vers l'avant étire tout l'arrière du corps et décomprime le cou en créant un espace entre les vertèbres (figure 8.2). Dans la posture verticale, la partie cervicale de la colonne et les muscles du cou doivent puissamment travailler pour équilibrer la tête. Étant donné que nous ne portons habituellement pas suffisamment attention à cette partie de notre anatomie, nous avons tendance à accumuler beaucoup de tension dans le cou, ce qui peut causer des maux de tête. Cette posture libère la partie cervicale de la colonne et permet aux muscles du cou de se détendre. Elle améliore également de partout la circulation sanguine, et procure un effet calmant sur le corps et le mental.

Soyez très prudent avec toutes les flexions du buste en avant si vous avez des problèmes de disque intervertébral. En cas de doute, demandez à votre docteur ou à un professionnel de la santé.

1. **Commencez par la posture de la montagne (figure 8.1) et, en inspirant, levez les bras vers l'avant, puis au-dessus de la tête (figure 8.2a).**

2. **En expirant, penchez-vous en avant au niveau des hanches.**

    Si vous sentez une traction à l'arrière des jambes, assouplissez les genoux (voir la section sur les "membres indulgents" au chapitre 6) et laissez les bras pendre.

3. **Si votre tête n'est pas près des genoux, pliez-les davantage.**

    Si vous êtes suffisament souple, tendez les genoux, mais en les gardant souples.

    Laissez pendre la tête et le cou vers le bas (figure 8.2b).

4. **En inspirant, déroulez doucement le corps vers le haut, en empilant les vertèbres l'une sur l'autre de bas en haut, et en levant ensuite les bras au-dessus de la tête.**

5. **Répétez les étapes 1 à 4 trois fois, puis restez en position fléchie (étape 3) pendant 6 à 8 respirations.**

Note : Dans la version classique de cette posture, les pieds sont joints et les jambes tendues. Le front est pressé contre les tibias, et les mains sont posées à plat sur le sol.

Chapitre 8 : Debout la tête haute 149

Figure 8.2 : Plier les genoux peut vous aider à étirer le dos.

a.   b.

Dérouler vers le haut dans l'étape 4 est la manière la plus sûre de remonter. Si vous n'avez pas de problèmes de dos, vous pourriez avoir envie d'essayer deux techniques plus avancées au bout de quelques semaines de pratique : en remontant, déployez les bras comme des ailes sur les côtés puis vers le haut ; ou, en inspirant, étirez les bras légèrement pliés vers l'avant puis vers le haut jusqu'à ce qu'ils soient parallèles à vos oreilles. Ensuite, levez le haut du dos, le milieu de votre dos, et la région lombaire, jusqu'à ce que vous soyez complètement redressé avec les bras au-dessus de la tête.

Le mot sanskrit *uttana* signifie "étirement intense".

Demi-flexion debout – ardha uttanasana

La demi-flexion du buste vers l'avant en position debout fortifie les jambes, le dos, les épaules et les bras, et elle améliore la résistance.

1. **Commencez dans la posture de la montagne (voir figure 8.1) et, en inspirant, levez les bras en avant, puis au-dessus de la tête (voir figure 8.2a).**

2. **En expirant, penchez-vous en avant au niveau du bassin.**

   Assouplissez les genoux et laissez pendre les bras.

3. **Pliez les genoux et, en inspirant, relevez le buste et les bras vers l'avant jusqu'à ce qu'ils soient parallèles au sol (figure 8.3).**

   Si vous avez des problèmes de dos, gardez les bras sur les côtés, puis étirez-les progressivement devant vous vers la position parallèle au sol.

4. **Amenez votre tête dans une position neutre, de telle sorte que les oreilles soient entre les bras.**

   Regardez vers le bas en avant. Pour faciliter l'exécution de la posture, mettez les bras un peu en arrière vers les hanches – plus ils sont en arrière, plus c'est facile.

Figure 8.3 : Cette posture est excellente pour améliorer la résistance.

5. **Répétez les étapes 1 à 4 trois fois, puis gardez la pose de l'étape 4 pendant 6 à 8 respirations.**

Note : Dans la version classique de cette posture, les pieds sont joints et les jambes et les bras tendus.

Le mot sanskrit *ardha* signifie "demi".

Flexion debout asymétrique – parshva uttanasana

La flexion vers l'avant en position debout asymétrique étire séparément chaque côté du dos et les tendons du jarret correspondant. Cette posture ouvre le bassin, tonifie l'abdomen, décomprime le cou, améliore l'équilibre et augmente l'afflux sanguin vers le haut du buste et vers la tête (figure 8.4).

1. **Tenez-vous debout dans la posture de la montagne et, en expirant, faites un pas en avant d'environ 90 à 105 cm (soit la longueur d'une jambe) avec votre pied droit.**

   Votre pied gauche tournera naturellement vers l'extérieur, mais si vous avez besoin de plus de stabilité, tournez-le davantage (de telle sorte que les orteils soient dirigés vers la gauche).

2. **Placez les mains à la taille et remettez le bassin dans l'axe de la jambe avancée ; puis relâchez les mains et laissez pendre les bras.**

3. **En inspirant, levez les bras vers l'avant, puis au-dessus de la tête (figure 8.4a).**

4. **En expirant, penchez-vous en avant à partir du bassin, assouplissez le genou droit, pour le plier.**

   Si vous êtes assez souple, tendez le genou droit mais toujours en le gardant souple.

5. **En inspirant, déroulez lentement vers le haut, en empilant les vertèbres l'une après l'autre de bas en haut, puis en levant les bras au-dessus de la tête.**

   Relâchez la tête et le cou vers le bas.

6. **Répétez les étapes 3 à 4 trois fois, puis gardez la pose de l'étape 4 pendant 6 à 8 respirations.**

   Répétez la même séquence sur le côté gauche.

Note : Dans la version classique de cette posture, les deux jambes sont tendues et le front presse contre la jambe en avant.

Figure 8.4 : Cet exercice étire séparément chaque côté du dos et les tendons du jarret correspondant.

a.

b.

Dérouler vers le haut dans l'étape 5 constitue la manière la plus sûre de remonter. Si vous n'avez pas de problèmes de dos, vous pourriez avoir envie d'essayer deux techniques plus avancées au bout de quelques semaines de pratique : en remontant, déployez les bras comme des ailes sur les côtés puis vers le haut ; ou, en inspirant, étirez les bras légèrement pliés vers l'avant puis vers le haut jusqu'à ce qu'ils soient parallèles à vos oreilles. Levez ensuite le haut de votre dos, le milieu de votre dos, puis la région lombaire, jusqu'à ce que vous soyez complètement redressé avec les bras au-dessus de la tête.

Le mot sanskrit *parshva* signifie "côté" ou "flanc".

La posture en triangle debout – utthita trikonasana

La posture du triangle étire les côtés de la colonne vertébrale, l'arrière des jambes et les hanches. Cette posture étire également les muscles intercostaux (entre les côtes), ce qui ouvre la poitrine et améliore la capacité respiratoire (figure 8.5).

Chapitre 8 : Debout la tête haute *153*

Figure 8.5 : Le triangle debout ouvre la poitrine et vous permet de respirer profondément.

1. **Tenez-vous debout dans la posture de la montagne (voir figure 8.1), expirez, puis avec votre pied droit effectuez un pas sur la droite d'environ 90 à 105 cm (soit la longueur d'une jambe).**

2. **Tournez le pied droit de 90 degrés et le pied gauche de 45 degrés.**

   Une ligne imaginaire allant du talon droit vers le pied gauche devrait couper le milieu de l'arc du pied gauche.

3. **En inspirant, levez les bras sur les côtés à hauteur des épaules et parallèlement au sol, de telle sorte qu'ils forment un "T" avec le torse (figure 8.5a).**

4. **En expirant, allongez la main droite vers le tibia droit pour l'amener aussi près que possible de la cheville sans créer de gêne ; puis levez le bras gauche vers le ciel.**

   Pliez légèrement le genou droit si l'arrière des jambes se tend (voir figure 8.5b).

   Autant que possible, amenez les côtés de votre torse dans une position parallèle au sol.

5. **Assouplissez le bras gauche et regardez en haut en direction de votre main gauche.**

   Si c'est douleureux pour votre cou, regardez en bas vers le sol.

6. **Répétez les étapes 3 à 5 trois fois, puis gardez la pose de l'étape 5 pendant la durée de 5 à 6 respirations.**

Répétez la même séquence du côté gauche.

Note : Dans la version classique de cette posture, les deux pieds sont parallèles, les bras et les jambes tendus, et le tronc parallèle au sol. La main droite est posée à plat sur le sol à l'extérieur du pied droit.

En sanskrit, *utthita* signifie "lever", et *trikona*, "triangle".

La posture en triangle inversé – parivritta trikonasana

L'action des torsions, comme celle du triangle inversé, sur les disques intervertébraux (entre les vertèbres) est souvent comparée à celle que l'on exerce sur une éponge humide en la pressant puis en la relâchant : vous évacuez d'abord l'eau sale en pressant, puis vous "absorbez" l'eau propre. L'action de tordre et détordre augmente l'afflux de sang frais vers ces disques et en conserve la souplesse tandis que vous vieillissez. Le triangle inversé étire également l'arrière des jambes, ouvre le bassin et fortifie le cou, les épaules et les bras (figure 8.6).

1. **Debout dans la posture de la montagne (voir figure 8.1), expirez et, avec votre pied droit, effectuez un pas sur la droite d'environ 90 à 105 cm (soit la longueur d'une jambe).**

2. **En inspirant, levez les bras sur les côtés à la hauteur des épaules et parallèlement au sol, de telle sorte qu'ils forment un "T" avec le torse (figure 8.5a).**

3. **En expirant, penchez-vous vers l'avant à partir du bassin, puis placez la main droite à plat sur le sol à côté de l'intérieur du pied gauche.**

4. **Levez le bras gauche vers le plafond et regardez en haut en direction de votre main gauche.**

Assouplissez les genoux et les bras. Pliez le genou gauche, ou enlevez la main droite d'à côté du pied gauche pour la placer plus directement sous le torse si nécessaire (figure 8.6b).

5. **Répétez les étapes 2 à 4 trois fois, puis gardez la pose de l'étape 4 pendant 6 à 8 respirations.**

Répétez la même séquence sur le côté gauche.

Chapitre 8 : Debout la tête haute **155**

Figure 8.6 : Si votre cou est trop tendu lorsque vous exécutez l'étape 4, tournez la tête vers le sol.

Note : Dans la version classique de cette posture, les deux pieds sont parallèles, les bras et les jambes sont tendus, et le tronc est parallèle au sol. La main du bas repose légèrement à l'extérieur du pied opposé.

Le mot sanskrit *parivritta* signifie "tourné".

La posture du guerrier – vira bhadrasana

La posture du guerrier fortifie les jambes, le dos, les épaules et les bras, ouvre le bassin, l'aine et la poitrine, augmente la force et la résistance, et améliore l'équilibre (figure 8.7). Comme son nom l'indique, cette posture procure un sentiment d'intrépidité et de force intérieure.

1. **Tenez-vous debout dans la posture de la montagne (voir figure 8.1) et, en expirant, faites un pas en avant d'environ 90 à 105 cm (soit la longueur d'une jambe) avec votre pied droit (figure 8.7a).**

   Votre pied gauche tournera naturellement vers l'extérieur, mais si vous avez besoin de plus de stabilité, tournez-le davantage vers l'extérieur (de telle sorte que les orteils pointent vers la gauche).

2. **Placez les mains à la taille et remettez le bassin dans l'axe de la jambe avancée ; puis relâchez les mains et laissez pendre les bras.**

Figure 8.7 : Une position de puissance et de force.

3. **En inspirant, levez les bras vers l'avant puis au-dessus de la tête et pliez le genou droit à angle droit, de telle sorte que le genou soit directement au-dessus de la cheville et que la cuisse parallèle au sol (figure 8.7b).**

   Si vous ressentez une gêne dans la région lombaire, penchez légèrement le torse en avant au-dessus de la jambe jusqu'à ce que la tension dans le dos soit supprimée.

4. **En expirant, revenez à la position de départ comme à la figure 8.7a. Assouplissez les bras et mettez les paumes des mains l'une en face de l'autre. Regardez droit devant vous.**

5. **Répétez les étapes 3 et 4 trois fois, puis gardez la pose de l'étape 4 pendant 6 à 8 respirations.**

   Répétez la même séquence du côté gauche. Lorsque vous gardez cette posture, si vous ressentez une gêne dans la région lombaire, penchez légèrement le torse en avant au-dessus de la jambe jusqu'à ce que la tension dans le dos soit supprimée.

Le mot sanskrit *vira* signifie "héros", et *bhadra*, "favorable".

Flexion debout jambes écartées – prasarita pada uttanasana

Cette posture étire les tendons des jarrets et les muscles adducteurs (sur les côtés intérieurs des cuisses) et ouvre le bassin. La flexion en avant augmente l'afflux de sang vers le haut du torse et allonge la colonne vertébrale.

1. Tenez-vous debout dans la posture de la montagne, expirez, et, avec votre pied droit, faites un pas vers la droite d'environ 90 à 105 cm (soit la longueur d'une jambe).

2. En inspirant, levez les bras vers l'extérieur sur les côtés à la hauteur des épaules et parallèlement au sol, de telle sorte qu'ils forment un "T" avec le torse (voir figure 8.6).

3. En expirant, penchez-vous en avant à partir du bassin, et assouplissez les genoux.

4. Maintenez chaque coude plié avec la main du côté opposé, et laissez pendre votre torse et vos bras (figure 8.8).

5. Restez dans la pose de l'étape 4 pendant 6 à 8 respirations.

Figure 8.8 : Une exellente façon de soulager la pression dans la région lombaire.

Note : Dans la version classique de cette posture, les jambes sont tendues, la tête au sol (le menton contre la poitrine) les bras en arrière entre les jambes, et les paumes des mains au sol.

En sanskrit, *prasarita* signifie "grand ouvert" et *pada*, "pied".

Posture de la demi-chaise – ardha utkatasana

La posture de la demi-chaise fortifie le dos, les jambes, les épaules et les bras, et procure une résistance générale. Si vous trouvez cette posture difficile, ou si vous avez des "genoux à problèmes", vous pouvez sauter cette position pour l'instant et y revenir une fois que les muscles de vos jambes seront devenus un peu plus forts. N'exagérez pas cet exercice (que ce soit en maintenant la position ou en la répétant davantage que ce que nous recommandons), sous peine d'avoir des muscles douloureux le lendemain. Mais ce n'est pas grave non plus d'avoir quelques courbatures, surtout si vous n'avez pas fait d'exercice depuis longtemps.

Figure 8.9 : La demi-chaise est une posture parfaite pour les skieurs.

1. Commencez dans la posture de la montagne (voir figure 8.1) et, en inspirant, levez les bras en avant puis au-dessus de la tête, les paumes des mains l'une en face de l'autre (voir figure 8.2a).

2. En expirant, pliez les genoux et accroupissez-vous à demi.

3. Assouplissez les bras mais gardez-les au-dessus de la tête (figure 8.9).

Regardez droit devant vous.

4. **Répétez les étapes 1 à 3 trois fois, puis restez dans la pose de l'étape 3 pendant 6 à 8 respirations.**

Note : Dans la version classique de cette posture, les pieds sont joints et les bras tendus, les doigts entrelacés et les paumes tournées vers le haut. Le menton repose sur la poitrine.

En sanskrit, *ardha* signifie "demi", tandis que *utkata* peut être traduit par "puissant".

Posture du chien museau face au sol – adhomukha shvanasana

La pratique du chien museau face au sol étire tout l'arrière du corps et fortifie poignets, bras et épaules. Cette posture constitue un bon moyen pour les élèves débutants qui n'y sont pas encore prêts d'exécuter des inversions comme l'équilibre sur les mains et la pose sur la tête. Étant donné que la tête est plus basse que le cœur, cette *asana* fait affluer du sang frais vers le cerveau, et agit comme un rapide "remontant" lorsque vous êtes fatigué (figure 8.10).

1. **Commencez à quatre pattes, et tendez les bras sans bloquer les coudes (figure 8.10a).**

   Assurez-vous que les mains sont directement sous les épaules, les paumes à plat au sol, et les genoux directement sous les hanches.

2. **En expirant, soulevez et tendez les genoux (mais sans les bloquer).**

   En montant les hanches, positionnez votre tête de sorte que les oreilles soient entre les bras.

3. **Si possible, appuyez les talons contre le sol et dirigez votre tête vers les pieds (figure 8.10b).**

N'effectuez pas l'étape 3 si cela fatigue votre cou.

4. **Répétez les étapes 1 à 3 trois fois, puis restez dans la pose de l'étape 3 pendant 6 à 8 respirations.**

Note : Dans la version classique de cette posture, les pieds sont joints et à plat au sol, les jambes et les bras tendus, et le sommet du crâne sur le sol, le menton pressé contre la poitrine.

Figure 8.10 : Relevez le défi, sans forcer.

 Ne gardez pas cette posture trop longtemps si vous avez des problèmes de cou, d'épaules, de poignets ou de coudes.

 En sanskrit, *adhomukha* signifie "orienté vers le bas", et *shvan* "chien".

Chapitre 9

Stable comme un arbre : la maîtrise de l'équilibre

....

Dans ce chapitre :

▷ La psychologie de l'équilibre.

▷ Six exercices d'équilibre.

....

L'équilibre (appelé en sanskrit *samata* ou *samatva*) est fondamental pour le Yoga. Une approche équilibrée de la vie implique une humeur égale et la capacité de percevoir l'unité dans toute la diversité. Pour être équibré, il suffit de ne pas porter de jugement et de traiter les autres avec une impartialité, une gentillesse et une compassion égales.

Une manière pour commencer à acquérir cet équilibre est de pratiquer les postures d'équilibre. Souvenez-vous que, selon le Yoga, le corps et le mental forment une unité de travail. Les déséquilibres du corps sont reflétés dans le mental, et vice-versa. Ce chapitre met l'accent sur l'importance de l'équilibre dans le Yoga et propose six postures qui sont autant d'exemples de samata.

Aux racines de la posture

Lorsque vous regardez un arbre, vous ne voyez que ce qui est au-dessus du sol : le tronc vertical avec sa couronne de branches, le feuillage et peut-être quelques oiseaux en train de gazouiller. Les arbres semblent être comme perchés au-dessus du sol, et on se demande comment une chose si lourde peut bien rester debout. Tout le monde sait que le secret de l'équilibre de l'arbre, c'est son réseau de racines souterraines qui ancrent solidement la partie visible de la plante dans la terre. Dans les postures d'équilibre, vous pourrez vous-même découvrir comment faire pousser vos "racines" dans la terre et vous tenir debout avec autant de stabilité qu'un arbre.

Ces postures d'équilibre constituent les plus plaisantes et les plus spectaculaires de toutes. Bien qu'elles soient relativement simples, elles peuvent produire des effets profonds. Comme vous pouvez vous y attendre, elles visent à améliorer votre sens général de l'équilibre, de la coordination, et de votre rapport à la terre. Votre conscience étant focalisée sur ces trois aspects, vous pourrez avancer plus facilement et plus efficacement, que ce soit dans vos affaires quotidiennes ou en pratiquant des activités qui exigent une grande coordination, telles que le sport ou la danse. Les postures yogiques d'équilibre ont aussi des applications thérapeutiques, par exemple pour les problèmes de dos ou pour rééduquer des groupes musculaires.

En améliorant votre équilibre de façon naturelle, attendez-vous à retrouver un meilleur équilibre mental. Les postures d'équilibre sont des moyens exceptionnels de concentration, et lorsqu'elles sont maîtrisées, elles génèrent un sentiment de confiance et d'accomplissement.

Postures d'équilibre pour une force élégante

La vie quotidienne est aussi exigeante que stressante ; si vous n'êtes pas solidement relié à la terre, vous courez constamment le risque d'être poussé au déséquilibre. "Avoir les pieds sur terre" signifie que vous êtes centré et ferme, mais sans manquer de souplesse ; et cela signifie que vous savez qui vous êtes et ce que vous voulez, et que vous avez le sentiment de pouvoir atteindre les buts de votre vie. Un bon moyen de renforcer votre lien à la terre consiste à améliorer votre sens physique de l'équilibre, en synchronisant le mouvement des bras et des jambes. Si vous êtes capable de vous tenir debout et de vous déplacer de manière équilibrée, votre mental suit automatiquement. Vous vous *sentez* plus équilibré.

Le sens de l'équilibre est relié à l'oreille interne. Vos oreilles vous informent de votre position dans l'espace. Les oreilles sont aussi connectées à l'espace social ; si vous n'êtes pas bien équilibré, il se peut que vous vous sentiez – ou que vous soyez réellement – un peu mal à l'aise dans vos relations sociales. Le travail de mise en équilibre et de renforcement du lien à la terre peut remédier à ce problème. Ce n'est que lorsque vous êtes capable de vous tenir immobile – en équilibre – que vous êtes également capable de vous déplacer harmonieusement dans le monde.

Chapitre 9 : Stable comme un arbre : la maîtrise de l'équilibre   163

Imaginez que vous êtes un arbre, et posez-vous les questions suivantes :

- Où sont mes racines ?
- Mes racines me nourrissent-elles ?
- Mes racines sont-elles fortes ?
- Mes racines sont-elles enchevêtrées avec d'autres racines ?
- Est-ce que je me sens soutenu ?
- Est-ce que je me sens capable de grandir ?
- Qu'est-ce qui bloque, le cas échéant, ma croissance future ?
- De quelle façon est-ce que je souhaite grandir ?
- Que dois-je faire pour grandir davantage ?

Les postures suivantes sont présentées dans l'ordre de la plus facile à la plus difficile à exécuter. Nous vous recommandons, dans le cas où vous effectuez les postures séparément plutôt qu'au sein d'une séance, de les garder pendant la durée de 6 à 8 respirations. Respirez librement par le nez, et prenez une brève pause entre l'inspiration et l'expiration.

Le guerrier appuyé au mur (variante de vira bhadrasana III)

Cette posture améliore globalement votre équilibre et votre stabilité. Elle fortifie les jambes, les bras et les épaules, et étire les cuisses – aussi bien l'avant que l'arrière – et les hanches. Comme pour les poses d'équilibre sur une jambe, cette posture améliore l'attention et la concentration.

1. **Tenez-vous debout dans la posture de la montagne (voir chapitre 8), à environ 90 cm en face d'un mur.**

2. **En expirant, penchez-vous en avant à partir du bassin et étendez les bras en avant jusqu'à ce que les paumes des mains touchent le mur.**

   Ajustez-vous de telle sorte que les jambes soient perpendiculaires et que le torse et les bras soient parallèles au sol.

3. **En inspirant, levez la jambe gauche en arrière jusqu'à ce qu'elle soit parallèle au sol (figure 9.1).**

Figure 9.1 : Une posture sans danger pour les débutants.

4. **Restez à l'étape 3 pendant 6 à 8 respirations ; puis recommencez avec l'autre jambe.**

En sanskrit, *vira* signifie "héros", et *bhadra* signifie "favorable".

Le chat en équilibre

La pose du chat en équilibre fortifie les muscles le long de la colonne vertébrale, les bras et les épaules, et "ouvre" le bassin. Cette posture améliore l'attention et la concentration, et génère un sentiment de confiance.

1. **En commençant à quatre pattes, positionnez les mains directement sous les épaules, les paumes à plat sur le sol et les genoux directement sous les hanches.**

   Tendez les bras, mais ne bloquez pas les coudes.

2. **En expirant, faites glisser la main droite en avant et la jambe gauche en arrière, en gardant la main et les orteils au sol.**

3. **En inspirant, levez le bras droit et la jambe gauche à une hauteur qui ne cause pas de gêne, ou aussi haut qu'il vous est possible (voir figure 9.2).**

4. **Restez dans la pose de l'étape 3 pendant 6 à 8 respirations, puis recommencez avec la paire de membres opposés (bras gauche et jambe droite).**

Figure 9.2 : Étendez complètement votre bras et votre jambe au sol avant de les lever.

L'arbre – vrikshasana

La posture de l'arbre améliore globalement l'équilibre, la stabilité et le calme. Elle fortifie les jambes, les bras et les épaules, et "ouvre" (détend et desserre) les hanches et l'aine. Cette posture, comme les autres poses d'équilibre sur une jambe, améliore l'attention et la concentration.

1. **Tenez-vous debout dans la posture de la montagne (voir chapitre 8).**
2. **En expirant, pliez le genou gauche et placez la plante du pied gauche, orteils vers le bas, sur l'intérieur de la jambe droite entre le genou et l'aine.**
3. **En inspirant, amenez les bras au-dessus de la tête et joignez les paumes des mains.**
4. **Assouplissez les bras et concentrez-vous sur un point au sol à environ 1,80 m à 2,40 m de vous (figure 9.3).**
5. **Gardez la pose de l'étape 4 pendant 6 à 8 respirations, puis recommencez avec la jambe opposée.**

Note : Dans la version classique de cette posture, les bras sont tendus et le menton repose sur la poitrine.

Le mot sanskrit *vriksha* signifie "arbre".

Figure 9.3 : Fixez votre attention sur un point à environ 1,80 m à 2,40 m de vous. Concentrez-vous et respirez lentement.

Le karaté kid

La posture du karaté kid augmente globalement l'équilibre et la stabilité. Cette pose fortifie les jambes, les bras et les épaules, et ouvre le bassin. Comme les autres poses d'équilibre sur une jambe, cette posture améliore l'attention et la concentration et produit un effet calmant sur le corps et le mental.

1. Tenez-vous debout dans la posture de la montagne, que nous décrivons au chapitre 8.

2. En inspirant, levez les bras vers l'extérieur sur les côtés à la hauteur des épaules et parallèlement au sol, de telle sorte qu'ils forment un "T" avec le torse.

3. Stabilisez-vous, et fixez votre attention sur un point au sol à environ 3 m à 3,60 m devant vous.

4. En expirant, pliez le genou gauche en le levant vers la poitrine.

Gardez la jambe droite tendue (figure 9.4).

Figure 9.4 : Le karaté kid du cinéma était aussi un yogi.

5. Restez à l'étape 4 pendant 6 à 8 respirations ; puis recommencez avec le genou droit.

Posture de Shiva

La posture de Shiva augmente globalement l'équilibre et la stabilité. Elle fortifie les jambes, les bras et les épaules, et étire les cuisses. Comme les autres poses d'équilibre sur une jambe, cette posture améliore l'attention et la concentration.

1. **Tenez-vous debout dans la posture de la montagne (voir chapitre 8).**

2. **En inspirant, levez le bras droit devant vous, puis au-dessus de la tête.**

3. **Stabilisez-vous et fixez votre attention sur un point au sol à environ 3 m à 3,60 m devant vous.**

4. **En expirant, pliez le genou gauche et amenez le talon gauche vers la fesse gauche, en gardant la jambe droite tendue.**

   Prenez la cheville gauche avec la main gauche (figure 9.5).

Figure 9.5 : Cette pose peut améliorer votre équilibre pour les postures plus avancées.

5. **Gardez la pose de l'étape 4 pendant 6 à 8 respirations ; puis recommencez avec le pied droit.**

Le scorpion

La posture du scorpion augmente globalement l'équilibre et la stabilité. Cette variante de cakravakasana fortifie les épaules, améliore la souplesse des hanches, des jambes et des épaules, et augmente l'attention et la concentration.

1. **À quatre pattes, placez les mains directement sous les épaules, les paumes à plat sur le sol, les genoux directement sous les hanches.**

   Tendez les bras, mais ne bloquez pas les coudes.

Chapitre 9 : Stable comme un arbre : la maîtrise de l'équilibre

2. **Placez l'avant-bras droit sur le sol, la main droite juste derrière le poignet gauche.**

   Tendez la main gauche derrière vous, en tordant légèrement le torse vers la gauche, afin de saisir la cheville droite.

3. **En inspirant, soulevez le genou droit du sol, levez la poitrine jusqu'à ce qu'elle soit parallèle au sol, et regardez vers le haut.**

   Trouvez une hauteur confortable pour votre poitrine et votre jambe levée, et stabilisez-vous en appuyant l'avant-bras et le pouce droits sur le sol (figure 9.6).

Figure 9.6 : Stabilisez-vous en appuyant l'avant-bras et le pouce droits contre le sol.

4. **Restez dans la pose de l'étape 3 pendant 6 à 8 respirations, puis recommencez avec les membres opposés (avant-bras gauche et pied droit).**

Chapitre 10
Les abdominaux, absolument !

Dans ce chapitre :

▶ L'importance de l'abdomen.
▶ La récompense que vous procureront six exercices simples des abdominaux.
▶ Le son pendant l'expiration.

De nombreux systèmes orientaux d'exercices spirituels et de santé considèrent le bas de l'abdomen comme le centre vital de l'être tout entier – corps, mental et âme. Les Japonais appellent cette puissante région *hara*, ce qui veut dire "ventre". En tant qu'Occidentaux, nous devons modifier l'idée que nous avons de notre ventre.

De nombreuses personnes sont partagées entre l'amour et la haine de leur ventre. Bien que les gens soient obsédés par la volonté d'avoir le ventre"parfait", ils ont tendance à négliger ou même à maltraiter cette partie de leur corps. Ils en remplissent l'intérieur de cochonneries, en bien trop grandes quantités, et en laissent l'extérieur se ramollir. Attention ! comme nous préviennent les maîtres de Yoga, lorsque cette région est "polluée" par des impuretés, elle devient un foyer de maladies.

Outre ces maladies, la faiblesse musculaire du ventre cause des problèmes dans la région lombaire. Des études montrent qu'une grande majorité de personnes souffrent de problèmes de dos, qui constituent la deuxième cause de l'absentéisme au travail (après les problèmes respiratoires ou le simple rhume).

Dans ce chapitre, nous allons décrire des exercices qui entraînent trois groupes de muscles abdominaux.

- le *grand droit*, qui est bandé verticalement le long de la partie antérieure du ventre du bas du sternum au pubis.

- les *obliques* internes et externes, qui, comme leur nom l'indique, ont un parcours "oblique" le long des côtés de l'abdomen et vont des côtes inférieures au bord supérieur du bassin.

- les *muscles transversaux*, qui se trouvent derrière les obliques internes.

Ces trois groupes d'abdominaux ne sont pas les muscles de l'estomac. Les muscles de l'estomac enveloppent l'estomac, qui a la forme d'un sac, et ne sont actifs que pendant la digestion. Bien sûr, les exercices yogiques influent aussi positivement sur les organes de l'abdomen – estomac, rate, foie et intestins. Si vous prenez soin de vos muscles abdominaux et des organes qu'ils protègent – par de l'exercice et une alimentation appropriée – vous effectuez 90 % du travail nécessaire pour rester en bonne santé.

Prenez soin de votre abdomen : c'est un système très actif

L'abdomen est un réseau étonnant, avec son usine agro-alimentaire (l'estomac), plusieurs unités annexes (foie, rate, reins, etc.) et un système d'égouts long de plus de 7,50 m (les intestins). Tant que la somme de ses parties n'est pas surmenée et qu'il n'existe aucune prédisposition génétique, tout reste en ordre de marche pendant la plus grande part de la vie. Toutefois, étant donné que la plupart des gens ont de mauvaises habitudes alimentaires, des pannes se produisent assez fréquemment : constipation, diarrhée, dérangements intestinaux, ulcères de l'estomac, et cancer du côlon. La pratique régulière du Yoga permet aux organes de l'abdomen de bien remplir leurs tâches tout au long de la vie. Vous n'aurez pas besoin d'antiacide, d'enzymes digestives ni de laxatifs.

Entraînez-moi ces abdominaux !

Nos postures yogiques pour les muscles abdominaux comprennent une "approche de groupe", qui privilégie les mouvements lents et conscients, les mécanismes de la respiration correcte, et l'utilisation du son. L'accent est mis ici sur la qualité du mouvement plutôt que sur la quantité – nous pensons que quelques mouvements exécutés avec une grande attention présentent bien moins de danger et sont bien plus efficaces que des douzaines, voire des centaines de répétitions stupides. Nous pensons également que la respiration consciente, et particulièrement la douce contraction de la face antérieure du ventre à chaque expiration peut encourager puis soutenir la force et le tonus des abdominaux. L'utilisation du son, dont nous parlerons plus tard dans ce chapitre, améliore encore ce type de respiration.

Le secret du nombril

Une fois que le cordon ombilical d'un bébé a été sectionné, et que son nombril a donc été créé, personne ne fait plus attention à cette cavité de naissance. Et pourtant, le nombril est un élément très important de votre anatomie. Selon le Yoga, un centre psycho-énergétique spécial y est situé.

Ce centre est connu sous le nom de *manipura-cakra*, ce qui signifie littéralement le "centre de la cité ornée de joyaux".

Le centre correspond (mais n'est pas identique) au *plexus solaire*, qui est un vaste réseau de nerfs qu'on appelle le "deuxième cerveau" du corps. Il contrôle les organes abdominaux et régule le flux d'énergie à travers le corps tout entier. Le centre du nombril est associé aux émotions et à la volonté. Certains ont "trop de nombril" (sont arrivistes), d'autres en manquent (et sont de bonnes poires).

Les pressions du bassin au sol (ou en arrière)

Les pressions du bassin fortifient en particulier le bas de l'abdomen. En plus d'un exercice au sol, vous pouvez exécuter des pressions du bassin en arrière en position assise en poussant la région lombaire contre le dossier de votre chaise. Vous pouvez exécuter cet exercice en étant assis dans une voiture, dans un avion, ou au bureau.

1. **Allongez-vous sur le dos, genoux pliés, l'écartement des pieds identique à la largeur du bassin.**

   Reposez les bras sur les côtés, les paumes des mains au sol.

2. **En expirant, poussez le bassin vers le sol pendant 3 à 5 secondes (figure 10.1).**

Figure 10.1 : Poussez le bassin au sol en expirant.

3. En inspirant, relâchez le dos.
4. Répétez les étapes 2 et 3 six à huit fois.

Le son yogique

Un médecin m'adressa un jour un producteur de cinéma [Larry Payne]. Ce dernier souffrait d'une affection chronique du cou, et de stress. Sa petite amie le taquinait sans cesse à propos de son "petit ventre mou". Son entraîneur de gymnastique lui avait fait faire des redressements assis normaux, ce qui n'avait fait qu'aggraver son problème de cou. Pour compliquer les choses, il était alors engagé dans un grand projet de film, et ne disposait que de très peu de temps pour s'entraîner. Je lui donnai à exécuter une succession de poses de Yoga de 12 mn, qui incluait l'ouverture assise de yogi et l'utilisation du son. Ces exercices firent un miracle. Son problème de cou disparut, et son ventre s'affermit. Il aimait en outre tellement utiliser le son que de nombreux membres de son équipe de tournage le rejoignirent l'après-midi pour produire ensemble un peu de son !

Essayez les redressements assis de yogi

Les redressements assis de yogi fortifient l'abdomen, particulièrement sa partie supérieure, les adducteurs (muscles des côtés intérieurs des jambes), le cou et les épaules.

Chapitre 10 : Les abdominaux, absolument ! **175**

1. Allongez-vous sur le dos, genoux pliés et pieds au sol, l'écartement des pieds identique à la largeur du bassin.

2. Tournez les orteils pour avoir les pieds en dedans, et faites se toucher les côtés intérieurs des genoux.

3. Mettez les paumes des mains derrière la tête avec les doigts croisés, et gardez les coudes largement ouverts.

4. En expirant, pressez fermement les genoux, basculez l'avant du bassin en direction du nombril et, avec les hanches au sol, asseyez-vous lentement à demi.

   Gardez les coudes alignés avec les épaules sur les côtés. Regardez au plafond. *Ne tirez pas votre tête vers le haut avec les bras* ; au contraire, soutenez la tête avec les mains et montez en contractant les muscles abdominaux (figure 10.2).

Figure 10.2 : Faites glisser les yeux au plafond en vous redressant.

5. En inspirant, revenez lentement au sol en vous déroulant.

6. Répétez les étapes 4 et 5 six à huit fois.

Fortifiez vos abdominaux avec les ouvertures assises de yogi

Les ouvertures assises de yogi fortifient à la fois la partie supérieure et la partie inférieure de l'abdomen (figure 10.3). Cette posture est une variante de *navasana*. Le mot sanskrit *nava* signifie "bateau".

Figure 10.3 : Abaissez le menton et gardez le dos arrondi en "C".

a.

b.

1. **Asseyez-vous par terre genoux fléchis, les pieds au sol écartés à la largeur des hanches.**
2. **Placez les mains paumes à plat sur le sol, près des hanches.**
3. **Abaissez le menton et arrondissez le dos dans une courbe en "C" (figure 10.3a).**
4. **En inspirant, roulez doucement sur l'arrière de votre bassin, en entraînant avec vous les mains au sol.**

    Gardez le reste du dos loin du sol pour maintenir la contraction des abdominaux, mais *ne forcez pas* pour maintenir cette position ; si vous sentez une tension, réduisez légèrement l'ouverture en vous redressant (figure 10.3b).

5. **En expirant, revenez vers le haut en déroulant, tout en faisant glisser les mains vers l'avant.**
6. **Répétez les étapes 4 et 5 six à huit fois.**

Les ouvertures assises sollicitent moins le cou que la plupart des redressements assis. Toutefois, si vous avez des problèmes dans la région lombaire, soyez prudent avec les ouvertures assises. Si vous ressentez une douleur dans le dos, quelle qu'elle soit, arrêtez tout de suite. Optez alors pour un autre exercice de ce chapitre.

Les abdominaux jambe tendue main glissée

Les abdominaux jambe tendue main glissée sont des variantes de *navasana*, et fortifient à la fois les parties supérieure et inférieure de l'abdomen, et le cou (figure 10.4).

Si cette pose cause une gêne au niveau du cou, soutenez votre tête avec vos deux mains. Si le problème persiste, arrêtez.

Figure 10.4 : Faites travailler les abdominaux et les tendons des jarrets.

1. **Allongez-vous sur le dos genoux pliés et pieds à plat sur le sol, l'écartement des pieds identique à la largeur du bassin.**

2. **Pliez le coude gauche et placez la main gauche derrière la tête, juste derrière l'oreille gauche.**

    Levez la jambe gauche et approchez-la autant que possible de la verticale (90 degrés), mais gardez les genoux légèrement pliés.

3. **Tirez le haut du pied vers le tibia pour fléchir la cheville, et placez la paume de la main droite sur la cuisse droite près du bassin (figure 10.4b).**

4. **En expirant, asseyez-vous lentement à demi et faites glisser la main droite vers le genou.**

    Gardez le coude gauche à l'arrière aligné sur l'épaule, et regardez le plafond. Ne redressez pas la tête en avant (figure 10.4b).

5. **Répétez les étapes 1 à 4 six à huit fois, puis recommencez la séquence de l'autre côté.**

Courbez-vous en posture abdominale d'aspiration

La posture d'aspiration fortifie et tonifie les muscles abdominaux et les organes internes. Cette posture est particulièrement bonne pour soulager la constipation.

1. Commencez à quatre pattes, les mains juste en dessous des épaules, l'écartement des genoux identique à la largeur du bassin.

2. Inspirez profondément par le nez.

3. Expirez par la bouche et courbez le dos comme un dromadaire en abaissant le menton.

   Après avoir expiré à fond, retenez votre respiration et aspirez votre ventre vers le haut vers la colonne vertébrale (figure 10.5).

   Attendez deux à trois secondes le ventre rentré en retenant la respiration, seulement si cela ne vous fait pas suffoquer.

4. En inspirant, revenez à la position de départ.

5. Répétez les étapes 2 à 4 quatre à six fois, en faisant une pause pour respirer une ou deux fois entre chaque répétition.

N'exécutez cet exercice que l'estomac vide, et évitez-le si vous avez des douleurs ou des crampes d'estomac, quelle qu'en soit la sorte. Nos lectrices éviteront cet exercice pendant la menstruation.

Figure 10.5 : Assurez-vous de bien avoir expiré à fond avant de rentrer le ventre.

Sortir un son sur l'expiration

L'usage d'exercices faisant appel au son fortifie et donne du tonus à l'abdomen et à ses organes internes, et renforce en outre les muscles du diaphragme.

1. Asseyez-vous sur une chaise ou au sol avec la colonne vertébrale bien droite et bien à l'aise.

Chapitre 10 : Les abdominaux, absolument ! 179

2. **Placez la paume de la main droite sur le nombril de telle sorte que vous puissiez sentir votre abdomen se contracter quand vous expirez.**

3. **Inspirez profondément par le nez et, en expirant, prononcez le son *ah*, *ma* ou *sa*.**

   Continuez à faire sonner cette syllabe aussi longtemps que vous le pouvez.

4. **Répétez les étapes 2 et 3 six à huit fois.**

   Faites une pause pour une ou deux respirations de repos entre deux sons.

Si vous suivez un quelconque programme de désintoxication, et que le son vous donne mal à la tête, optez pour les autres exercices de ce chapitre plutôt que pour celui-ci.

Chapitre 11
Le monde vu la tête en bas

Dans ce chapitre :

▶ Comprendre le principe yogique de l'inversion.
▶ Une nouvelle vue qui vous retournera.
▶ L'attraction de sept exercices d'inversion.

Il y a des milliers d'années, les maîtres de Yoga firent une découverte sensationnelle : en contrecarrant la gravité à l'aide d'exercices d'inversion, il est possible de renverser les effets du vieillissement, d'améliorer la santé, et d'allonger la vie de plusieurs années.

Pour illustrer le fonctionnement de l'inversion, imaginez-vous une bouteille de jus de pommes non filtré à l'étalage d'une épicerie. La gravité a tiré les solides du jus vers le fond de la bouteille, en diluant le liquide vers le haut. Si vous renversez la bouteille, la gravité tire les sédiments vers le haut de la bouteille renversée, en mélangeant à nouveau le jus avec la pulpe des pommes.

De façon similaire, lorsque vous êtes à l'envers, les dépôts qui se sont accumulés dans vos membres inférieurs – surtout du sang et de la lymphe – pendant une longue journée passée à la verticale descendent vers votre tête et revitalisent entièrement votre corps et votre mental.

 La lymphe est un liquide clair légèrement jaune semblable au plasma sanguin. Il contient principalement des lymphocytes (un type de globule blanc du sang) et des lipides, et possède son propre circuit de vaisseaux. Vidanger périodiquement les vaisseaux lymphatiques au moyen d'exercices d'inversion permet de les maintenir en bon état.

Vous pouvez tirer la gravité à votre avantage de plus d'une façon, dans les activités de tous les jours, et pour en neutraliser les effets néfastes sur votre corps.

Le nom sanskrit de la catégorie générale des postures d'inversion est *viparita karani*, ce qui signifie "processus de renversement". C'est aussi le nom des trois variantes de chandelle que nous décrivons dans ce chapitre. Cette posture n'est pas à proprement parler une posture ou *asana*, mais une *mudra*. Une *mudra* est bien plus puissante qu'une *asana* normale, parce qu'elle renforce l'énergie vitale de votre corps en la scellant.

De tous les différents types de postures de Yoga, les inversions sont peut-être celles qui influencent le plus efficacement un changement global dans votre corps et dans votre mental par le système des glandes endocrines. Outre le fait qu'elles rajeunissent et fortifient le corps, les inversions yogiques vous aident également à affronter vos peurs et à véritablement renverser le phénomène de stagnation et de négativité mentale.

La croyance répandue que la pose sur la tête est la seule inversion yogique qui pourra faire de vous un véritable "yogi" est erronée. En fait, nous vous recommandons d'éviter la pose sur la tête à moins qu'un professeur expérimenté ne supervise votre travail. Le cou est fait pour supporter les 4 kilos de la tête, mais pas les dizaines de kilos du corps. C'est la raison pour laquelle vous ne devriez aborder la pose sur la tête qu'avec précaution et après une préparation adéquate.

Les postures inversées les plus avancées sont la source de fréquentes blessures pour les débutants pressés qui travaillent sans professeur. Toutefois, vous pouvez pratiquer de nombreuses inversions sans danger ni risque, et profiter de la sorte des formidables effets bénéfiques du "processus de renversement" yogique. Dans ce chapitre, nous vous invitons à effectuer plusieurs exercices d'inversion efficaces et sans danger.

Accordez votre attention aux postures d'inversion

Theos Bernard, un hatha yogi accompli qui disparut dans les montagnes de l'Himalaya en 1947, pouvait tenir la pose sur la tête pendant trois heures d'affilée. Il avait appris à suffisamment relaxer son mental pour surmonter l'ennui et l'agitation. Nous ne vous demandons pas d'en faire autant. En fait, nous vous recommandons de ne pas même essayer. Si vous pratiquez au contraire les exercices suivants, nous vous promettons que vous connaîtrez les bienfaits de l'inversion, sans aucun risque.

Vous pouvez stimuler l'effet bénéfique des exercices décrits dans ce chapitre en utilisant la respiration yogique (voir chapitre 5). Assurez-vous toutefois de respirer facilement. Si nécessaire, utilisez un support pour faciliter la pose et la respiration (voir chapitre 17).

Évitez toutes les postures inversées si vous souffrez de maux de tête aigus ou si vous éprouvez de soudaines douleurs en faisant l'exercice.

Les jambes en hauteur sur une chaise

La posture jambes en haut sur une chaise améliore l'afflux de sang vers les jambes, les hanches et la région lombaire, et possède un effet calmant sur le système nerveux. Elle aide aussi à soulager les symptômes prémenstruels chez la femme et de prostatite chez l'homme.

1. **Asseyez-vous sur le sol dans une simple position jambes croisées devant une chaise solide, puis appuyez-vous en arrière sur les avant-bras.**

2. **Glissez les fesses sur le sol vers la chaise jusqu'à ce qu'elles soient juste au-dessous du bord avant.**

Figure 11.1 : Tout le monde en est capable !

3. **En expirant, soulevez les pieds du sol et placez les talons et les mollets sur le siège.**

   Assurez-vous que le bord avant de la chaise soit près de l'arrière de vos genoux.

4. **Allongez-vous en arrière sur le sol les bras sur les côtés, les paumes des mains vers le haut ou le bas (figure 11.1).**

5. **Restez dans la pose de l'étape 4 pendant 2 à 10 minutes. Utilisez l'une des méthodes recommandées de respiration yogique (voir chapitre 5).**

Cette posture est une variante de la posture classique *urdhva prasarita padasana*, qui signifie "posture du pied étendu en haut".

Les jambes tendues contre le mur

La posture jambes en haut contre le mur, qui est une variante de *urdhva prasarita padasana*, améliore la circulation de sang dans les jambes, les hanches et la région lombaire, et possède un effet calmant sur le système nerveux (figure 11.2). Elle aide aussi à soulager les symptômes prémenstruels chez la femme et de prostatite chez l'homme.

1. **Asseyez-vous au sol avec votre côté droit aussi près du mur que possible, les jambes tendues en avant (figure 11.2a).**

2. **En expirant, balancez les deux jambes au mur et allongez-vous à plat sur le dos.**

   Étendez les jambes aussi loin que possible. Étendez les bras confortablement sur les côtés, paumes sur le sol, et détendez-vous (figure 11.2b).

3. **Restez dans la pose de l'étape 2 pendant 2 à 10 minutes. Utilisez l'une des méthodes recommandées de respiration yogique (voir chapitre 5).**

La bestiole agonisante

La posture de la bestiole agonisante – excusez l'image – est une variante de *urdhva prasarita padasana*. Elle améliore la circulation sanguine dans les bras, les jambes, les hanches et la région lombaire, et a un effet calmant sur le système nerveux. Elle améliore aussi l'étendue du mouvement des chevilles, des orteils, des poignets et des doigts.

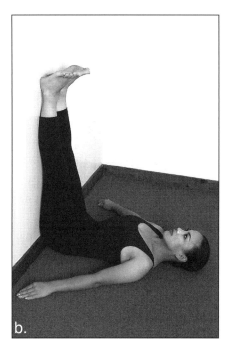

Figure 11.2 : Cette posture vous fera dompter la gravité.

a.   b.

1. Allongé sur le dos les genoux pliés et les pieds à plat sur le sol, placez les bras sur les côtés, paumes des mains vers le sol.

2. En expirant, étendez verticalement les jambes et les bras.

   Gardez les membres détendus (voir la section sur les "membres indulgents" au chapitre 6) en les maintenant en l'air (figure 11.3).

3. Avec les pieds, les orteils, les mains et les doigts, tracez des cercles en l'air dans le sens des aiguilles d'une montre et dans le sens contraire. Si vous le souhaitez, vous pouvez faire tourner les mains et les pieds simultanément dans les sens opposés.

   Respirez librement, gardez les bras et les jambes en l'air tant que vous serez à l'aise, puis revenez à la position de départ.

4. Répétez les étapes 2 et 3 trois à cinq fois, mais ne maintenez pas les membres en l'air pendant plus de 5 minutes au total, pour éviter de vous épuiser ou de fatiguer votre dos.

Évitez cette posture si vous avez des problèmes dans la région lombaire.

Figure 11.3 : Vous apprécierez la liberté de mouvement des chevilles et des poignets.

Flexion jambes écartées en appui contre un mur

Cette flexion du buste en avant jambes écartées appuyé contre un mur augmente l'afflux de sang vers la tête et étire la colonne vertébrale et les tendons des jarrets.

1. **Tenez-vous debout avec votre dos à une distance comprise entre 60 et 90 cm d'un mur solide, écartez largement les pieds pour prendre une position confortable, et appuyez les fesses contre le mur.**

2. **En expirant, penchez-vous en avant à partir du bassin et laissez pendre la tête et les bras.**

   Si les mains touchent le sol, saisissez chaque coude avec la main du bras opposé, et laissez pendre les avant-bras. Gardez les genoux souples et détendez le cou et la tête (figure 11.4).

Figure 11.4 : Il existe plus d'une façon d'inverser la gravité.

3. **Restez à l'étape 2 pendant deux à trois minutes ; utilisez l'une des techniques de respiration yogique présentées au chapitre 5.**

Si vous sentez un léger étourdissement en exécutant cet exercice ou l'un des autres exercices d'inversion, réduisez-en d'abord la durée, pour l'augmenter ensuite progressivement.

Un trio de chandelles de débutant – de la plus facile à la plus ardue

Chacune de ces trois chandelles de débutant améliore la circulation dans les jambes, les hanches, le dos, le cou, le cœur et la tête, stimule les glandes endocrines, parfait la circulation lymphatique, et produit un effet calmant et rajeunissant sur le système nerveux. Le mur procure un soutien utile pour les deux variantes les plus simples ; lorsque vous serez prêt, vous pourrez alors aborder avec confiance *viparita karani*, la chandelle du débutant.

En raison de la vulnérabilité du cou, nous vous recommandons de faire précéder ces postures d'une posture de demi-pont dynamique (avec mouvement, voir chapitre 6) pour préparer le cou, et de la faire suivre d'un court repos, puis d'une posture du cobra dynamique (voir chapitre 12) pour compenser.

N'essayez aucune de ces postures si vous êtes enceinte, souffrez d'hypertension ou d'une hernie hiatale, êtes obèse, affligé d'un glaucome ou de problèmes de cou, ou si vous êtes dans les premiers jours de vos règles. N'utilisez pas non plus un mur à miroir, car vous pourriez vous blesser en chutant.

Chandelle du débutant au mur

Cette posture est une variante de *viparita karani* et constitue peut-être la manière la plus facile d'apprendre la chandelle du débutant avec une méthode progressive (voir figure 11.5). Le mur servira de support tandis que vous vous familiariserez avec les exercices de chandelle.

1. **Allongez-vous sur le dos, genoux pliés, les pieds à plat sur le sol, les orteils effleurant la base d'un mur solide. Étendez les bras sur les côtés du torse, les paumes vers le bas.**

2. **Placez les plantes des pieds sur le mur avec les genoux à angle droit (les cuisses parallèles et les tibias perpendiculaires au mur).**

   Il est possible que vous deviez glisser les fesses pour les rapprocher ou les éloigner du mur afin d'obtenir exactement l'angle droit (figure 11.5a).

3. **En expirant, appuyez-vous sur les mains, poussez les pieds contre le mur et levez les hanches aussi haut que possible de façon confortable (figure 11.5b).**

4. **Pliez les coudes et amenez les mains sur la région lombaire.**

   Appuyez sur le sol les coudes et la partie postérieure du haut des bras pour vous soutenir. Détendez le cou (figure 11.5c).

5. **En expirant, retirez l'un des pieds du mur, et tendez la jambe jusqu'à ce que vous regardiez tout droit le haut de votre gros orteil (figure 11.5d).**

   Vous pouvez utiliser une seule jambe et alterner, ou lever les deux jambes. Si vous alternez les jambes, partagez équitablement le temps entre chacune.

Lorsque vous voudrez revenir au sol, placez d'abord lentement un pied sur le mur, puis l'autre, et abaissez finalement lentement le bassin au sol.

6. **Restez à l'étape 4 ou 5 tant que vous serez à l'aise, ou pendant 5 mn ; utilisez la respiration du Yoga (voir chapitre 5).**

Figure 11.5 : Le mur vous procure un support et du changement.

Chandelle du débutant inversée au mur

La chandelle du débutant inversée au mur est une autre variante de *viparita karani*. Certaines personnes trouvent cet exercice plus facile que la chandelle du débutant au mur. Essayez les deux pour déterminer avec laquelle vous vous sentez le plus à l'aise.

1. **Allongez-vous sur le dos la tête vers le mur à une distance complète de bras du mur. Pliez les genoux et placez les pieds à plat sur le sol avec un écartement égal à celui du bassin (figure 11.6a). Ensuite, ramenez les bras et reposez-les sur les côtés du corps, les paumes vers le bas.**

Figure 11.6 : Une autre manière d'utiliser le mur comme support.

a.   b.

La bonne distance au mur peut dépendre de la longueur de vos bras. Essayez ces trois méthodes différentes : toucher le mur les doigts allongés ; le toucher avec les jointures des poings ; le toucher avec les dos des mains.

2. **En expirant, poussez les paumes des mains vers le bas, tirez à vous les genoux pliés et tendez les jambes vers le haut en levant les hanches à un angle confortable compris entre 45 et 75 degrés.**

    Les jambes doivent être tendues mais pas bloquées, et les pieds doivent se trouver directement au-dessus de la tête.

3. **Pliez les coudes et amenez les mains à l'arrière du bassin, puis faites glisser les mains vers le haut du corps jusqu'à la région lombaire.**

    Appuyez les coudes et la partie postérieure du haut des bras sur le sol pour vous soutenir.

4. **Laissez les orteils toucher lentement et doucement le mur pour vous soutenir ; détendez le cou (figure 11.6b).**

5. **Lorsque vous voudrez redescendre, facilitez d'abord le retour des hanches au sol en les soutenant avec les mains, puis pliez les genoux et abaissez les pieds vers le sol.**

Chapitre 11 : Le monde vu la tête en bas   **191**

6. **Gardez la pose de l'étape 4 aussi longtemps que vous serez à l'aise, ou jusqu'à 5 mn.**

Chandelle du débutant – *viparita karani*

Vous pouvez vous préparer à effectuer cette posture en travaillant d'abord la chandelle du débutant au mur et la chandelle du débutant inversée au mur, jusqu'à ce que vous soyez à l'aise dans ces deux poses.

En sanskrit, *viparita* signifie "inversé, renversé", et *karani* "action, processus". Certaines autorités appellent cette pratique *sarvangasana*, "posture de tous les membres levés".

1. **Allongez-vous sur le dos genoux pliés, pieds à plat sur le sol, l'écartement des pieds identique à la largeur du bassin, et reposez les bras sur les côtés le long du corps, les paumes au sol.**

2. **En expirant, poussez les paumes vers le bas, tirez les genoux pliés à vous puis vers le haut, et tendez les jambes en levant les hanches (figure 11.7a). Ensuite, levez les hanches à un angle confortable compris entre 45 et 75 degrés.**

Figure 11.7 : Vous pouvez profiter des effets bénéfiques de l'inversion sans vous comprimer le cou.

a.   b.

192 Troisième partie : Postures pour conserver ou recouvrer la santé_____

3. Pliez les coudes et amenez les mains à l'arrière du bassin, puis faites glisser les mains vers le haut du corps jusqu'à la région lombaire. Les jambes doivent être tendues mais pas bloquées et les pieds doivent se trouver directement au-dessus de la tête.

   Appuyez les coudes et la partie postérieure du haut des bras sur le sol pour vous soutenir. Détendez votre cou (figure 11.7b).

4. Gardez la pose de l'étape 3 tant que vous serez à l'aise, pendant 5 mn.

5. Lorsque vous voudrez redescendre, facilitez d'abord le retour des hanches au sol en les soutenant avec les mains, puis pliez les genoux et abaissez les pieds vers le sol.

Chapitre 12
Les flexions faciles

Dans ce chapitre :

▶ Respecter votre colonne vertébrale.

▶ Présentation de six flexions vers l'arrière.

▶ Présentation de trois flexions latérales.

▶ Risquer quatre flexions vers l'avant.

Ce chapitre présente plusieurs flexions yogiques : considérez-les comme de simples extensions de la respiration. L'inspiration vous amène naturellement en flexion vers l'arrière, l'expiration naturellement en flexion vers l'avant (pour davantage d'explications, reportez-vous au chapitre 5). Vous pouvez exécuter les postures de flexion dans la pratique du Yoga en partant de nombreuses positions différentes – debout, agenouillé, assis, allongé ou même la tête en bas (voir chapitre 11). Étant donné que nous présentons les postures debout au chapitre 8 et les flexions les plus appréciées en tant qu'échauffement au chapitre 6, ce chapitre met en vedette les postures classiques de flexion exécutées au sol.

Pour acquérir une colonne vertébrale forte (et une certaine compréhension de soi)

Sans la colonne vertébrale, vous ne pourriez pas marcher debout – ni faire l'expérience des douleurs de dos ! Se tenir debout semble être une contrepartie raisonnable au risque éventuel de douleurs associées à la colonne vertébrale. La colonne vertébrale vous permet de vous pencher en avant, en arrière, sur les côtés, et de vous tordre. Vous effectuez tous ces mouvements chaque jour, mais il se peut que vous les fassiez inconsciemment et sans soutien musculaire approprié. Le Yoga utilise le mouvement naturel de la colonne vertébrale pour entraîner les différents muscles qui la soutiennent, ce qui contribue à maintenir le dos en bonne santé.

Bien que la colonne vertébrale, avec sa courbe élégante, soit bien conçue pour la position debout, les gens ne savent pas toujours l'utiliser correctement. Et surtout, de nombreuses personnes ne réalisent pas que leurs 33 vertèbres (dont 24 composent la partie souple de la colonne), sont maintenues en place par une série de muscles et de ligaments puissants qui exigent d'être entraînés régulièrement pour une marche impeccable.

De nombreux muscles maintiennent la colonne vertébrale en position. Ils sont arrangés en plusieurs couches à l'avant, à l'arrière, dans le cou et dans le périnée. S'ils s'affaiblissent à la suite d'un usage inadéquat ou s'ils sont endommagés par un usage incorrect ou une blessure, n'importe lequel de ces muscles peut tirer la colonne en dehors de son alignement. Ce mauvais alignement provoque de la gêne, de la douleur, et une communication nerveuse inadéquate avec les autres parties du corps qui peut entraîner des complications.

La colonne vertébrale est particulièrement importante, car elle protège la moelle épinière – un faisceau de nerfs qui traverse l'épine dorsale. Les nerfs alimentent le tronc et les membres avec des informations provenant du cerveau, et le cerveau renvoie l'ascenseur. Si la liaison nerveuse est interrompue à un endroit, vous perdez le contrôle conscient de la partie correspondante du corps.

La colonne vertébrale possède aussi une signification psychologique. On dit d'une personne intègre et possédant une force de caractère qu'elle "ne plie pas l'échine", tandis qu'on dit d'un lâche qu'il "courbe l'échine". Étant donné que les gens croient que la présentation extérieure reflète les influences intérieures, ils ont tendance à juger l'état mental d'une personne à son comportement corporel. Si vous présentez de façon chronique un dos rond, vous signalez aux autres que vous êtes aussi effondré à l'intérieur. En revanche, si vous vous tenez debout droit et la tête haute, vous donnez aux autres le signal de la confiance en soi, de l'énergie et du courage.

Du point de vue yogique, la colonne vertébrale est importante pour une autre raison : c'est l'aspect physique du sentier énergétique subtil qui part de la base de la colonne pour atteindre le sommet de la tête. Ce sentier est connu sous le nom de *canal central*, ou *sushumna-nadi*. Dans le Hatha-Yoga traditionnel et dans le Tantra-Yoga, la "puissance du serpent" réveillée, ou *Kundalini-shakti*, monte par ce canal. Lorsque cette énergie de conscience pure gagne le sommet de la tête, vous atteignez l'état d'extase sublime. Nous parlerons davantage du canal central au chapitre 20.

Chapitre 12 : Les flexions faciles

La colonne vertébrale est l'axe de votre monde

Selon le symbolisme du Yoga, la colonne vertébrale correspond à l'axe de l'univers, qui est décrit comme une gigantesque montagne appelée *mont Meru*. Au sommet de cette montagne (donc dans votre tête) réside le paradis, où sont assises toutes les divinités.

Les flexions vers l'arrière

Que vous en soyez conscient ou non, vous vous penchez souvent en avant en vaquant à vos activités quotidiennes. En enfilant une paire de pantalons, en laçant vos chaussures, en prenant des objets au sol, en étant assis au bureau en face d'un ordinateur, en travaillant au jardin, et même en pratiquant de nombreux sports qui impliquent de se pencher en avant à des degrés variés.

Dans la vie, tout excès peut causer des problèmes. Se pencher en avant a tendance à fermer l'avant du torse (et donc à raccourcir l'avant de la colonne vertébrale) et à arrondir le dos. Cette fermeture et cette rondeur sont exagérées par l'habitude (mauvaise) de se pencher en avant au niveau de la taille au lieu de le faire depuis les articulations des hanches.

Pour faire personnellement l'expérience de la différence entre un mouvement de flexion partant de la taille et un mouvement de flexion partant du bassin, exécutez l'exercice suivant : asseyez-vous droit sur une chaise les pieds à plat sur le sol, et placez les mains à l'extérieur des os des hanches, les doigts tournés vers l'intérieur. En inspirant, déplacez la colonne vertébrale vers le haut, levez la poitrine et regardez droit devant vous. En expirant, gardez la poitrine soulevée, et penchez-vous en avant : vous effectuerez alors un mouvement de flexion vers l'avant partant des hanches. Par contraste, asseyez-vous sur la chaise et déplacez les mains de quelques centimètres vers le haut, jusqu'à ce qu'elles soient juste au-dessous de la cage thoracique. En expirant, amenez le menton sur la poitrine et baissez la tête vers les cuisses, en courbant la colonne vertébrale en arrière. C'est ce qu'on appelle un mouvement de flexion vers l'avant partant de la taille. Au cours des années, cette habitude de se pencher conduit inévitablement à ce qui est souvent appelé un *dos voûté*, qui est caractérisé par l'effondrement de la poitrine et par la tête penchée en avant – et à toutes les douleurs, maux et respirations superficielles qui l'accompagnent.

Tous les effets cumulatifs de ces positions penchées en avant ont un antidote : la pratique régulière des flexions vers l'arrière qui étirent la partie antérieure du torse (et de la colonne vertébrale). Les flexions vers l'arrière s'exécutent de façon appropriée avec une inspiration, qui est la phase active et ouvrante du cycle de la respiration. Inspirez profondément (oui, maintenant, tout de suite), et notez comme votre torse (et votre colonne vertébrale) s'étendent naturellement, en vous invitant à vous pencher en arrière. Les flexions vers l'arrière sont connues comme des postures d'expansion, "extraverties", qui peuvent déclencher de puissantes émotions. Les flexions vers l'arrière principales sont habituellement exécutées vers le milieu d'une série d'asanas, de telle sorte que vous avez largement le temps pour la préparation avant et pour la compensation après (voir chapitre 6). Dans ce chapitre, nous allons présenter quelques flexions vers l'arrière au sol.

Bougez lentement et avec précaution dans toutes les postures de cobra et de sauterelle. Évitez toutes les postures qui vous causent de la douleur dans la région lombaire, le haut du dos ou le cou.

Lorsque vous êtes allongé sur le ventre avec le visage face au sol en levant la poitrine et la tête et en utilisant une combinaison des bras, quelle qu'elle soit, vous êtes en train d'exécuter une forme quelconque de la posture du cobra. En levant les jambes, ou une combinaison des jambes, de la poitrine et des bras, vous êtes en train d'exécuter une forme quelconque de la posture de la sauterelle.

Le cobra 1

La posture du cobra augmente la souplesse et la force des muscles des bras, de la poitrine, des épaules et du dos. Le cobra 1, en particulier, privilégie surtout le haut du dos (figure 12.1). Le cobra "ouvre" la poitrine, augmente la capacité pulmonaire, et stimule les reins et les glandes surrénales.

1. **Allongez-vous sur le ventre, jambes écartées, le dessus des pieds au sol, l'écartement des pieds identique à la largeur du bassin.**

2. **Reposez votre front au sol et relâchez les épaules ; pliez les coudes et placez les avant-bras au sol, les paumes des mains au sol et positionnées de part et d'autre de la tête (figure 12.1a).**

3. **En inspirant, engagez les muscles du dos, appuyez les avant-bras contre le sol, et levez la poitrine et la tête.**

   Regardez droit devant vous, comme le montre la figure 12.1b. Gardez les avant-bras et l'avant du bassin au sol en gardant les épaules détendues.

Figure 12.1 : Le cobra 1 privilégie le haut du dos ; il est moins difficile que le cobra 2.

4. **En expirant, abaissez lentement le torse et la tête et ramenez-les au sol.**

5. **Répétez les étapes 3 et 4 trois fois ; puis restez dans la pose de l'étape 3 (la dernière position élevée) pendant 6 à 8 respirations.**

Si vous avez des problèmes dans la région lombaire, écartez les jambes plus largement que le bassin, et laissez les talons se tourner vers l'extérieur.

Cette posture est aussi appelée le sphinx. Il s'agit d'une variante de la version modifiée de *bhujangasana*, que nous décrivons dans la section suivante.

Le cobra 2 – bhujangasana

Cette posture apporte la plupart des effets bénéfiques du cobra 1, que nous avons décrits dans la section précédente et confère en outre de la souplesse à la région lombaire (voir figure 12.2).

1. **Allongez-vous sur le ventre, le dessus des pieds sur le sol, l'écartement des pieds identique à la largeur du bassin.**

2. **Pliez les coudes et placez les paumes des mains sur le sol avec les pouces près des aisselles.**

   Reposez la tête sur le sol et relâchez les épaules, comme le montre la figure 12.2a.

3. **En inspirant, engagez les muscles du dos, appuyez les paumes contre le sol, et levez la poitrine et la tête.**

   Regardez droit devant vous (figure 12.2b). Gardez la partie avant supérieure du bassin au sol et les épaules détendues. À moins que vous ne soyez très souple, gardez les coudes légèrement pliés.

Figure 12.2 : Le cobra 2 privilégie la flexibilité de la région lombaire.

4. **En expirant, abaissez lentement le torse et la tête, et ramenez-les au sol.**

Chapitre 12 : Les flexions faciles

5. **Répétez les étapes 3 et 4 trois fois ; puis gardez la pose de l'étape 3 (la dernière position élevée) pendant 6 à 8 respirations.**

Note : Dans la posture classique, les jambes se touchent et les genoux sont tendus. La tête est alignée avec la colonne vertébrale, et les yeux regardent en avant. Les paumes des mains sont sur le sol de part et d'autre du torse et près du nombril, les coudes légèrement pliés, et les épaules détendues.

Si vous mettez les mains plus en avant, le cobra devient moins difficile ; si vous les mettez plus en arrière, de part et d'autre du torse à la hauteur du nombril, vous augmentez la difficulté d'exécution.

Le mot sanskrit *bhujangasana* est composé de *bhujang* ("serpent") et de *asana* ("posture").

Faut-il ou non serrer les fesses ?

Dans le vaste monde du Yoga, vous trouverez des ateliers de week-end sur les flexions vers l'arrière dont le thème unique consistera à s'efforcer de répondre à la question : "Les fesses doivent-elles être fermes ou non lors de l'exécution de la posture du cobra ?" (Entre nous, quelle manière de passer un week-end !) L'instruction traditionnelle est de raffermir les fesses. Toutefois, au cours des 15 dernières années, les travaux de Robert McKenzie, un physiothérapeute d'origine néo-zélandaise, ont révolutionné les soins du dos – et par là même nos idées sur les flexions vers l'arrière. Dans sa propre version du cobra, qui s'appelle *technique McKenzie*, il suggère de laisser les fesses relâchées, afin de faciliter la guérison de nombreux maux de la région lombaire. Essayez le cobra des deux façons, les fesses fermes ou décontractées, et choisissez celle qui vous convient le mieux !

Le cobra 3

Le cobra 3, qui est une autre version du classique *bhujangasana*, est unique en ce sens qu'il ne demande pas de placer les mains sur le sol. L'accent est mis sur le renforcement à la fois de la région lombaire et du haut du dos (figure 12.3).

Figure 12.3 : Le cobra 3 renforce la région lombaire, le haut du dos et le cou.

1. **Allongez-vous sur le ventre jambes écartées à la hauteur des hanches, le dessus les pieds et le front contre le sol.**

2. **Étendez les bras en arrière, des deux côtés du torse, les paumes au sol (figure 12.3a).**

3. **En inspirant, levez la poitrine et la tête, puis déployez les bras sur les côtés comme des ailes et amenez-les devant vous.**

   Gardez les jambes au sol, comme le montre la figure 12.3b.

4. **En expirant, abaissez lentement le torse et la tête, et ramenez-les au sol.**

5. **Répétez les étapes 3 et 4 trois fois ; puis gardez la pose de l'étape 3 (la dernière position élevée) pendant 6 à 8 respirations.**

La sauterelle 1 – shalabhasana

La posture de la sauterelle fortifie le torse tout entier, et notamment la région lombaire et le cou (voir figure 12.4). De plus, elle affermit les fesses et les jambes, et améliore la digestion.

Chapitre 12 : Les flexions faciles

1. **Allongez-vous sur le ventre jambes écartées à la hauteur des hanches, les dessus des pieds sur le sol.**

   Reposez le front contre le sol (reportez-vous à la figure 12.3a).

2. **Étendez les bras le long du corps, les paumes au sol.**

3. **En inspirant, levez la poitrine, la tête et une jambe au-dessus du sol aussi haut que possible en restant à l'aise (voir figure 12.4a).**

Figure 12.4 : Essayez cette posture avec et sans couverture pour évaluer votre confort personnel.

4. **En expirant, abaissez simultanément et lentement la poitrine, la tête et la jambe et reposez-les au sol.**

   Recommencez avec l'autre jambe.

5. **Répétez les étapes 3 et 4 trois fois ; puis gardez la pose de l'étape 3 (la dernière position levée) pendant 6 à 8 respirations.**

Vous pouvez augmenter le niveau de difficulté en levant les deux jambes à la fois à l'étape 3.

Note : Dans la posture classique, les jambes se touchent et les genoux sont tendus.

Pour faciliter cette position et toutes les autres variantes de la sauterelle et du cobra, placez un petit coussin ou une couverture pliée sous votre corps, entre l'abdomen et la poitrine. Vous pouvez avancer ou reculer un peu la couverture pour l'adapter à vos besoins (figure 12.4b).

Le mot sanskrit *shalabha* signifie "sauterelle".

La sauterelle 2

La posture de la sauterelle fortifie le dos, le cou, les fesses et les jambes. Cette posture, qui est une variante de *shalabhasana*, enseigne aussi aux deux côtés du corps comment travailler indépendamment l'un de l'autre. De nombreux problèmes de dos sont dus au déséquilibre de la musculature de chaque côté de la colonne vertébrale. Dans les milieux des professionnels de la santé, on appelle souvent cela un problème d'asymétrie. La sauterelle 2 redonne la symétrie à votre dos, et améliore aussi votre coordination (figure 12.5).

Figure 12.5 : Cette posture équilibre les muscles de chaque côté de votre dos.

Chapitre 12 : Les flexions faciles **203**

1. **Allongez-vous sur le ventre, dessus des pieds sur le sol, l'écartement des pieds identique à la largeur du bassin.**

   Reposez le front contre le sol.

2. **Étendez le bras droit en avant, la paume reposant au sol ; étendez le bras gauche le long du torse, la paume au sol (figure 12.5a).**

3. **En inspirant, soulevez lentement du sol la poitrine, la tête, le bras droit et la jambe gauche, et amenez-les aussi haut que possible sans causer de gêne.**

   Essayez de garder le haut du bras droit et l'oreille droite alignés, et levez le pied gauche et la main droite à la même hauteur au-dessus du sol (figure 12.5b).

4. **En expirant, baissez lentement et simultanément le bras droit, la poitrine, la tête et la jambe gauche, et ramenez-les au sol.**

5. **Répétez les étapes 3 et 4 trois fois ; puis gardez la pose de l'étape 3 pendant 6 à 8 respirations.**

6. **Recommencez la même séquence avec la paire de membres opposés (bras gauche et jambe droite).**

La sauterelle 2 présente des aspects biomécaniques intéressants. En levant la poitrine et le bras droit, vous fortifiez le côté droit du haut du dos. En levant la jambe gauche, vous fortifiez le côté droit de la région lombaire. Donc, bien que cette posture utilise respectivement le bras et la jambe de côtés opposés, elle fortifie un seul côté à la fois du haut et du bas du dos.

Évitez les variantes de la sauterelle qui ne font lever que les jambes. Le lever des jambes seules augmente la pression sur la poitrine, le rythme cardiaque, et la tension dans le cou.

La sauterelle 3 – la posture de Superman

Cette posture, une autre variante de *shalabhasana*, tire son nom de l'image que nous avons de Superman volant à travers les airs à la vitesse de l'éclair, les bras tendus en avant. Cette pose constitue la flexion du dos la plus difficile que nous présentions. L'extension complète des bras et des jambes applique une grande charge sur le dos tout entier (figure 12.6). N'effectuez cette pose qu'une fois que vous serez à l'aise avec la sauterelle 1 et la sauterelle 2.

Cette posture est difficile sur le plan physique. Ne l'essayez pas si vous souffrez de problèmes de dos ou de cou.

1. **Allongez-vous sur le ventre, dessus des pieds sur le sol, l'écartement des pieds identique à la largeur du bassin. Étendez les bras sur les côtés le long du torse, paumes des mains au sol ; reposez le front au sol (figure 12.6a).**

Figure 12.6 : N'essayez pas cette "superposture" avant d'être fin prêt !

2. **En inspirant, levez la poitrine, les jambes et la tête, et déployez les bras comme des ailes sur les côtés puis devant vous (figure 12.6b).**

3. **En expirant, ramenez les bras sur les côtés en suivant le même chemin à l'envers, et abaissez lentement et simultanément au sol le torse, les jambes et la tête.**

4. **Répétez les étapes 2 et 3 trois fois ; puis gardez la pose de l'étape 2 (la dernière position levée) pendant 6 à 8 respirations.**

Au début, pour l'étape 2, essayez de n'amener les bras qu'à mi-chemin en les déployant pour former un "T". La position en T permet aux muscles du dos de s'habituer progressivement aux exigences physiques de cette posture.

Se courber d'un côté à l'autre

La colonne vertébrale bouge de quatre manières principales : elle peut se pencher en avant (*flexion*), se pencher en arrière (*extension*), se pencher sur les côtés (*flexion latérale*) et se tordre (*torsion*). Parmi ces quatre possibilités, la flexion latérale est la plus négligée dans la pratique du Yoga. Cette opportunité manquée est malheureuse, car les flexions latérales aident à étirer et à tonifier le muscles le long de l'abdomen, de la cage thoracique et de la colonne vertébrale, ce qui fait conserver la taille svelte, la respiration pleine, et la colonne vertébrale souple.

Une véritable flexion latérale contracte complètement un côté du corps en étirant l'autre. Faites tout de suite l'expérience d'une flexion latérale : que vous soyez en train de lire en étant assis sur une chaise ou par terre, penchez-vous simplement sur la droite (ou sur la gauche) avec une expiration et allongez le bras du même côté vers le bas. Pour obtenir l'effet complet de l'étirement, allongez le bras du côté opposé vers le plafond. Dans cette section, nous présenterons quelques manières créatives et sans danger d'utiliser les flexions latérales au sol.

Assis courbé sur le côté

Toutes les flexions latérales apportent des bénéfices similaires. Elles étirent et tonifient les muscles sur les côtés du torse et accroissent la souplesse de la colonne vertébrale.

1. **Asseyez-vous confortablement avec les jambes simplement croisées (reportez-vous au chapitre 7 pour la posture simple, ou *sukhasana*).**

   Placez la paume de la main droite au sol, à côté de la hanche droite.

2. **En inspirant, levez le bras gauche sur le côté puis au-dessus de la tête à côté de l'oreille gauche.**

3. **En expirant, faites glisser la main droite sur le sol vers la droite.**

   Laissez suivre le torse, la tête et le bras gauche, en vous penchant sur le côté droit (figure 12.7).

4. **En inspirant, revenez à la position droite (celle dans laquelle vous étiez au début de l'étape 2).**

Figure 12.7 : Les fesses doivent rester au sol !

5. **Répétez les étapes 2 à 4 trois fois ; puis restez en position fléchie (étape 3) pendant 6 à 8 respirations.**

   Recommencez la même séquence de l'autre côté.

Flexion latérale à quatre pattes

Les effets bénéfiques de cette flexion latérale, qui est une variante de *cakravakasana*, sont les mêmes que ceux de la flexion latérale en position assise. De nombreuses personnes souffrant de problèmes de dos ou de hanches éprouvent des difficultés à s'asseoir droit sur le sol. La position à quatre pattes donne davantage de liberté à la colonne vertébrale et constitue une flexion latérale au sol facile à effectuer.

1. **Commencez à quatre pattes, les genoux au-dessous des hanches et les mains au-dessous des épaules, paumes au sol.**

   Tendez les coudes sans les bloquer. Regardez droit devant vous.

2. En expirant, fléchissez le torse et la tête sur le côté droit et regardez en direction du coccyx (figure 12.8).

Figure 12.8 : Regardez ce qui fut il y a bien longtemps une queue.

3. En inspirant, retournez à la position de départ de l'étape 1.

4. Répétez les étapes 2 et 3 trois fois ; puis gardez la pose de l'étape 2 pendant 6 à 8 respirations.

Recommencez la même séquence de l'autre côté.

Flexion latérale en posture de feuille pliée

Les effets bénéfiques de cette flexion latérale, qui est une variante de *balasana*, la posture de l'enfant (voir chapitre 6), sont les mêmes que ceux de la flexion latérale en position assise (figure 12.9). Le mot sanskrit *bala* signifie "enfant". Cette pratique s'inspire de la position repliée du bébé dans l'utérus.

1. **Asseyez-vous sur les talons, les orteils pointés en arrière, et pliez-vous en avant en couchant l'abdomen sur les cuisses et la tête sur le sol.**

Étirez les bras en avant avec les paumes des mains sur le sol (figure 12.9a).

2. **En expirant, restez en position pliée et faites glisser la partie supérieure du tronc, la tête, les bras et les mains vers la droite aussi loin que possible, comme le montre la figure 12.9b.**

Attendez quelques secondes et, avec une autre expiration, glissez encore plus vers la droite, si vous pouvez le faire sans forcer.

3. **Retournez au centre (comme dans l'étape 1) et recommencez la séquence sur le côté gauche.**

   Restez dans la pose de l'étape 2 pendant 6 à 8 respirations de chaque côté.

Figure 12.9 : Attendez quelques instants avant de vous étirer davantage sur le côté.

Se pencher en avant

De toutes les façons dont dispose le torse (et la colonne vertébrale) pour bouger, se pencher en avant est la manœuvre la plus courante. Nous passons les neuf premiers mois de notre vie pliés en avant dans l'utérus de notre mère ; il est possible que les humains, qui associent donc instinctivement cette position à la paix et à la sécurité de la vie prénatale, se penchent souvent en avant à la suite d'activités fatigantes ou inhabituelles pour se calmer et se réconforter.

Les flexions du buste en avant sont habituellement une bonne manière de commencer toute succession de mouvements (à moins que vous ne souffriez de blessures aux disques intervertébraux ou d'autres problèmes de dos). Tandis que les flexions vers l'arrière sont les "assanas extraverties" pleines de vie, les flexions vers l'avant constituent les "assanas introverties" qui s'effacent ; elles s'exécutent toujours avec une expiration – qui est la phase passive de contraction du cycle respiratoire.

En sanskrit, la flexion en avant typique s'appelle *pashcimottanasana*, ce qui signifie "posture de l'extension de l'Ouest". En jargon yogique, l'Ouest représente le dos, et l'Est la face avant du corps. Ce symbolisme se réfère aux deux effets, physique et psychologique, de cette posture : elle étire l'arrière du corps, et particulièrement l'arrière de la colonne vertébrale et des jambes, et tout comme le soleil se couche à l'Ouest, la "lumière" de notre conscience se retire vers l'intérieur tandis que nous nous replions sur nous-mêmes.

Chapitre 12 : Les flexions faciles **209**

Notre flexion en avant constamment effectuée depuis la taille a tendance à mettre de la tension sur la région lombaire et sur le cou. Les flexions yogiques en avant exigent que le mouvement parte des articulations des hanches, ce qui peut contribuer à maintenir une colonne vertébrale en bonne santé et sans tension tandis que vous corrigerez les mauvaises habitudes de flexion en avant (voir les explications au début de ce chapitre).

Soyez très prudent avec toutes les flexions en avant en position assise si vous avez des problèmes de dos relatifs aux disques intervertébraux.

La pince assise – pashcimottanasana

Cette flexion du buste en avant en position assise étire tout l'arrière du corps, notamment l'arrière de la colonne vertébrale et des jambes. Elle tonifie aussi les muscles et les organes de l'abdomen et possède un effet calmant et tranquillisant.

1. **Asseyez-vous par terre, jambes étirées devant vous, l'écartement des pieds identique à la largeur du bassin.**

   Redressez bien le dos et placez les paumes des mains sur le sol à côté des cuisses.

2. **En inspirant, levez les bras en avant et au-dessus de la tête jusqu'à ce qu'ils soient à côté des oreilles (figure 12.10a).**

   Gardez les bras et les jambes souples et légèrement pliés (en "membres indulgents", dont nous donnons la description dans le chapitre 6).

3. **En expirant, penchez-vous en avant depuis les hanches ; amenez les mains, la poitrine et la tête vers les jambes.**

   Reposez les mains sur le sol, ou sur les cuisses, les genoux, les tibias ou les pieds. Si votre tête n'est pas près des genoux, pliez-les davantage jusqu'à ce que vous sentiez votre dos s'étirer (figure 12.10b).

4. **Répétez les étapes 2 et 3 trois fois, puis restez plié (étape 3) pendant 6 à 8 respirations.**

Note : Dans la posture classique, les jambes se touchent, les genoux sont tendus, et les chevilles étirées (les orteils pointent vers le haut). Le menton repose donc sur la poitrine, les mains tiennent les côtés des pieds, le dos est étiré en avant et le front pressé contre les jambes.

Figure 12.10 : Si votre tête n'arrive pas près des genoux, pliez-les davantage.

Si vous avez des problèmes à vous tenir assis droit sur le sol dans la posture de pince assise ou dans toute autre des postures de flexion du buste vers l'avant qui suivent, élevez le bassin avec des couvertures pliées ou des coussins fermes, comme le montre la figure 12.10c.

Le mot sanskrit *pashcimottanasana* est formé de *pashcima* ("Ouest"), *uttana* ("étiré") et *asana* ("posture").

La demi-pince – janushirshasana

La demi-pince entretient la souplesse de votre colonne vertébrale, stimule les organes abdominaux et active le canal central (*sushumna-nadi*) [figure 12.11]. Comme nous l'avons expliqué au chapitre 5, le canal central est le sentier de l'énergie de conscience pure éveillée (appelée *kundalini-shakti*), qui mène à l'extase et à la libération spirituelle.

Chapitre 12 : Les flexions faciles

1. **Asseyez-vous sur le sol, jambes tendues devant vous, pliez le genou gauche et amenez votre talon gauche vers l'aine droite.**

2. **Reposez le genou gauche plié au sol (mais ne le forcez pas à atteindre le sol), et placez la plante du pied gauche à l'intérieur de la cuisse droite.**

   Les orteils du pied gauche sont pointés vers le genou droit.

3. **Redressez le dos pour qu'il soit bien droit ; en inspirant, levez les bras devant vous puis au-dessus de la tête jusqu'à ce qu'ils soient à proximité des oreilles (figure 12.11a).**

Figure 12.11 : Cette posture étire davantage le dos du côté de la jambe étendue.

Gardez les bras et la jambe droite souples et légèrement pliés en "membres indulgents", que nous décrivons au chapitre 6.

4. **En expirant, penchez-vous en avant depuis les hanches.**

   Amenez les mains, la poitrine et la tête vers votre jambe droite. Reposez les mains au sol, ou sur votre cuisse, votre genou, votre tibia ou votre pied. Si votre tête n'est pas proche du genou droit, pliez davantage le genou jusqu'à ce que vous sentiez que votre dos s'étire du côté droit (figure 12.11b).

5. **Répétez les étapes 3 et 4 trois fois ; puis gardez la pose de l'étape 4 (la flexion vers l'avant finale) pendant 6 à 8 respirations.**

   Recommencez la même séquence de l'autre côté.

Gardez les muscles du dos aussi détendus que possible, ce qui vous permettra de réaliser une meilleure extension.

En sanskrit, *janu* signifie "genou" et *shirsha* signifie "tête".

Le volcan – mahamudra

Les textes anciens de Hatha-Yoga font l'éloge de la posture du volcan. Elle fortifie le dos, étire les jambes, et ouvre le bassin et la poitrine. Cette posture est unique en ce sens qu'elle possède à la fois les qualités d'une flexion vers l'avant et d'une flexion vers l'arrière.

Lorsqu'elle est utilisée avec des "verrouillages" spéciaux (*bandhas*) qui limitent et guident l'énergie dans le torse, cette technique possède à la fois des effets purificateurs et guérisseurs.

1. **Assis sur le sol, les jambes étendues devant vous, pliez le genou gauche et amenez le pied gauche vers l'aine droite.**

2. **Reposez le genou gauche plié au sol vers la gauche (mais ne le forcez pas à atteindre le sol), et placez la plante du pied gauche à l'intérieur de la cuisse droite, la cheville dans l'aine.**

   Les orteils du pied gauche sont pointés vers le genou droit. Redressez le dos pour qu'il soit bien droit.

3. **En inspirant, levez les bras devant vous et au-dessus de la tête jusqu'à ce qu'ils soient à côté des oreilles (reportez-vous à la figure 12.11a).**

   Gardez les bras et la jambe gauche souples et légèrement pliés en "membres indulgents", comme nous le décrivons au chapitre 6.

4. **En expirant, penchez-vous en avant depuis les hanches, levez la poitrine en avant et étirez le dos, mais ne le laissez pas s'arrondir.**

   Placez les mains sur le genou droit, le tibia ou les orteils et regardez droit devant vous (voir figure 12.12).

5. **Répétez les étapes 3 et 4 trois fois ; puis gardez la pose de l'étape 4 pendant 6 à 8 respirations.**

   Recommencez la même séquence du côté opposé.

Chapitre 12 : Les flexions faciles **213**

Figure 12.12 : Le volcan est une exellente posture universelle.

Note : Dans la posture classique, la jambe avant et les bras sont tendus, et les mains tiennent les orteils de la jambe avant. Le dos est étendu et le menton est pressé contre la poitrine. Les muscles abdominaux sont tirés en haut dans la cavité abdominale et le sphincter anal est serré.

Le terme sanskrit *mahamudra* signifie littéralement "grand sceau".

Étirement du dos et des jambes écartées – upavishta konasana

Cette flexion vers l'avant jambes écartées étire l'arrière et l'intérieur des jambes (tendons des jarrets et adducteurs) et augmente la souplesse de la colonne vertébrale et des articulations des hanches (voir figure 12.13). Elle améliore la circulation vers l'ensemble de la région pelvienne, tonifie l'abdomen, et possède un effet calmant sur le système nerveux.

Note : À cause de la densité musculaire, certains hommes peuvent trouver cette posture plus difficile.

1. **Asseyez-vous au sol, jambes tendues et très écartées (mais pas à plus de 90 degrés).**

   Comme cette posture est très difficile, trichez un peu en tirant en arrière la chair des fesses de dessous les os et en pliant légèrement les genoux. À la place, vous pouvez aussi vous asseoir sur des couvertures pliées.

Figure 12.13 : La densité musculaire peut rendre cette posture difficile pour la plupart des hommes.

2. **En inspirant, levez les bras en avant et en l'air au-dessus de la tête jusqu'à ce qu'ils soient à côté des oreilles.**

   Gardez les bras souples et les jambes légèrement pliées en "membres indulgents", comme nous le décrivons au chapitre 6. Redressez le dos pour qu'il soit bien droit (figure 12.13a).

3. **En expirant, penchez-vous vers l'avant en partant du bassin, et amenez les mains, la poitrine et la tête vers le sol.**

   Reposez les bras et les mains étirées sur le sol, les paumes sur le sol. Si vous êtes suffisamment souple, placez aussi le front sur le sol (figure 12.13b).

4. **Répétez les étapes 2 et 3 trois fois ; puis gardez la pose de l'étape 3 (la position pliée) pendant 6 à 8 respirations.**

Note : Dans la posture classique, les jambes sont tendues avec les orteils à la verticale, le menton et la poitrine au sol, et les bras étendus en avant avec les paumes jointes.

La flexion vers l'avant jambes écartées est aussi appelée posture de toute une vie, parce qu'il faut parfois toute une vie pour arriver à la maîtriser. Mais ne désespérez pas si cette maîtrise vous échappe. Dans la perspective du Yoga, si vous ne maîtrisez pas la pose dans cette vie-ci, vous pourrez réessayer dans la prochaine !

En sanskrit, *upavishta* signifie "assis", et *kona* signifie "triangle".

Chapitre 13
Tordez-vous
sans vous froisser !

....

Dans ce chapitre :

▷ Une colonne en pleine forme – avec une torsion yogique.

▷ Présentation de six torsions simples.

....

Imaginez-vous en train de nettoyer votre cuisine avec une éponge humide. Après avoir absorbé quelques gouttes et quelques miettes, l'éponge s'est salie – vous la maintenez donc au-dessous du robinet en faisant couler l'eau pour la rincer. Vous pressez l'eau sale hors de l'éponge et, en relâchant l'éponge, celle-ci absorbe de l'eau propre. Vous êtes prêt à reprendre le nettoyage.

Cette image de l'éponge est souvent utilisée par analogie pour décrire la torsion yogique sur la colonne vertébrale. Bien entendu, vous n'avez pas de petites éponges dans la colonne vertébrale, mais des coussinets pulpeux qui sont semblables à des éponges et qui se nomment les *disques intervertébraux*, car ils se trouvent entre chaque vertèbre. Ces disques ne possèdent pas d'alimentation sanguine directe, et dépendent des mouvements que vous faites tous les jours pour les aider à expulser les déchets accumulés et, à leur tour, d'absorber des ravitaillements frais de sang et d'autres fluides régénérateurs. Avec le temps, si les disques ne sont pas continuellement pressés et imbibés, ils ont tendance à se durcir et à sécher, comme une éponge inutilisée pendant plusieurs jours ; la colonne se durcit et se rétrécit donc.

Les torsions yogiques ont de multiples avantages :

✔ Elles "nettoient" les disques et les aident à rester fermes et souples.

✔ Elles "massent" les organes internes, comme les intestins et les reins.

- Elles entretiennent le "feu" interne de la digestion.
- Elles étirent et fortifient les muscles du dos et de l'abdomen.

Ce chapitre présente des torsions en position assise, qui mettent l'accent sur le haut de la colonne vertébrale, et les torsions en position couchée, qui privilégient le bas de la colonne. Consultez le chapitre 8 pour les torsions en position debout.

Les aspects positifs des torsions

Lorsqu'il s'agit du corps et de l'esprit humain (*esprit* dans le sens de *milieu mental* ou *mental*), les gens emploient souvent le verbe *tordre* dans un sens péjoratif. Relevons par exemple les expressions suivantes :

- "Elle s'est tordu la cheville."
- "Il a l'esprit tordu."
- "C'est une tordue !"
- "Il lui a tordu le cou."
- "C'est un vrai tord-boyaux !"

Pourtant, tordre n'est pas toujours négatif. Les cordes tirent leur force des fils tordus qui la composent. Les postures yogiques de torsion possèdent les mêmes effets positifs. Lorsqu'elles sont correctement effectuées, elles apportent de la force à votre corps, en particulier aux endroits vulnérables (notamment la région lombaire). Il est vrai que les torsions font partie des mouvements quotidiens. Mais, à moins que vos muscles soient bien entraînés, vous pouvez facilement vous blesser. Les exercices de la section suivante pourront vous aider à entretenir votre dos, tandis qu'en route sur cette voie vous vous réjouirez et penserez à l'Éveil !

Commençons par des torsions simples

Abordez toutes les torsions avec précaution si vous souffrez de problèmes de disque à quelque endroit de la colonne que ce soit. Consultez un docteur ou un thérapeute de Yoga compétent.

Torsion facile sur une chaise

Si vous êtes comme la plupart des gens, vous passez une grande partie de la journée en position assise. Alors, allez-vous demander, pourquoi vous demander de vous asseoir sur une chaise pour effectuer cet exercice ? Faites-nous confiance – elle constitue pour les débutants une excellente manière de parvenir à une bonne sécurité avec les torsions. Votre colonne vertébrale vous en sera reconnaissante !

1. **Asseyez-vous de côté sur une chaise avec le dossier à votre droite, les pieds à plat sur le sol et les talons directement sous les genoux.**

2. **Expirez, tournez-vous à droite, et retenez-vous avec les mains de part et d'autre du dossier.**

3. **En inspirant, étirez ou levez la colonne vertébrale.**

4. **En expirant, tournez davantage le torse et la tête vers la droite (figure 13.1).**

Figure 13.1 : Tournez-vous principalement avec les épaules – la tête et le cou suivront.

5. Répétez les étapes 1 à 4, en vous tordant progressivement davantage à chaque expiration pendant trois respirations (mais ne forcez pas !) ; puis maintenez la torsion pendant la durée de 6 à 8 respirations.

Recommencez la même séquence du côté opposé.

Torsion facile en position assise au sol

Une fois que vous serez capable de tourner facilement en étant assis sur une chaise, vous pourrez transférer ce nouveau savoir-faire à la position au sol, et essayer l'exercice suivant. Ses effets sont semblables à ceux de l'exercice de torsion facile sur une chaise, qui est décrit dans la section précédente. La torsion facile assis au sol est d'habitude plus pratique, parce que la plupart des exercices de Yoga sont en général exécutés au sol. Bien sûr, si vous êtes au bureau et que vous vouliez libérer votre colonne par une torsion yogique sans trop attirer l'attention, vous préférerez sans doute rester sur votre siège.

1. Asseyez-vous sur le sol les jambes croisées en position simple, et étirez votre colonne vertébrale vers le haut pour qu'elle soit bien droite.

2. Placez la main gauche, paume vers le sol, sur le genou droit.

3. Placez la main droite, paume vers le bas, sur le sol derrière la hanche droite pour vous soutenir.

4. En inspirant, étirez votre colonne vertébrale vers le haut.

5. En expirant, tournez le torse et la tête à droite (figure 13.2).

6. Répétez les étapes 4 et 5, en vous tordant progressivement davantage à chaque expiration pendant trois respirations (mais ne forcez pas !) ; puis maintenez la torsion pendant la durée de 6 à 8 respirations.

Recommencez la même séquence du côté opposé.

Si vous avez des difficultés à vous tenir droit dans cette position assise, utilisez des couvertures ou des coussins pour placer les hanches à la hauteur des genoux.

Figure 13.2 : Les torsions en position assise privilégient habituellement le haut du dos.

Torsion du sage (variante de la posture de marici)

Les torsions faciles sur une chaise et en position assise au sol sont plus simples. En changeant la position des jambes, vous pouvez modifier le degré de difficulté et également augmenter les effets bénéfiques globaux. Vous serez grandement récompensé de votre effort.

1. Asseyez-vous par terre jambes étendues vers l'avant ; pliez le genou droit et placez le pied droit au sol juste à l'intérieur de la cuisse droite, les orteils vers l'avant.

2. Placez la main droite au sol derrière vous, la paume vers le bas ; enroulez la paume de la main gauche autour du genou droit.

3. En inspirant, étirez ou levez la colonne vertébrale.

4. En expirant, tournez le torse et la tête vers la droite (figure 13.3).

5. **Répétez les étapes 4 et 5, en vous tordant progressivement davantage à chaque expiration pendant trois respirations (mais ne forcez pas !) ; puis maintenez la torsion pendant la durée de 6 à 8 respirations.**

   Recommencez la même séquence du côté opposé.

Si vous avez des difficultés à vous tenir droit dans cette position assise, utilisez des couvertures ou des coussins pour placer les hanches à la hauteur des genoux.

Cette posture est une variante de la posture classique *maricyasana*. Le mot sanskrit *marici* signifie "rayon de lumière", et c'est le nom d'un ancien sage.

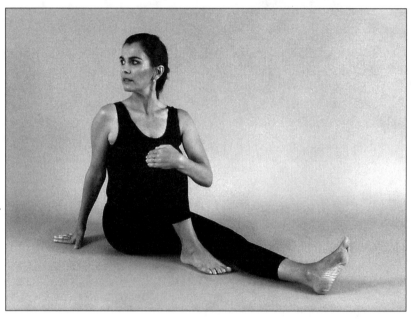

Figure 13.3 : Les débutants peuvent aussi profiter des effets bénéfiques de cette variante de la torsion du sage.

Torsion couchée jambes pliées

Les torsions décrites précédemment exigent toutes de vous que vous soyez assis droit. Les exercices du reste de ce chapitre vous demandent de vous allonger, ce qui semble assez facile – mais cette posture est effectuée avec une torsion. Et c'est grâce à la torsion que vous récolterez toutes sortes d'effets bénéfiques, y compris la délicieuse sensation d'avoir libéré de l'énergie dans votre colonne vertébrale. La torsion en position étendue sur le dos jambes pliées est une variante de la posture classique *parivartanasana*. En sanskrit, *parivartana* signifie "en train de tourner". Nous décrivons cette posture debout dans le chapitre 8.

1. **Allongez-vous sur le dos genoux pliés, l'écartement des pieds identique à la largeur du bassin, et étendez les bras sur les côtés pour former un "T" avec le torse, les paumes des mains au sol et alignées sur les sommets des épaules.**

2. **En expirant, abaissez lentement les jambes pliées sur le côté droit, en tournant la tête à gauche (figure 13.4).**

   Gardez la tête au sol.

3. **En inspirant, ramenez les genoux pliés au milieu.**

4. **En expirant, abaissez lentement les jambes pliées sur le côté gauche, en tournant la tête à droite.**

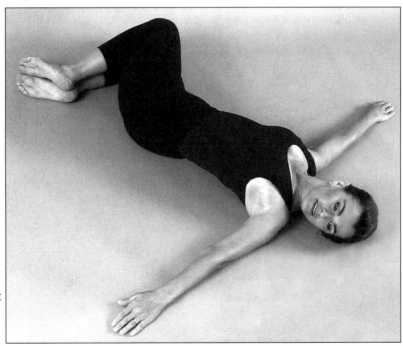

Figure 13.4 : Cette posture possède un effet calmant sur la région lombaire.

5. Répétez les étapes 1 à 4 trois fois de chaque côté en alternant, puis restez en torsion sur le côté pour la dernière fois, pendant la durée de 6 à 8 respirations.

Le couteau suisse

Cette posture, qui est une variante de la posture classique *jathara parivritti*, tonifie les organes abdominaux et les intestins et étire la région lombaire et les hanches. *Jathara parivritti* signifie "torsion du ventre".

1. Allongez-vous sur le dos jambes tendues, étirez les bras en "T" vers l'extérieur sur les côtés, les mains alignées sur les sommets des épaules, paumes vers le ciel.

2. Pliez le genou droit et amenez la cuisse à l'abdomen en la tirant.

3. En expirant, abaissez lentement la jambe droite pliée vers le côté gauche et étendez-la à une distance confortable.

4. Étendez le bras gauche (paume vers le ciel) au sol en arrière de votre tête de façon qu'il soit aligné sur le côté gauche, puis tournez la tête à droite (figure 13.5).

Gardez la tête au sol.

Figure 13.5 : Essayez de visualiser des "lignes d'énergie" passant par vos bras et vos jambes.

5. **Suivez les instructions des étapes 1 à 4, puis détendez-vous et gardez la pose de l'étape 4 pendant la durée de 6 à 8 respirations.**

Recommencez la même séquence du côté opposé.

Torsion couchée jambes tendues – jathara parivritti

Si vous aimez pratiquer la posture du couteau suisse, vous aimerez probablement aussi la posture suivante, qui est un exercice un peu plus exigeant. Cette variante de *jathara parivritti* vous apporte les mêmes effets bénéfiques que le couteau suisse, mais touche un segment encore plus prononcé de la région lombaire et du bassin. Et, bien sûr, l'extension est bonne pour les muscles et pour la colonne vertébrale.

1. **Allongez-vous sur le dos genoux pliés, l'écartement des pieds identique à la largeur du bassin, étendez les bras sur les côtés pour former un "T" avec le torse, les paumes des mains au sol et alignées sur les sommets des épaules.**

2. **Pliez les genoux et amenez les deux cuisses à l'abdomen en les tirant.**

3. **En expirant, abaissez lentement les jambes pliées sur la droite.**

4. **Étendez les deux jambes à une distance confortable, puis tournez la tête vers la gauche (figure 13.6).**

Gardez la tête au sol.

5. **Suivez les instructions des étapes 1 à 4, puis détendez-vous et gardez la pose de l'étape 4 pendant 6 à 8 respirations.**

Recommencez la même séquence du côté opposé.

Note : Dans la version classique de cette posture, les genoux sont tendus et les jambes jointes reposent au sol. Les bras sont tendus et étirés sur les côtés à angle droit avec le torse. La main du côté des jambes tient le pied du haut.

Figure 13.6 : Si cette posture vous cause de la gêne, essayez de plier un peu plus les jambes.

Chapitre 14
Série dynamique : la salutation au Soleil

Dans ce chapitre :

▶ Découvrez ce que la salutation au Soleil peut vous apporter.
▶ Essayez la salutation en 7 étapes.
▶ La salutation en 12 étapes.

Le soleil a toujours attiré l'attention de l'humanité en raison de son pouvoir de donner la vie. L'adoration du soleil est l'une des premières formes d'expression spirituelle de l'humanité que ce soit chez les Sumériens, les Égyptiens ou les Mayas. Mais cet hommage à l'esprit solaire n'a nulle part ailleurs été mieux préservé qu'en Inde, dans cette civilisation vieille de 10 000 ans où des millions de personnes présentent aujourd'hui leur respect au soleil et intègrent cette salutation à leurs rituels quotidiens.

Vous ne devez toutefois aucunement être un adorateur du Soleil pour accomplir la salutation au Soleil du Yoga (*surya namaskara*). Cet exercice – un enchaînement spécial de postures – est considéré comme tellement profond qu'il se suffit parfois à lui-même.

La technique et le nombre d'étapes de la salutation au Soleil varient quelque peu parmi les différentes écoles et organisations de Yoga. Bien entendu, chaque école prétend enseigner la salutation au Soleil d'origine.

Dans ce chapitre, nous nous concentrerons sur la forme la plus connue de salutation au Soleil, une séquence en 12 étapes qui fut introduite en Occident au début des années 1950 par feu Swami Vishnu Devananda, un disciple du grand Swami Sivananda de Rishikesh, en Inde. Nous présenterons aussi une version modifiée en 7 étapes, qui s'exécute à partir de la position agenouillée et qui convient idéalement à ceux ont d'abord besoin de développer conjointement leur souplesse, leur force musculaire et leur condition physique avant d'exécuter la version en 12 étapes.

La lumière sur les avantages de la salutation au Soleil

La salutation au Soleil est réputée fournir toute une série d'effets bénéfiques, qui incluent :

- l'étirement de la colonne vertébrale et le renforcement des muscles qui la soutiennent.
- le renforcement et l'étirement des bras et des jambes.
- l'amélioration du maintien, de la coordination et de l'endurance.
- le renforcement de l'équilibre délicat entre la tension musculaire et la relaxation musculaire.
- le lien entre le corps, la respiration et le mental.
- les effets bénéfiques de l'aérobic (sous la plupart de ses formes).
- l'amélioration du fonctionnement des poumons et de l'approvisionnement en oxygène des muscles (y compris le cœur).
- une réelle praticabilité (avec d'éventuelles modifications), qui la rend réalisable par des personnes de tous âges, des enfants aux seniors.

Les maîtres de Yoga affirment également que la salutation au Soleil a des implications psychologiques et spirituelles plus profondes, car elle stimule des énergies vitales subtiles qui amènent à un stade plus élevé de conscience. Pas étonnant que tant de vidéos de Yoga vendues dans le commerce incluent la salutation au Soleil.

Exercez votre pouvoir solaire yogique

En effectuant la salutation au Soleil, souvenez-vous que votre corps est de la lumière solaire condensée ! Le geste de salutation, appelé *namaskara mudra* en sanskrit, est un salut à l'aspect le plus élevé de l'intérieur de vous-même – un salut à l'âme.

Chapitre 14 : Série dynamique : la salutation au Soleil

Les origines de la salutation au Soleil

Personne ne sait depuis quand la salutation au Soleil est pratiquée mais, au début du vingtième siècle, le rajah d'Oudh, un petit royaume du nord de l'Inde, encouragea tous ses sujets à apprendre et à pratiquer cette séquence d'exercices. Il pratiquait lui-même la salutation au Soleil pour sa santé et son bonheur.

La salutation en 7 étapes partant de la position agenouillée

Si vous n'êtes pas complètement prêt à vous attaquer à la salutation au Soleil en 12 étapes, la variante en 7 étapes présentée ici pourra vous apporter beaucoup d'effets bénéfiques, et aussi vous aider à vous mettre en forme pour la version de *surya namaskara* partant de la position debout. La figure 14.1 montre les différentes étapes de cette séance. Accompagnez cet enchaînement de l'une des respirations yogiques du chapitre 5.

1. Agenouillez-vous et asseyez-vous sur les talons, redressez le dos pour qu'il soit bien droit, placez les paumes des mains l'une contre l'autre en position de prière, les pouces touchant le sternum, au milieu de la poitrine (figure 14.1a).

2. En inspirant, ouvrez les bras et levez-les lentement en avant, puis vers le haut au-dessus de la tête. Levez les fesses au-dessus des talons, courbez le dos, et regardez en haut vers le plafond (figure 14.1b).

3. En expirant, penchez-vous lentement en avant en partant des hanches. Placez les paumes des mains, les avant-bras et le front sur le sol, et marquez un temps d'arrêt avec les hanches en haut (figure 14.1c).

4. Faites glisser les mains en avant sur le sol jusqu'à étirement complet des bras. Ensuite, faites glisser la poitrine vers l'avant, en courbant légèrement les coudes, et cambrez-vous vers le haut dans la posture du cobra, comme nous la décrivons dans le chapitre 13 (figure 14.1d).

5. **En expirant, prenez appui sur le dessous des orteils, levez les hanches, étirez les jambes, et abaissez la poitrine. Gardez les deux mains au sol (figure 14.1e).**

Figure 14.1 : Suivez simplement votre respiration : inspirez en vous ouvrant, et expirez en vous pliant.

6. **En inspirant, pliez les genoux vers le sol et regardez droit devant vous (figure 14.1f).**

7. **En expirant, asseyez-vous en arrière sur les talons et remettez les mains dans la position de salut de l'étape 1.**

8. **Répétez la séquence entière 3 à 12 fois. Effectuez les mouvements lentement, en vous arrêtant après l'inspiration et l'expiration.**

La salutation au Soleil en 12 étapes

Pour tirer le maximum de bénéfices de vos postures de Yoga, mettez tout votre mental à contribution. Lorsque vous êtes debout, soyez vraiment debout ; placez fermement les pieds sur le sol. Lorsque vous vous penchez, penchez-vous avec l'attention la plus complète. Lorsque vous vous étirez, faites-le avec la plus grande concentration. Votre mental rend votre pratique non seulement élégante, mais aussi efficace.

Chapitre 14 : Série dynamique : la salutation au Soleil 229

Utilisez la figure 14.2 comme un guide des postures pour vous aider à effectuer toute cette séquence. Accompagnez l'enchaînement par l'une des techniques de respiration yogique du chapitre 5.

1. **Commencez en position debout avec les pieds écartés à la hauteur des hanches. Placez les paumes l'une contre l'autre dans la position de prière, les pouces touchant le sternum au milieu de votre poitrine (figure 14.2a).**

2. **En inspirant, ouvrez lentement les mains et levez les bras en avant, puis en haut au-dessus de la tête. Cambrez le dos et regardez en haut au plafond (figure 14.2b).**

3. **En expirant, penchez-vous vers l'avant depuis les hanches, assouplissez les genoux (posture en "membres indulgents", voir chapitre 3), et placez les mains sur le sol. Amenez la tête aussi près des jambes que possible (figure 14.2c).**

4. **En inspirant, pliez le genou gauche et amenez rapidement la jambe droite en arrière d'un pas.**

   Votre genou gauche doit se trouver directement au-dessus de la cheville et votre cuisse être parallèle au sol, de telle sorte que votre genou forme un angle droit. Regardez droit devant vous (figure 14.2d).

5. **En expirant, amenez le pied gauche en arrière à côté du droit, et maintenez une position de pompes. Si les bras vous lâchent, pliez les genoux au sol et marquez un temps d'arrêt à quatre pattes (figure 14.2e).**

6. **Inspirez et, en expirant, abaissez au sol (depuis la position de pompes) les genoux, la poitrine et le menton. Gardez les fesses en l'air (figure 14.2f).**

7. **En inspirant, faites glisser la poitrine vers l'avant sur le sol, puis courbez-vous en arrière pour prendre la posture du cobra (figure 14.2g).**

8. **En expirant, recroquevillez les orteils, levez le bassin, étendez les jambes, et abaissez la poitrine. Gardez les deux mains au sol (figure 14.2h).**

9. **En inspirant, avancez le pied droit d'un pas, placez-le entre les mains, et regardez droit devant vous (figure 14.2i).**

10. **En expirant, avancez d'un pas le pied gauche et placez-le parallèlement au pied droit et à la même hauteur. Assouplissez les genoux et pliez-vous vers l'avant, comme à l'étape 3 (figure 14.2j).**

11. En inspirant, levez les bras soit en avant puis en haut au-dessus de la tête depuis le devant, soit sur les côtés et en haut comme des ailes, puis cambrez-vous en arrière et regardez en haut, comme à l'étape 2 (figure 14.2k).

12. En expirant, remettez les mains dans la position de prière, comme à l'étape 1 (figure 14.2l).

13. Répétez la séquence complète 3 à 12 fois. Commencez d'abord par le pied droit, puis alternez avec le pied gauche, pour un nombre égal de fois par pied. (Chaque côté compte comme une demi-exécution complète.)

Effectuez les mouvements lentement, en vous arrêtant après l'inspiration et après l'expiration.

Si vous avez des problèmes de dos, il vous sera peut-être difficile de vous relever depuis la position fléchie en avant (étape 11) avec les bras soit en avant, soit sur les côtés. Dans ce cas, vous pouvez essayer de vous "dérouler" pour remonter : gardez le menton sur la poitrine et dépliez-vous en empilant les vertèbres l'une après l'autre, les bras pendant sur les côtés. Lorsque vous serez complètement à la verticale, amenez les bras vers l'avant, puis vers le haut et au-dessus de la tête ; cambrez juste un peu le dos, et regardez en haut.

Si les étapes 7 et 12 de la salutation au Soleil vous sont trop difficiles, ne répétez que les étapes 1 à 3 de la version en 12 étapes, jusqu'à ce que vous soyez prêt à en faire davantage.

Chapitre 14 : Série dynamique : la salutation au Soleil 231

Figure 14.2 : Essayez différentes techniques de respiration yogique en exécutant la salutation au Soleil.

Chapitre 15
Séries intégrées recommandées

. . . .

Dans ce chapitre :

▷ Ne pas oublier les principes fondamentaux du Yoga.

▷ Présentation d'un plan en 8 semaines pour débutant.

▷ Passer à l'étape suivante de votre pratique.

. . . .

L es séries intégrées de Yoga de ce chapitre sont tirées du programme de Yoga de Larry Payne et "ont fait leurs preuves". Enseignées dans le monde entier, ces séquences ont aidé des milliers de gens. Les séries intégrées sont simples et "faisables", et visent à réduire le stress et à augmenter la force, la souplesse, et de manière générale, la fougue et la vitalité.

Étant donné que cela pourrait constituer votre première expérience de Yoga – et qu'il est bien possible que vous soyez directement venu lire ce chapitre –, nous vous proposons ici un rapide survol de quelques principes fondamentaux. Pour une présentation détaillée, reportez-vous aux première et deuxième parties, ainsi qu'aux chapitres auxquels nous renvoyons dans la liste suivante.

✔ **Le Yoga n'est pas une compétition**. Soyez patient. En suivant les instructions, vous progresserez petit à petit, quel que soit le niveau à partir duquel vous démarrez. Voir le chapitre 2.

✔ **Prenez lentement chaque posture et revenez tout aussi lentement à la position de départ**. Ne vous pressez jamais dans votre séance de Yoga. Gardez à l'esprit que le retour à la position initiale fait partie intégrante de la posture elle-même.

234 Troisième partie : Postures pour conserver ou recouvrer la santé _____

✔ **Utilisez la respiration yogique pendant toute la séance.** Voir le chapitre 5.

✔ **Faites une courte pause après chaque inspiration et après chaque expiration.** Voir le chapitre 5.

✔ **Relevez le défi, mais ne vous surmenez pas.** Le Yoga ne doit jamais blesser ni causer de la douleur. Voir les chapitres 2 et 3.

✔ **Prenez lentement la posture et revenez tout aussi lentement à la position de départ plusieurs fois (phase dynamique) avant de tenir la posture (phase statique).** Procédez de la sorte pour préparer votre corps à une extension plus importante et vous aider à vous concentrer pour relier le corps, la respiration et le mental (voir chapitre 5). Sinon, vous pouvez rester dans une posture et respirer 6 à 8 fois.

✔ **Ne changez pas l'ordre d'une série, et ne ne choisissez pas non plus les postures au hasard.** Toutes les séries intégrées sont dans un ordre spécial, sous forme de séquence, afin de vous apporter le maximum d'effets bénéfiques. (Pour savoir comment composer vous-même vos propres séries intégrées, voir le chapitre 6.)

Il faut vraiment commencer par le début !

La plus grande partie de ce chapitre expose les grandes lignes de notre cours en 8 semaines, qui est destiné à vous inciter à démarrer – sans douleurs mais efficacement. Si vous suivez ce plan de façon diligente, vous pourrez améliorer votre souplesse, la tonicité et la force de vos muscles, ainsi que votre concentration. Vous noterez très probablement aussi d'autres effets bénéfiques, comme une meilleure résistance, une meilleure digestion, et un meilleur sommeil. Un adage dit que tout commencement est difficile. C'est vrai, mais nous allons rendre vos premiers pas vers le Hatha-Yoga aussi simples que possible.

✔ **Semaines 1 et 2** : effectuez Débutant 1, première partie (environ 15 mn par séance) au minimum trois fois par semaine et au maximum six fois par semaine.

✔ **Semaines 3 et 4** : effectuez Débutant 1, première et deuxième parties (environ 30 mn) au minimum trois fois par semaine et au maximum six fois par semaine.

✔ **Semaines 5 et 6** : effectuez Débutant 2, première partie, et Débutant 1, deuxième partie (environ 30 minutes) au minimum trois fois par semaine et au maximum six fois par semaine.

Chapitre 15 : Séries intégrées recommandées **235**

 ✔ **Semaines 7 et 8** : Effectuez Débutant 2, première et deuxième parties (environ 30 mn) au minimum trois fois par semaine et au maximum six fois par semaine.

En exécutant les diverses postures que nous décrivons dans les sections suivantes, optez pour l'une des deux options : soit vous suivez les indications de respiration et de mouvement, soit vous restez dans chaque posture pendant 6 à 8 respirations.

Débutant 1, première partie

Vous pouvez utiliser cette série seule en tant que séance complète de 15 mn, ou la combiner avec la série Débutant 1, deuxième partie pour former une séance complète de 30 mn. Nous y avons inclus les postures nécessaires d'échauffement et de compensation, de même que le repos.

Si vous n'avez de temps que pour une séance de 15 mn, nous vous recommandons d'exécuter les exercices de cette partie plutôt que ceux de la deuxième.

La posture du cadavre

1. **Allongez-vous à plat sur le dos les bras détendus sur les côtés, les paumes vers le haut (figure 15.1).**

Figure 15.1 : Commencez par vous détendre, puis utilisez la respiration contrôlée pendant tout le reste de la séance.

2. **Inspirez et expirez lentement par le nez pendant 8 à 10 respirations.**

    Marquez un bref temps d'arrêt après chaque inspiration et après chaque expiration (voir chapitre 5) dans cette posture et pendant le reste de cette séance.

Lever de bras en posture couchée

1. Allongez-vous dans la posture du cadavre, les bras détendus le long du corps, les paumes des mains au sol (figure 15.2a).

2. En inspirant, levez lentement les bras et amenez-les au sol derrière votre tête (figure 15.2b).

3. En expirant, ramenez les bras sur les côtés, dans la position de départ de l'étape 1.

4. Répétez les étapes 2 et 3 six à huit fois.

Figure 15.2 : Couplez respiration et mouvement dès le début.

Genou-poitrine

1. Allongez-vous sur le dos, genoux pliés, les pieds à plat sur le sol.

2. En expirant, amenez le genou droit vers la poitrine, et étirez la jambe gauche vers le bas.

   Tenez le tibia juste au-dessous du genou (figure 15.3). Si vous avez des problèmes de genou, prenez l'arrière de votre cuisse à la place.

3. Restez dans la pose de l'étape 2 pendant 6 à 8 respirations, puis recommencez du côté gauche.

Chapitre 15 : Séries intégrées recommandées ***237***

Figure 15.3 : Préparez le bas du corps et accordez chaque côté du dos.

Posture du chien museau face au sol

1. **À quatre pattes, placez les mains directement sous les épaules, les paumes à plat sur le sol, les genoux directement sous les hanches.**

   Étirez les bras, mais sans bloquer les coudes (figure 15.4a).

2. **En expirant, levez et étirez les genoux (sans les bloquer).**

   Pendant que vous levez les genoux, abaissez la tête vers une position neutre de telle sorte que les oreilles soient entre les bras (figure 15.4b). Si possible, appuyez les talons contre le sol et dirigez la tête vers les pieds ; arrêtez si cela tire sur le cou.

Figure 15.4 : Cette première posture de soulèvement vous prépare aux principales postures debout.

3. **En inspirant, revenez à la position à quatre pattes de l'étape 1.**

4. **Répétez les étapes 1 à 3 trois fois ; puis gardez la pose de l'étape 2 pendant 6 à 8 respirations.**

La posture de l'enfant

1. **Mettez-vous à quatre pattes, l'écartement des genoux à peu près identique à la largeur du bassin, les mains juste en dessous des épaules.**

   Les coudes sont tendus mais pas bloqués.

2. **En expirant, asseyez-vous en arrière sur les talons ; reposez le torse sur les cuisses et le front sur le sol. (Vous n'avez pas à vous asseoir complètement en arrière.)**

3. **Posez les bras en arrière sur le sol à côté du torse, les paumes vers le ciel, ou étirez les bras détendus en avant, les paumes au sol.**

4. **Fermez les yeux et restez dans cette position pliée pendant 6 à 8 respirations (figure 15.5).**

Figure 15.5 : Une petite pause avant la partie la plus physique de la série.

La posture du guerrier

1. **Tenez-vous debout dans la posture de la montagne (voir figure 15.15, plus bas dans ce chapitre, ou le chapitre 6). En expirant, faites un pas en avant d'environ 90 à 105 cm (ou de la longueur d'une jambe) avec votre pied droit.**

   Tournez le pied gauche vers l'extérieur (de telle sorte que les orteils soient pointés vers l'extérieur) si vous avez d'avantage besoin de stabilité.

2. **Placez les mains à la taille et remettez le bassin dans l'axe de la jambe avancée.**

   Relâchez ensuite les mains et laissez pendre les bras (figure 15.6a).

Chapitre 15 : Séries intégrées recommandées 239

3. **En inspirant, levez les bras vers l'avant puis au-dessus de la tête et pliez le genou droit à angle droit, de telle sorte que le genou soit directement au-dessus de la cheville et que la cuisse soit parallèle au sol (voir figure 15.6b).**

Figure 15.6 : Imaginez que vous êtes un guerrier – un symbole de puissance et de force.

4. **Assouplissez les bras (voir le chapitre 3 pour une description des "membres indulgents") et mettez les paumes l'une en face de l'autre.**

Si ous souffrez du dos, penchez légèrement le torse au-dessus de la jambe en avant jusqu'à ce que toute tension lombaire disparaisse. Regardez droit devant vous.

5. **Répétez les étapes 3 et 4 trois fois, puis maintenez la posture une fois du côté droit pendant 6 à 8 respirations.**

6. **Répétez la même séquence de l'autre côté (gauche).**

Flexion debout

1. **Commencez par la posture de la montagne (figure 15.15, plus bas dans ce chapitre). En inspirant, levez les bras vers l'avant, puis vers le haut au-dessus de la tête (figure 15.7a).**

Figure 15.7 : Assouplir les genoux n'est pas un signe de faiblesse ni un exès de facilité.

2. **En expirant, penchez-vous en avant au niveau des hanches.**

    Si vous sentez une traction à l'arrière des jambes, assouplissez les genoux (voir les "membres indulgents" au chapitre 6) et laissez pendre les bras.

    Si la tête n'est pas près des genoux, pliez-les davantage. Si vous êtes suffisamment souple, tendez les genoux, mais gardez-les souples. Relâchez la tête et le cou vers le bas.

3. **En inspirant, déroulez doucement le corps vers le haut comme une poupée de chiffons, en empilant les vertèbres de la colonne l'une après l'autre, puis en levant les bras au-dessus de la tête (voir le chapitre 8 pour apprendre des façons plus avancées de se redresser après une flexion vers l'avant).**

4. **Répétez les étapes 1 à 3 trois fois, puis restez en position fléchie (étape 2) pendant 6 à 8 respirations.**

La posture en triangle inversé

1. Tenez-vous debout dans la posture de la montagne (voir figure 15.15, plus loin dans ce chapitre). En expirant, effectuez avec votre pied droit un pas sur la droite d'environ 90 à 105 cm (ou de la longueur d'une jambe).

2. En inspirant, levez les bras vers l'extérieur sur les côtés et amenez-les à la hauteur des épaules parallèlement au sol, de telle sorte qu'ils forment un "T" avec le torse (figure 15.8a).

3. En expirant, penchez-vous vers l'avant depuis les hanches, puis placez la main droite sur le sol à côté de l'intérieur du pied gauche.

4. Levez le bras gauche vers le plafond et regardez en haut votre main gauche.

   Assouplissez les genoux et les bras. Pliez le genou gauche, ou éloignez la main droite du pied gauche pour la placer plus directement sous le torse si vous sentez de la tension ou si vous éprouvez de la gêne (figure 15.8b).

Figure 15.8 : Cette torsion debout assouplira votre colonne vertébrale.

5. Répétez les étapes 2 à 4 trois fois du même côté, puis restez dans la pose de l'étape 4 pendant 6 à 8 respirations.

6. Répétez la même séquence sur le côté gauche.

Dans cette posture, faites attention à ne pas durcir ou surmener le cou. Tournez le cou vers le bas si vous éprouvez de la gêne.

Flexion debout jambes écartées

1. Tenez-vous debout dans la posture de la montagne (voir figure 15.15, plus loin dans ce chapitre). En expirant, faites avec votre pied droit un pas vers la droite d'environ 90 à 105 cm (ou de la longueur d'une jambe).

2. En inspirant, levez les bras vers l'extérieur sur les côtés pour les amener à la hauteur des épaules parallèlement au sol, de telle sorte qu'ils forment un "T" avec le torse (voir figure 15.9a).

Figure 15.9 : Laissez-vous pendre simplement. Notez chaque fois à quelle distance du sol vous arrivez.

3. En expirant, penchez-vous en avant en partant des hanches, et assouplissez les genoux.

4. Maintenez chaque coude plié avec la main du bras opposé, et laissez pendre le torse et les bras.

5. Restez dans cette position pliée pendant 6 à 8 respirations (figure 15.9b).

Le karaté kid

1. Tenez-vous debout dans la posture de la montagne (figure 15.15). En inspirant, levez les bras vers l'extérieur sur les côtés pour les amener à la hauteur des épaules parallèlement au sol, de telle sorte qu'ils forment un "T" avec le torse.

2. Stabilisez-vous et fixez votre attention sur un point au sol à environ 3 m à 3,60 m devant vous.

3. En expirant, pliez le genou gauche et levez-le vers la poitrine, en gardant la jambe droite tendue (figure 15.10).

Figure 15.10 : N'avez-vous pas déjà vu cette posture dans un film célèbre ?

4. Restez à l'étape 3 pendant 6 à 8 respirations.
5. Recommencez jambes inversées.

Une fois que vous aurez acquis de la stabilité dans la posture du karaté kid, étirez la jambe gauche vers le sol, en gardant le pied légèrement au-dessus du sol. Puis, progressivement et en prenant votre temps, levez la jambe gauche de plus en plus haut jusqu'à ce qu'elle soit parallèle au sol. Essayez cette étape supplémentaire des deux côtés.

La posture du cadavre

Répétez l'exercice de la posture du cadavre tel qu'il est décrit au début de cette série intégrée (reportez-vous à la figure 15.1). Gardez la pose pendant 6 à 8 respirations.

Vous avez effectué la moitié, ou approximativement 15 mn, de votre série intégrée. Vous pouvez arrêter ici ou continuer pendant encore 15 mn pour effectuer une séance de 30 mn.

Débutant 1, deuxième partie

Cette série intégrée s'ajoute à la séquence "Débutant 1, première partie". Ces deux séquences ont le même niveau de difficulté. Si vous ne disposez que de 15 mn, optez pour les exercices de la séquence "Débutant 1, première partie" plutôt que pour les exercices qui suivent.

Le redressement assis de yogi

1. **Allongez-vous sur le dos, genoux pliés, pieds au sol, l'écartement des pieds identique à la largeur du bassin.**

2. **Tournez les orteils pour avoir les pieds en dedans, et faites se toucher l'intérieur des genoux.**

3. **Étalez les paumes des mains derrière la tête, les doigts croisés, et accrochez les pouces sous l'angle de l'os de la mâchoire, juste sous les oreilles. Gardez les coudes largement ouverts (figure 15.11a).**

4. **En expirant, pressez fermement les genoux (mais sans causer de gêne), basculez l'avant du bassin vers le nombril et, en gardant les hanches au sol, asseyez-vous lentement à demi.**

    Gardez les coudes sur les côtés alignés avec les épaules. Regardez au plafond (figure 15.11b). Ne tirez pas la tête vers le haut avec les bras ; au contraire, soutenez la tête avec les mains et montez en contractant les muscles abdominaux.

5. **En inspirant, déroulez-vous lentement pour revenir au sol.**

6. **Répétez les étapes 4 à 6 six à huit fois.**

Figure 15.11 : Expirez en vous asseyant à demi. Gardez les yeux vers le plafond.

Cobra 2

1. Allongez-vous sur le ventre, le dessus des pieds sur le sol, l'écartement des pieds identique à la largeur du bassin.

2. Pliez les coudes et placez les paumes sur le sol avec les pouces près des aisselles.

   Reposez la tête sur le sol et relâchez les épaules (figure 15.12a).

3. **En inspirant, commencez à lever la poitrine et la tête. Lorsque vous sentez que les muscles du dos sont en train de s'engager, appuyez les paumes contre le sol et cambrez la colonne vertébrale jusqu'à ce vous regardiez droit devant vous (figure 15.12b).**

   Gardez la partie supérieure antérieure des os iliaques (des hanches) au sol, et gardez les épaules détendues. À moins que vous ne soyez très souple, gardez les coudes légèrement pliés.

Figure 15.12 : Ne levez la poitrine qu'à une hauteur qui soit encore confortable.

4. **En expirant, abaissez lentement le torse et la tête et ramenez-les au sol.**

5. Répétez les étapes 3 et 4 trois fois, puis gardez la position pendant 6 à 8 respirations.

Si le cobra 2 est trop astreignant, utilisez le cobra 1 à la place (voir le chapitre 12).

La posture de l'enfant

Reportez-vous à la figure 15.5. Fermez les yeux et restez dans la position pliée pendant 6 à 8 respirations.

L'extension des tendons des jarrets

1. Allongé sur le dos jambes tendues, placez les bras sur les côtés, les paumes sur le sol.

2. Pliez le genou gauche et mettez le pied gauche sur le sol (figure 15.13a).

3. En expirant, levez la jambe droite en l'air aussi tendue que possible (figure 15.13b).

4. En inspirant, reposez la jambe au sol, la tête et les hanches restant au sol.

5. Répétez trois fois les étapes 3 et 4. Ensuite, avec vos mains entrelacées juste au-dessus du genou à l'arrière de votre cuisse levée, maintenez votre jambe en place (figure 15.13c) pendant 6 à 8 respirations.

6. Répétez la séquence du côté gauche.

Figure 15.13 : L'étirement des tendons des jarrets vous permettra d'améliorer de nombreuses postures de Yoga.

Chapitre 15 : Séries intégrées recommandées **247**

Mettez un coussin ou une couverture pliée sous votre tête si vous sentez une tension dans la nuque ou dans la gorge lorsque vous levez ou abaissez la jambe.

La demi-pince

1. **Asseyez-vous sur le sol, jambes tendues devant vous, pliez le genou gauche et amenez votre talon gauche vers l'aine droite.**

2. **Reposez le genou gauche plié au sol (mais ne le forcez pas à atteindre le sol), et placez la plante du pied gauche à l'intérieur de la cuisse droite, talon dans l'aine.**

   Les orteils du pied gauche sont pointés vers le genou droit.

3. **Redressez le dos pour qu'il soit bien droit ; en inspirant, levez les bras devant vous puis au-dessus de la tête jusqu'à ce qu'ils soient à côté des oreilles.**

   Gardez les bras et la jambe droite souples et légèrement pliés en "membres indulgents", comme nous le décrivons au chapitre 3 (figure 15.14a).

4. **En expirant, penchez-vous en avant depuis les hanches, en amenant les mains, la poitrine et la tête vers la jambe droite.**

Reposez les mains sur la jambe, le genou ou le pied. Si votre tête n'arrive pas près du genou droit, pliez davantage le genou jusqu'à ce que vous sentiez que votre dos s'étire du côté droit (figure 15.14b).

Figure 15.14 : Évitez de vous tirer vers le bas. Détendez-vous juste dans la posture, et respirez.

5. Répétez les étapes 3 et 4 trois fois, puis restez dans la position pliée de l'étape 4 pendant 6 à 8 respirations.

6. Recommencez la même séquence du côté opposé.

La posture du cadavre

Pour prendre cette posture, reportez-vous à la figure 15.11 de la section "posture du cadavre". Gardez-la pendant 8 à 10 respirations.

Débutant 2, première partie

Au bout de quatre semaines de pratique des exercices que nous décrivons dans la première et dans la deuxième parties du groupe Débutant 1, vous serez probablement prêt à passer aux postures légèrement plus difficiles du groupe Débutant 2. Si vous ne vous sentez pas encore complètement prêt, continuez à pratiquer les exercices de Débutant 1 pendant quelques semaines supplémentaires ou aussi longtemps que nécessaire, jusqu'à ce que vous maîtrisiez ces postures. Prenez votre temps. Personne ne vous presse.

Vous pouvez effectuer cette série seule en tant que séance complète de 15 mn, ou la combiner avec la série "Débutant 1, deuxième partie" (semaines 5 et 6 de notre programme de 8 semaines) ou "Débutant 2, deuxième partie" (semaines 7 et 8 de notre programme de 8 semaines) pour former une séance complète de 30 mn.

La posture de la montagne

1. Tenez-vous debout la tête droite tout en étant détendu, l'écartement des pieds identique à la largeur du bassin.

2. Laissez pendre les bras sur les côtés, les paumes vers les jambes.

3. Visualisez une ligne verticale reliant le trou de votre oreille, l'articulation de votre épaule et les côtés de votre hanche, de votre genou et de votre cheville.

4. Regardez droit devant vous, les yeux ouverts ou fermés (figure 15.15).

5. Utilisez la respiration yogique en trois phases ou la respiration poitrine vers ventre (voir chapitre 5) pendant 8 à 10 respirations, puis continuez avec cette méthode de respiration pendant toute la série d'exercices.

Figure 15.15 : En commençant par cette pose, unissez le corps, la respiration et le mental.

Séquence de rajeunissement

1. Tenez-vous debout dans la posture de la montagne, l'écartement des pieds identique à la largeur du bassin, les bras sur les côtés (voir figure 15.16a).

2. En inspirant, levez lentement les bras sur les côtés puis vers le haut pour les amener au-dessus de la tête (figure 15.16b), puis marquez un temps d'arrêt.

3. En expirant, penchez-vous en avant depuis la taille, et amenez la tête devant les genoux et les mains en avant sur le sol dans la posture de flexion vers l'avant en position debout (figure 15.16c).

   Gardez les bras et les jambes souples (reportez-vous au chapitre 3 pour une explication des "membres indulgents"), puis marquez un temps d'arrêt.

4. Pliez les genoux et, en inspirant, ramenez les bras sur les côtés en vous arrêtant à mi-chemin pour qu'ils forment un "T" (en demi-flexion vers l'avant) comme le montre la figure 15.16d.

   Marquez ensuite un bref temps d'arrêt.

5. En expirant, penchez-vous de nouveau complètement en avant et laissez pendre les bras en position de flexion debout (figure 15.16e).

6. En inspirant, déployez les bras comme des ailes sur les côtés pour les amener au-dessus de la tête en redressant de nouveau complètement le torse (figure 15.16f).

7. En expirant de nouveau, ramenez les bras sur les côtés comme à l'étape 1 (figure 15.16g).

8. Répétez lentement la séquence complète 6 à 8 fois.

   Lors de la dernière répétition, restez pendant 6 à 8 respirations dans la position de demi-flexion vers l'avant (étape 4), et pendant 6 à 8 respirations également dans la flexion vers l'avant debout (étape 5).

Figure 15.16 : Cette série fortifie le torse tout entier, de même que les bras et les jambes.

 Pour varier, vous pouvez remplacer la séquence de rajeunissement par la salutation au Soleil soit en position de départ agenouillé, soit en position de départ debout pendant 6 à 8 séries (voir chapitre 14).

La demi-chaise

1. Commencez dans la posture de la montagne (voir figure 15.15). En inspirant, levez les bras en avant, puis au-dessus de la tête, les paumes des mains l'une en face de l'autre (voir figure 15.17a).

2. En expirant, pliez les genoux et accroupissez-vous à demi.

3. Assouplissez les bras mais gardez-les au-dessus de la tête ; regardez droit devant vous (figure 15.17b).

4. Répétez les étapes 1 à 3 trois fois, puis restez en demi-chaise (étape 3) pendant 6 à 8 respirations.

Figure 15.17 : Idéal pour raffermir les cuisses.

Flexion debout

Répétez la posture illustrée par la figure 15.7 de la section "Débutant 1, première partie". Restez en position pliée pendant 6 à 8 respirations.

Le chat en équilibre

1. **En commençant à quatre pattes, positionnez les mains directement sous les épaules, les paumes à plat au sol, les genoux directement sous les hanches.**

   Tendez les bras, mais ne bloquez pas les coudes.

2. **En expirant, faites glisser la main droite en avant et la jambe gauche en arrière, en gardant la main et les orteils au sol.**

3. **En inspirant, levez le bras droit et la jambe gauche aussi haut que possible (figure 15.18).**

   Gardez la pose pendant 6 à 8 respirations.

4. **Recommencez avec la paire de membres opposés (bras gauche et jambe droite).**

Figure 15.18 : Une posture classique pour équilibrer les muscles de votre dos.

La posture du cadavre

Reportez-vous à la Figure 15.1 de la section "Débutant 1, première partie". Détendez-vous dans cette posture pendant 8 à 10 respirations.

Débutant 2, deuxième partie

Vous êtes maintenant arrivé à la 7e ou à la 8e semaine de notre programme, et maîtrisez suffisamment les exercices de Débutant 1 (première et deuxième parties) et de Débutant 2 (première partie). La deuxième partie de Débutant 2 privilégie davantage l'entraînement cardio-vasculaire que Débutant 1. Ne vous en faites pas si vous vous mettez à transpirer en exécutant ces exercices. Étant donné que votre corps se nettoie à fond parce que vous pratiquez le Yoga comme style de vie, votre sueur est de toute façon inodore.

Les abdominaux jambe tendue main glissée

1. **Allongez-vous sur le dos, genoux pliés, pieds à plat sur le sol, l'écartement des pieds identique à la largeur du bassin.**

2. **Pliez le coude gauche et placez la main gauche à l'arrière de la tête, juste derrière l'oreille gauche.**

3. **Levez la jambe gauche à la verticale, mais gardez le genou légèrement plié.**

   Tirez le haut du pied vers le tibia (pour fléchir la cheville), et placez la paume de la main droite sur la cuisse droite près du bassin (figure 15.19a).

4. **En expirant, redressez-vous lentement à demi en faisant glisser la main droite vers le genou.**

   Gardez le coude gauche aligné avec l'épaule et regardez le plafond. Ne poussez pas la tête en avant (figure 15.19b).

Figure 15.19 : Cette posture fait travailler les abdominaux et les jarrets. Une excellente combinaison !

5. **En inspirant, déroulez-vous lentement en arrière pour revenir à la position de départ de l'étape 1.**

6. Répétez les étapes 4 et 5 six à huit fois.

7. Recommencez la même séquence du côté opposé.

 Si cette posture vous fait souffrir dans le cou, soutenez la tête à l'aide des deux mains. Si le problème persiste, arrêtez l'exercice.

Le demi-pont ou table à deux pieds

1. Allongez-vous sur le dos, les genoux pliés, pieds à plat sur le sol, l'écartement des pieds identique à la largeur du bassin.

2. Placez les bras sur les côtés, les paumes des mains sur le sol (figure 15.20a).

3. En inspirant, soulevez le bassin à une hauteur confortable (figure 15.20b).

4. En expirant, ramenez le bassin au sol.

5. Répétez les étapes 3 et 4 six à huit fois.

Figure 15.20 : Le demi-pont compense ou neutralise les effets des abdominaux jambe tendue main glissée.

Sauterelle 2

1. Allongez-vous sur le ventre, le dessus des pieds sur le sol, l'écartement des pieds identique à la largeur du bassin.

   Reposez le front contre le sol.

2. Étendez le bras droit en avant avec la paume au sol ; amenez le bras gauche le long du côté gauche de votre torse, paume au sol (figure 15.21).

3. **En inspirant, soulevez lentement la poitrine, la tête, le bras droit et la jambe gauche aussi haut que cela vous est possible sans causer de gêne.**

   Essayez de garder le haut du bras droit et l'oreille droite alignés, et d'avoir le pied gauche et la main droite à la même hauteur au-dessus du sol (figure 15.21b).

4. **En expirant, abaissez lentement et simultanément le bras droit, la poitrine, la tête et la jambe gauche, et ramenez-les au sol.**

5. **Répétez les étapes 3 et 4 trois fois, puis restez dans la position élevée pendant 6 à 8 respirations.**

6. **Recommencez la même séquence avec le bras gauche et la jambe droite.**

Soyez prudent avec les variantes de la sauterelle qui ne font lever que les jambes. Le lever des jambes seules augmente la pression sur la poitrine, le rythme cardiaque, et la tension dans le cou. Évitez ces variantes si vous souffrez de problèmes cardiaques ou d'hypertension.

Figure 15.21 : Essayez d'amener le bras et le pied levés à la même hauteur.

La posture de l'enfant

Pour prendre cette pose, reportez-vous à la figure 15.5 de la section "Débutant 1, première partie". Fermez les yeux et restez dans la position pliée pendant 6 à 8 respirations.

L'extension des tendons des jarrets

1. **Allongé sur le dos jambes tendues, placez les bras sur les côtés, les paumes sur le sol.**

2. **Pliez le genou gauche et mettez le pied sur le sol (voir la figure 15.13a).**

3. **En expirant, levez la jambe droite en l'air aussi tendue que possible (figure 15.13b).**

4. **En inspirant, posez la jambe au sol.**

    Gardez la tête et les hanches au sol.

5. **Répétez 6 à 8 fois. Puis avec les mains entrelacées juste au-dessus du genou à l'arrière de votre cuisse levée, maintenez votre jambe en place (voir la figure 15.13c) pendant 6 à 8 respirations.**

6. **Répétez les étapes 1 à 5 du côté opposé.**

Mettez un coussin ou une couverture pliée sous votre tête si votre nuque ou votre gorge se raidit lorsque vous levez ou abaissez la jambe.

Soyez très prudent avec toutes les flexions vers l'avant en position assise ou debout si vous avez des problèmes de dos relatifs aux disques intervertébraux. Évitez ces mouvements en cas de douleur ou d'engourdissement dans le dos, les fesses ou les jambes.

La pince assise

1. **Asseyez-vous par terre, les jambes confortablement étirées devant vous avec le même écartement que la largeur du bassin.**

    Redressez bien le dos, et placez les paumes sur le sol à côté des cuisses.

2. **En inspirant, levez les bras en avant et au-dessus de la tête jusqu'à ce qu'ils soient à proximité des oreilles.**

    Gardez les bras et les jambes souples et légèrement pliés en "membres indulgents", comme dans le chapitre 3 (figure 15.22a).

3. **En expirant, penchez-vous en avant en partant des hanches ; amenez les mains, la poitrine et la tête vers les jambes.**

    Reposez vos mains sur le sol, ou sur les cuisses, les genoux, les tibias ou les pieds. Si votre tête n'est pas près des genoux, pliez ces derniers jusqu'à ce que vous sentiez votre dos s'étirer (figure 15.22b).

Chapitre 15 : Séries intégrées recommandées

4. **Répétez les étapes 2 et 3 trois ou quatre fois, puis gardez la position pliée pendant 6 à 8 respirations.**

Si vous avez des problèmes pour vous tenir droit assis sur le sol dans la posture de pince assise ou dans toute autre des postures de flexion vers l'avant qui suivent, élevez les hanches avec des couvertures pliées ou des coussins fermes (figure 15.22c).

Figure 15.22 : Les flexions vers l'avant ont un effet calmant et tranquillisant, et s'effectuent souvent vers la fin d'une série intégrée.

La posture du cadavre

Reportez-vous à la figure 15.1 de la section "Débutant 1, première partie". Détendez-vous dans cette posture pendant 15 à 30 respirations.

Pour aller plus loin

Après avoir terminé ce cycle de huit semaines, les possibilités suivantes s'offrent à vous :

- Renouvelez ce programme, en faisant alterner un jour sur deux Débutant 1 (première et deuxième parties) et Débutant 2 (première et deuxième parties).

- Utilisez Débutant 2 (première et deuxième parties) et substituez six séquences de la salutation au Soleil départ agenouillé (voir chapitre 14) à la séquence de rajeunissement.

✔ Consultez le chapitre 16 pour découvrir comment créer vous-même votre programme de Yoga.

Bien sûr, maintenant que vous avez goûté au Hatha-Yoga, vous avez peut-être envie de prendre des leçons particulières ou de participer à des cours collectifs pour obtenir des réactions, vous faire encourager ou simplement pour pratiquer – avec une confiance nouvelle – en compagnie d'autres personnes. Si vous avez pratiqué le Hatha-Yoga tout seul jusqu'alors, nous vous recommandons de demander à un professeur de vous superviser pour détecter d'éventuelles mauvaises habitudes posturales et, si vous le souhaitez, vous aider à faire évoluer votre pratique.

Quatrième partie
Le Yoga créatif

"...et elle, c'est Barbie yogini. Elle n'a pas beaucoup d'accessoires, mais on peut la plier dans 13 positions différentes sans rien casser."

Dans cette partie...

Étant donné que les séries intégrées peuvent rapidement sembler monotones, il devient important d'ajouter le piment de la variété à votre pratique du Yoga. Dans la troisième partie, nous vous avons présenté un large éventail de postures de toutes les catégories, telles que positions assises, flexions, torsions, etc., ainsi que plusieurs séries intégrées. Dans cette partie, nous vous aidons à maîtriser davantage encore votre pratique personnelle du Yoga, en indiquant comment élaborer une série intégrée efficace et personnalisée. Nous présenterons aussi quelques-uns des accessoires les plus utilisés qui vous permettront de gagner en efficacité, en sécurité et en plaisir dans votre pratique du Yoga.

Chapitre 16
Composez votre propre programme de Yoga

Dans ce chapitre :

▷ La recette classique.
▷ Profils de séries intégrées de 30 à 60 mn.
▷ Présentation de séries intégrées de 15 mn.
▷ Des séries de 5 mn pour une mise en forme rapide.

Si vous êtes comme la plupart des gens, vous n'aurez de cesse que de composer vos propres séries d'exercices intégrés. Dans ce chapitre, nous allons vous donner quelques lignes directrices pratiques, dont une formule classique, que vous pourrez utiliser pour combiner un grand nombre de séries intégrées.

Nous n'avons pas la prétention de vous fournir la panacée. Certaines situations exigent une grande personnalisation. Nous n'offrons pas la solution miracle aux lecteurs souffrant de sérieux problèmes musculaires ou osseux, ou de graves maladies. Dans le chapitre 21, nous abordons deux situations *qui ne présentent pas d'obstacle insurmontable* – les problèmes de dos et la grossesse. Mais donner une formule qui convienne à tous les maux possibles et toutes les circonstances imaginables dépasserait le cadre de ce livre – comme de n'importe quel livre, d'ailleurs.

Si vous faites face à un problème de santé spécifique, vous devrez prendre des leçons particulières avec un thérapeute de Yoga ou avec un autre professionnel de la santé, en suivant les conseils de votre médecin. Ce chapitre se concentre sur le Hatha-Yoga que l'on pratique soi-même, pour se mettre en forme et réduire le stress. Nous privilégions la prévention plutôt que la thérapie.

Dans le chapitre 6, nous avons examiné plusieurs éléments, qui comprennent :

✔ la détermination de vos objectifs pour chaque séance.

✔ les règles de la mise en séquence, qui comprend l'échauffement ou préparation, la compensation et le repos.

✔ votre point de départ.

✔ votre activité après la séance.

✔ votre temps disponible.

Ensuite, dans les chapitres 7 et 15, nous avons décrit pas à pas les procédures des postures principales. Bien que tous les chapitres de ce livre soient conçus pour être indépendants, vous tirerez davantage de la lecture de ce chapitre en lisant ou relisant les chapitres 5 et 6 et en utilisant les chapitres restants de la troisième partie comme référence.

Concoctez-vous un plat créatif d'exercices avec la recette classique

La composition de votre propre programme de Yoga n'est pas sans ressembler à la préparation d'un repas. Vous déterminez de combien de temps vous disposez et quel genre de cuisine vous pensez le plus apprécier. Dans votre livre de cuisine, vous consultez les principes de combinaison des plats principaux et d'accompagnement, de même que la façon de préparer correctement chacun d'eux. Une fois que le repas est prêt, vous vous mettez à table, pour en savourer chaque bouchée. Vous mangez lentement pour savourer séparément chaque morceau. Une fois que vous avez terminé, vous ne quittez pas tout de suite la table, mais au contraire vous vous calez bien sur votre chaise et vous vous détendez un moment en laissant votre estomac commencer son travail de digestion.

Pour créer votre propre programme de Yoga avec notre recette classique :

✔ Déterminez combien de temps la série intégrée va durer.

✔ Sélectionnez les postures principales dans la gamme des postures présentées dans les chapitres 7 à 14 (ou, bien sûr, dans toute source que vous considérez fiable).

✔ Décidez de la manière dont vous voulez vous préparer et/ou compenser pour chaque catégorie de posture principale.

Chapitre 16 : Composez votre propre programme de Yoga   **263**

✔ Prévoyez du temps pour le repos et la relaxation à la fin, pour digérer le repas nutritionnel à base d'exercices de Yoga que vous avez préparés.

Ce que nous appelons recette classique se compose des 12 catégories suivantes :

1. mise en harmonie (du corps, du mental et de la respiration).

2. préparation ou échauffement (utilisé également entre les principaux exercices chaque fois que c'est nécessaire).

3. postures debout.

4. postures d'équilibre (facultatives).

5. abdominaux.

6. inversions (facultatives).

7. flexions vers l'arrière.

8. flexions vers l'avant.

9. torsions.

10. repos (à insérer entre les exercices principaux chaque fois que vous en ressentez le besoin).

11. compensation (à insérer après les principaux exercices).

12. relaxation finale.

Vous n'êtes pas obligé d'utiliser toutes ces catégories tant que vous suivez le bon ordre (de 1 à 9 en terminant toujours par 12). Les catégories *repos, préparation/échauffement* et *compensation* sont répétées dès que c'est approprié. Les postures d'équilibre et les inversions sont *facultatives*, parce que leur intégration dépend de votre temps disponible.

La recette classique est optimale pour les programmes de mise en forme générale de 30 à 60 mn, mais nous nous y référons aussi dans les programmes de 15 et de 5 mn. Notre formule vous permettra, au fil des années de votre pratique du Yoga, d'explorer sans danger des postures de n'importe quel livre ou système et de les insérer aux moments opportuns dans notre module de 12 catégories.

Un festin de postures : la série intégrée de mise en forme générale de 30 à 60 mn

Un vieux dicton dit que vous pouvez donner un poisson à quelqu'un, ou que vous pouvez au contraire lui donner une canne à pêche et lui apprendre à pêcher. De la même manière, nous pouvons vous proposer les séries intégrées de Yoga précuites comme nous l'avons fait dans le chapitre 15, ou bien vous enseigner comment élaborer vous-même vos propres festins de postures. La plupart des débutants en Yoga trouvent difficile de poursuivre tout seul une pratique de plus de 30 mn ; toutefois, si votre appétit s'accroît, nous voulons que vous ayez les ingrédients pour un festin de gourmet de 60 mn. Suivez simplement les recettes de chaque catégorie pour créer votre propre série intégrée personnalisée.

Si vous vivez 70 ans, vous passez en moyenne 23 ans à dormir et environ 6 ans à préparer des repas et à manger. Si vous ne regardez la télévision qu'une heure par jour (et beaucoup de personnes la regardent bien plus longtemps), cela représente en moyenne le nombre stupéfiant de trois ans de votre vie. Et combien de temps passé à faire des courses, à prendre les transports, à lire des publicités, etc. ? Effrayant, n'est-ce pas ? Sous cette lumière, rien que 30 à 60 mn de Yoga par jour semblent plus que raisonnables, surtout si l'on considère que, justement, le Yoga pourrait bien allonger la durée de votre vie.

Environ 2 mn pour chaque posture sélectionnée constituent une bonne moyenne pour vous permettre de prévoir le temps nécessaire à votre pratique. Certaines postures prennent plus de temps, d'autres moins. Une posture asymétrique ou prise des deux côtés (gauche et droit) comme le guerrier compte comme un exercice ou une posture. Si vous choisissez la salutation au Soleil ou une série dynamique similaire (voir chapitres 14 et 15) d'une autre source, doublez ou triplez le temps alloué, en fonction de la série et du nombre de répétitions.

Note : Beaucoup de ces postures sont universelles ; vous pourrez souvent effectuer certaines postures dans plus d'une catégorie en mettant au point une série intégrée de mise en forme générale.

La mise en harmonie

Pour vous aider à comprendre le terme de *mise en harmonie* – votre état de connexion personnel –, pensez-y de cette manière : se mettre en harmonie, c'est comme se connecter à l'Internet. Votre "mot de passe", c'est le type de

Chapitre 16 : Composez votre propre programme de Yoga 265

respiration que vous choisissez d'utiliser pour votre mise en harmonie et le reste de votre programme. Après vous être connecté et avoir établi le lien conscient entre votre corps, votre respiration et votre mental, tous les effets bénéfiques de l'univers du Yoga s'offrent à vous. Si vous oubliez l'étape de mise en harmonie, vous "travaillerez hors connexion" à l'Internet cosmique avant même d'avoir eu l'opportunité de percevoir tous les avantages de votre séance de Hatha-Yoga.

Figure 16.1 : Ces postures de repos constituent d'excellents points de départ pour réaliser la mise en harmonie.

D'abord, pour les séries intégrées de n'importe quelle durée, choisissez un style de respiration dans le chapitre 5. Si vous êtes débutant, choisissez quelque chose de simple comme la respiration focalisée ou la respiration avec le ventre. Plus tard, vous pourrez essayer soit la respiration classique en trois phases, soit la respiration poitrine vers abdomen, ou adopter la technique de l'*ujjayi*.

Ne confondez pas ces styles de respiration avec la technique traditionnelle de contrôle du souffle *pranayama* que nous décrivons également au chapitre 5.

Ensuite, choisissez l'une des postures de repos du chapitre 6, ou une posture assise du chapitre 7, selon votre humeur, votre condition physique, ou selon ce que vous avez prévu pour le reste de la série intégrée. La posture du cadavre (allongé à plat sur le dos) constitue toujours un bon point de départ pour les débutants. En raison de nos styles de vie trépidants, nous avons habituellement besoin de changer de vitesse et de ralentir notre rythme avant de pouvoir commencer nos exercices posturaux. Être étendu à plat sur le dos change sans le moindre doute l'état d'esprit et le prédispose à la relaxation. Cependant, la posture facile assise ou la posture de la montagne (debout) sont elles aussi d'excellents points de départ. La figure 16.1 montre quelques exemples de postures de repos que vous pouvez effectuer pour la mise en harmonie.

Utilisez 8 à 12 respirations pour réaliser la mise en harmonie. Plus vous accorderez d'attention à la respiration et à la mise en harmonie, plus vous tirerez d'effets bénéfiques de votre programme.

L'échauffement

Vous remarquerez peut-être que la plupart des échauffement du chapitre 6 sont des mouvements qui plient et ouvrent le corps (flexion et extension). Ces mouvements constituent la manière la plus simple pour votre corps de se préparer à la respiration et au mouvement. Choisissez une posture ou une séquence d'échauffement dans le chapitre 6 exécutée dans une position *semblable* à la posture de mise en harmonie.

Votre pratique du Yoga doit être aussi douce que possible, et couler doucement comme un fleuve tranquille. Par exemple, les étapes de votre mise en harmonie et de votre échauffement peuvent toutes deux avoir lieu au sol. Ensuite, vous pouvez vous lever pour effectuer toutes les postures debout. Évitez de vous lever et de vous coucher comme un yoyo. L'économie de mouvement constitue l'un des principes d'une bonne pratique du Hatha-Yoga.

Si vous composez une série intégrée de 30 mn ou davantage, vous aurez normalement le temps d'y inclure au moins deux postures d'échauffement. Étant donné que le cou est un endroit de tension fréquente, nous suggérons souvent d'utiliser des postures d'échauffement qui incluent des mouvements de bras. Outre le fait qu'ils étirent la colonne vertébrale, les mouvement des bras préparent le cou et les épaules et contribuent à relâcher la tension. Les échauffements qui bougent les bras et préparent la région lombaire sont également utiles pour les postures debout qui habituellement les suivent. La figure 16.2 vous donne quelques exemples d'échauffements courants en position allongée, assise et debout. Le chapitre 6 vous procure des descriptions complètes de tous les échauffements que nous recommandons.

Chapitre 16 : Composez votre propre programme de Yoga 267

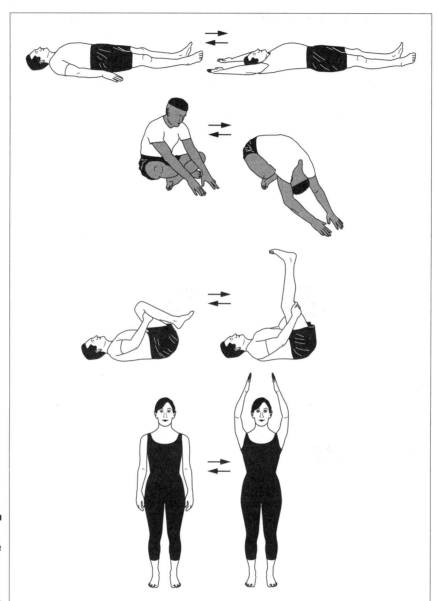

Figure 16.2 :
Exemples de postures d'échauffement.

Postures debout

Les postures debout ont tendance à constituer la partie la plus "physique" d'un programme. Si vous exécutez une série intégrée de 30 mn, vous aurez normalement le temps d'accomplir 3 à 4 postures debout. Dans un programme de 60 mn, vous pourrez effectuer jusqu'à 6 ou 7 *asanas* principales. Vous pouvez choisir toute posture debout du chapitre 8 pour cette partie de votre série intégrée.

Figure 16.3 : Exemples de postures debout habituelles.

Avant que vous ne commenciez à choisir les postures, rappelez-vous une règle simple de mise en séquence : *flexions vers l'arrière, torsions et flexions latérales sont habituellement suivies par des flexions vers l'avant.* Vous inclurez donc des flexions vers l'avant en position debout après la plupart des postures debout que vous choisirez. La figure 16.3 montre des exemples de postures debout qui conviennent à un programme de 30 mn ou de 60 mn. Comme alternative, vous pouvez également choisir l'agenouillement dynamique ou la séquence debout (salutation au Soleil) du chapitre 14, ou la séquence de rajeunissement en position debout pour débutants du chapitre 15. Du point de vue du temps, les postures dynamiques prennent la place de trois à six postures debout, en fonction de la séquence que vous choisissez et du nombre de répétitions que vous exécutez. Si vous choisissez une séquence dynamique, essayez d'allouer du temps à la fin pour une torsion et pour une flexion vers l'avant de compensation. Nous mentionnons cela parce que toutes nos séquences dynamiques sont uniquement constituées de flexions vers l'avant et vers l'arrière.

Si vous souhaitez rendre votre série intégrée plus exigeante sur le plan physique, exécutez simplement deux groupes de postures debout.

La manière la plus simple d'allonger une série intégrée de 30 mn pour la faire passer à 45 mn est d'exécuter deux groupes de postures debout que vous avez choisies et d'ajouter une posture supplémentaire aux catégories des abdominaux, des flexions vers l'arrière et des flexions vers l'avant.

Postures d'équilibre (facultatives)

Les postures d'équilibre sont facultatives et dépendent de votre temps et de votre résistance. Il s'agit souvent des postures les plus athlétiques, qui requièrent une coordination d'ensemble. Les postures d'équilibre sont très gratifiantes, parce qu'elles permettent immédiatement de voir vos progrès. Elles s'insèrent bien dans votre séance après les postures debout, car vous êtes parfaitement échauffé à ce stade. De plus, toutes les postures d'équilibre que nous recommandons sont des postures exécutées debout ou agenouillé, ce qui signifie qu'elles s'intègrent facilement à la série. Choisissez l'une des postures d'équilibre du chapitre 9 pour une série intégrée de 30 ou de 60 mn (figure 16.4).

Le repos

La plupart des personnes apprécient généralement un moment de repos à ce stade, et le repos est bien utile après toute partie astreignante de votre série intégrée. Le repos est habituellement pris en position allongée, assise ou agenouillée. Nous mettons l'accent sur l'importance de ne pas avoir le sentiment d'être pressé au cours de la séance de Yoga. Au moins pendant la brève durée de votre série intégrée, pensez que vous avez tout le temps du monde. Dans une série de 30 à 60 mn, le premier repos arrive habituellement au milieu. Ce temps de repos vous donne l'occasion de vous observer vous-même pour voir si vous avez déjà une réponse sur le plan physique, mental ou émotionnel résultant de votre pratique.

Figure 16.4 : Exemples de postures d'équilibre.

 Souvenez-vous de vous reposer jusqu'à ce que vous vous sentiez prêt à reprendre. Si vous manquez vraiment de temps, ce premier repos majeur constitue aussi l'endroit logique où stopper la séance. Choisissez dans le chapitre 6 l'une de nos postures de repos recommandées, ou toute posture assise du chapitre 7 dans laquelle vous êtes à l'aise, ou optez pour une posture de la figure 16.1.

Abdominaux

Comme nous le disons au chapitre 10, le ventre constitue un sujet central pour beaucoup d'Occidentaux qui font de l'exercice. Nous vous recommandons d'inclure 1 à 2 postures abdominales dans n'importe quel programme de 30 mn ou davantage. Pensez à votre abdomen comme étant la "face avant de votre dos" - un endroit très important. Choisissez une des postures abdominales que nous décrivons au chapitre 10 pour une série de 30 mn et 1 ou 2 postures pour une série de 60 mn, ou reportez-vous à la figure 16.5.

Figure 16.5 : Les postures abdominales fortifient "la face avant de votre dos".

Compensation et préparation

Accordez-vous un bref moment de repos après avoir terminé les exercices abdominaux, puis utilisez 6 à 8 fois le demi-pont ou table à deux pieds, sa variante avec lever des bras, ou le lever des bras en position allongée (voir le chapitre 6 et la figure 16.6). L'action du demi-pont possède ici une fonction double : il *compense* l'abdomen et le ramène à l'état neutre, et échauffe ou *prépare* le dos et le cou pour le cas ou vous choisiriez d'inclure une posture d'inversion ou de continuer par une flexion vers l'arrière.

Figure 16.6 : La compensation des abdominaux peut également constituer une préparation aux inversions.

Note : La compensation et la préparation s'effectuent habituellement de façon dynamique (en mouvement).

Inversion (facultative)

Les professeurs indiens de Yoga enseignent souvent les postures inversées au début ou vers la fin d'un cours. Les Occidentaux préfèrent inclure les postures inversées vers le milieu d'un programme, c'est-à-dire au moment où leur dos et leur cou ont été correctement préparés et où ils ont encore tout le temps nécessaire à la compensation adéquate. Les postures inversées, comme celles que nous montrons dans la figure 16.7, sont facultatives, et nous recommandons aux débutants d'éviter la chandelle du débutant et la chandelle du débutant au mur avant d'avoir pratiqué le Yoga pendant 6 à 8 semaines.

Même une fois que vous serez bien à l'aise dans votre pratique yogique, n'essayez les inversions que si vous n'avez aucun problème de cou. Les postures inversées doivent vous inspirer de la compréhension et du respect plutôt que de la crainte. Ces postures exigent un bon sens de l'équilibre, et des muscles forts. Nous vous proposons plusieurs postures d'inversion faciles et sans danger dans le chapitre 11. Choisissez-en une seule pour une série intégrée de 30 à 60 minutes, si vous êtes prêt et si vous souhaitez inclure une inversion dans votre pratique.

Chapitre 16 : Composez votre propre programme de Yoga 273

Figure 16.7 : Les postures d'inversions méritent le respect.

 Nous vous conseillons de ne pas pratiquer la chandelle du débutant ou la chandelle du débutant au mur si l'une des conditions suivantes s'applique à votre cas : glaucome, tension artérielle élevée, antécédent constitué de crises cardiaques ou d'apoplexie, hernie hiatale, premiers jours des menstruations, grossesse, obésité de 20 kg ou davantage.

Compensation des inversions et préparation aux flexions vers l'arrière

Vous devriez vous reposer après les postures inversées simples, normalement dans la posture du cadavre (voir chapitre 4). Après la chandelle du débutant, reposez-vous, puis compensez encore avec l'une des postures du cobra (voir chapitre 12) ou la posture de la foudre (voir chapitre 7). Les postures du cobra et de la foudre vous préparent également à davantage de flexions vers l'arrière. La figure 16.8 illustre ces exemples.

Figure 16.8 : Ces postures aident soit à compenser une inversion, soit à effectuer des flexions vers l'arrière plus accentuées.

Flexions vers l'arrière

Vérifiez par vous-même les effets des flexions vers l'arrière après une posture inversée, et que le cobra apporte aussi une excellente compensation à la chandelle. Le cobra, cette flexion douce vers l'arrière, constitue également une bonne préparation à des flexions vers l'arrière plus physiques, telles que la posture de la sauterelle. Les Occidentaux que nous sommes se penchent trop en avant. Les flexions vers l'arrière constituent une partie vitale de notre pratique du Hatha-Yoga.

Chaque fois que c'est possible dans une série de Yoga de mise en forme, sélectionnez une flexion vers l'arrière du chapitre 12. Pour les séances de plus de 30 mn, sélectionnez deux flexions vers l'arrière. La figure 16.9 montre quelques flexions vers l'arrière courantes que vous pouvez essayer.

Figure 16.9 : Exemples de flexions vers l'arrière courantes.

Compensation des flexions vers l'arrière

La compensation des flexions vers l'arrière sur le ventre est habituellement une forme de flexion vers l'avant en position agenouillée (figure 16.10). Nous recommandons souvent la posture genoux-poitrine ou la posture de l'enfant (voir chapitre 6). Après des flexions vers l'arrière plus astreignantes, telle que n'importe quelle variante de la posture de la sauterelle, nous suggérons un bref repos, suivi par l'une des flexions vers l'avant en position agenouillée, puis par la posture dynamique du demi-pont comme deuxième posture compensatrice. Cette séquence contribue à neutraliser les effets sur le haut du dos et le cou.

Préparation aux flexions vers l'avant

La compensation est particulièrement cruciale dans l'exécution des flexions en avant avec jambe tendue. Effectué juste avant n'importe laquelle des postures recommandées de flexion vers l'avant assise (voir chapitre 12), l'étirement des tendons des jarrets ou des hanches améliore non seulement la posture, mais aussi la sécurité de votre dos. Utilisez l'étirement des tendons des jarrets ou la double extension des jambes pour une série intégrée de 30 mn. Pour une série plus longue, combinez les deux postures et/ou la séquence "bercez le bébé", que nous décrivons toutes au chapitre 6 (figure 16.11).

Figure 16.10 : La compensation des flexions vers l'arrière constitue une partie importante de votre programme de Yoga.

Flexions vers l'avant

Les flexions vers l'avant en position assise sont normalement exécutées vers la fin d'un programme d'exercices parce qu'elles possèdent un effet calmant. De toutes les postures décrites dans ce livre, c'est la flexion vers l'avant en position assise qui divise le plus les deux sexes. Les hommes ont une densité

Chapitre 16 : Composez votre propre programme de Yoga

musculaire plus élevée, particulièrement dans la région de la hanche et de l'aine, et les tendons de leurs jarrets sont habituellement moins souples. La préparation des tendons des jarrets est particulièrement importante. Si vous avez des difficultés avec cette catégorie de postures, pliez davantage les genoux et, si nécessaire, placez quelques couvertures sous votre bassin pour vous donner un meilleur angle (voir les chapitres 12 et 17). Pour une série intégrée de 30 mn, choisissez une seule flexion vers l'avant dans le chapitre 12. Pour une série intégrée de 60 mn, choisissez deux flexions vers l'avant (figure 16.12). Pour compenser, vous pouvez tour à tour y substituer une des flexions latérales en position agenouillée ou assise du chapitre 12, et une flexion vers l'avant agenouillée ou assise du chapitre 6.

Figure 16.11 : Ces postures vous préparent aux flexions vers l'avant.

Compensation des flexions vers l'avant

Les flexions vers l'avant sont habituellement autocompensatrices. Vous pourrez cependant opter parfois pour une flexion vers l'arrière légère comme le demi-pont ou table à deux pieds comme contre-pose (voir chapitre 6).

Figure 16.12 : Exemples de flexions vers l'avant.

Préparation aux torsions

La préparation à toute torsion est une flexion vers l'avant. Dans la "recette classique", il est donc naturel de passer de la catégorie des flexions vers l'avant aux torsions.

Torsions

Les torsions, comme les flexions vers l'avant, possèdent un effet général calmant. Les torsions au sol constituent les "desserts" de notre programme, parce qu'elles sont très appréciables à la fin d'une série intégrée. Choisissez une torsion au sol pour une série intégrée de 30 mn, et une ou deux torsions pour une série de 60 mn. La figure 16.13 montre quelques torsions courantes et le chapitre 13 y est entièrement consacré.

Compensation des torsions

La compensation des torsions est toujours une flexion vers l'avant. Après une torsion au sol, nous recommandons habituellement de choisir l'une des postures genoux-poitrine en position allongée ou la posture genou-poitrine (voir chapitre 6 et figure 16.14).

Figure 16.13 : Les torsions sont des postures calmantes, et elles sont très agréables.

Relaxation

Votre séance peut être courte, voire très courte, mais souvenez-vous toujours d'y inclure une forme de relaxation. Le repos procure l'espace dans lequel l'"absorption" peut avoir lieu : vous digérez toute l'énergie bienfaisante libérée par votre pratique du Yoga.

Cette catégorie finale de notre recette classique peut prendre plusieurs formes : une technique de relaxation (voir chapitre 6), la respiration yogique appelée *pranayama* (voir chapitre 5), ou la méditation (voir chapitre 20).

Figure 16.14 : Ces postures contribuent à compenser les torsions.

D'abord, choisissez l'une des postures de repos du chapitre 6 ou l'une des postures assises du chapitre 7. Ensuite, sélectionnez l'une des techniques de respiration ou *pranayama* du chapitre 5, une technique de relaxation du chapitre 4, et/ou une technique de méditation du chapitre 20. Pour une série intégrée de 60 mn, vous pouvez combiner une technique de respiration et une technique de relaxation.

Quelle que soit la technique choisie, utilisez-la pendant 3 à 15 mn.

Le maximum en peu de temps : une série intégrée de 15 mn

Soyons réalistes. Le temps disponible est souvent limité. Mais plutôt que de mettre votre pratique du Yoga (et votre bien-être) en sommeil, vous pouvez opter avec bonheur pour une mini-série intégrée. Même rien que 15 mn de Hatha-Yoga peuvent vous remettre en équilibre ou rappeler à votre corps et à votre mental combien il est bon de s'étirer, de bouger et de respirer.

Si nous sommes honnêtes avec nous-mêmes, il nous faut reconnaître que la plupart d'entre nous ont tendance à passer une bonne partie du temps à faire des mouvements paresseux – ni de repos ni de travail. Pour illustrer cela, représentez-vous simplement le moteur de votre voiture qui s'emballerait en stationnement. Nous disposons tous d'au moins 15 mn chaque jour dont nous pouvons faire bon usage pour fortifier notre santé physique et mentale et/ou placer un euro sur notre compte d'épargne spirituel.

Si vous optez pour un programme de 15 mn, vos objectifs doivent être très précis. Une série intégrée peut normalement remplir les fonctions suivantes :

- courte mise en forme générale.
- relaxation et réduction du stress.
- préparation à la respiration yogique ou à la méditation.

Mise en forme générale

Pour composer un programme court de mise en forme générale, choisissez des postures dans les catégories suivantes, et exécutez-les dans l'ordre indiqué. Vous pouvez aussi utiliser les illustrations précédentes de ce chapitre.

La technique pour chacune des postures suivantes de même que le nombre des répétitions recommandées sont indiqués dans les chapitres correspondants.

- une posture de repos debout ou assis pour la mise en harmonie (voir chapitres 7, 8, et figure 16.1) et une technique de respiration yogique du chapitre 5.
- une série dynamique, comme la salutation au Soleil en position de départ agenouillé ou debout (voir chapitre 14), la séquence de rajeunissement, qui compte comme 3 ou 4 postures (voir chapitre 15), ou 3 ou 4 postures debout (voir le chapitre 8 et la figure 16.3), pendant 6 à 8 mn.
- une torsion couchée (voir le chapitre 13 et la figure 16.13).
- compensez avec des postures genoux-poitrine ou genou-poitrine (voir chapitre 6 et figure 16.14).
- une posture de repos allongée ou assise (voir chapitre 6 et figure 16.1).
- un exercice de respiration (voir chapitre 5) et/ou une technique de relaxation (voir chapitre 4).

Préparation à la méditation et à la respiration de Yoga

Si vous recherchez une série intégrée pour réduire le stress, et donc juste vous détendre complètement, ou vous préparer à la méditation et à la respiration de Yoga, choisissez les éléments suivants, et exécutez-les dans l'ordre indiqué :

✔ une posture allongée ou couchée pour la mise en harmonie (voir les chapitres 7, 8, et la figure 16.1) et une technique de respiration yogique du chapitre 5.

✔ deux postures d'échauffement en position allongée, une faisant bouger les bras et l'autre, les jambes (voir le chapitre 6 et la figure 16.2).

✔ une posture ventrale de flexion vers l'arrière telle que le cobra ou la sauterelle (voir le chapitre 12 et la figure 16.9) ou une flexion vers l'arrière en position allongée telle que le demi-pont (voir le chapitre 6 et la figure 16.6).

✔ un exercice de compensation agenouillé tel que la pose de l'enfant ou la posture genoux-poitrine (voir le chapitre 6 et la figure 16.10).

✔ une posture allongée d'extension des tendons du jarret (voir le chapitre 6 et la figure 16.11).

✔ une torsion couchée (voir le chapitre 13 et la figure 16.13).

✔ un exercice de compensation agenouillé (voir le chapitre 6 et la figure 16.14).

✔ une posture de repos allongée ou assise (voir les chapitres 7, 8 et la figure 16.1) avec un exercice de respiration (voir chapitre 5) et/ou une technique de relaxation (voir chapitre 4).

Pour satisfaire l'envie d'un petit remontant : une série intégrée de 5 mn

Il est très facile de créer un programme de 5 mn. Rien que 3 à 5 mn une ou deux fois par jour peuvent apporter des effets bénéfiques à une personne très occupée. Choisissez une des postures de repos du chapitre 6 ou une des postures assises du chapitre 7 ou reportez-vous à la figure 16.1, puis utilisez dans cette posture une technique de respiration yogique ou *pranayama* (voir chapitre 5) pendant 3 à 5 mn. Vous profiterez d'un programme court et relaxant, et vous aurez en outre le choix parmi au moins 60 possibilités de combinaisons.

Chapitre 17

Les supports et accessoires : pourquoi et comment les utiliser ?

Dans ce chapitre :

▶ Avantages et inconvénients de l'utilisation des supports.

▶ Utilisez des supports que vous possédez déjà.

▶ Conseils pour l'achat de supports destinés à la pratique du Yoga.

▶ Pas de place pour les babioles ni pour les gadgets !

L e support principal utilisé par n'importe quelle forme de Yoga est bien naturellement le corps-mental lui-même. Il est pourtant possible que les supports matériels externes améliorent votre pratique du Yoga, surtout si vous êtes débutant.

Traditionnellement, les *yogis* et *yoginis* n'utilisent que quelques accessoires de base pour les postures, la respiration et la méditation – un fagot d'herbes ou une peau de tigre pour s'asseoir, un accoudoir en T (appelé *hamsa danda*) pour la méditation prolongée et un *lota* (ce rince-nez qui ressemble à un pichet est utilisé pour les douches nasales, c'est-à-dire pour nettoyer les cavités nasales avec de l'eau tiède et salée avant de pratiquer le contrôle de la respiration).

Malheureusement, la plupart des styles de vie et des habitudes alimentaires des Occidentaux ne produisent ni un esprit naturellement équilibré, ni un corps bien entraîné, et il est donc nécessaire, pendant la pratique du Yoga, d'accorder une attention toute particulière à des états tels que la contraction musculaire chronique et le mauvais alignement du squelette. De nombreux accessoires sont maintenant disponibles pour contribuer à rendre l'exercice plus sûr et plus confortable dans de tels cas.

La popularité croissante du Yoga en Occident a fait surgir toute une industrie fabriquant des supports destinés au Yoga – des équipements qui peuvent être compliqués et chers. Mais en tant que débutant, vous pouvez trouver des supports simples chez vous qui vous aideront à vous exercer même si vous manquez encore de souplesse dans les tendons des jarrets, le bassin et le dos.

Habituellement, deux couvertures, une sangle, une chaise ou un mur sont tous les supports dont vous avez besoin. Bien sûr, l'utilisation de supports présente à la fois des avantages et des inconvénients, mais ce chapitre vous donne suffisamment d'informations pour vous permettre de prendre vos propres décisions en connaissance de cause, et de déterminer ce que vous voulez intégrer à votre pratique du Yoga. Dans d'autres chapitres de ce livre, nous vous suggérons d'utiliser des supports pour certaines postures, et vous montrons également comment les utiliser.

Avantages et inconvénients des supports

Vous pourrez utiliser autant de supports que vous le voudrez, ou au contraire aucun dans votre pratique du Yoga. En tout cas, ne rejetez pas les supports en pensant qu'il s'agit forcément de "babioles" ou de "gadgets". Déterminez vous-même de quelle manière les supports peuvent faciliter votre pratique du Yoga. Plutôt que d'essayer de ressembler à une cover-girl ou à un mannequin posant pour un calendrier de Yoga, écoutez les besoins de votre propre corps. Une couverture pliée sous les hanches pourra faire toute la différence quand vous voudrez vous asseoir les jambes croisées durant plus de deux minutes ; un mur peut également constituer un support approprié pour vos jambes ou pour votre dos au cours de l'exécution de certaines postures.

Les avantages des supports

- Ils vous fournissent un levier dans de nombreuses postures.
- Ils contribuent à améliorer votre alignement, votre équilibre et votre stabilité.

Chapitre 17 : Les supports et accessoires *285*

✔ Ils vous permettent de participer de façon plus complète à un cours collectif. Avec des outils sûrs, vous pourrez exécuter certaines postures qui vous seraient autrement inaccessibles.

✔ Ils sont, pour la plupart, relativement bon marché et ont habituellement une longue durée de vie.

Les inconvénients des supports

✔ Certaines personnes, étant donné les avantages fournis par un support, vont trop loin dans une posture et se blessent.

✔ Vous devrez transporter vos supports avec vous lorsque vous irez à un cours.

✔ Vous pourriez devenir trop dépendant des supports, ce qui inhiberait vos progrès.

✔ Il faut un certain temps pour monter et démonter certains supports, ce qui peut interrompre le rythme d'un cours, particulièrement si vous avez à faire la queue pour chercher le support et pour le remettre à sa place.

✔ Certains supports sont chers.

À la recherche des supports à la maison

Le Yoga a toujours encouragé une approche expérimentale. Nous vous suggérons de procéder de la sorte. Trouvez par vous-même ce qui fonctionne et ce qui ne fonctionne pas dans votre cas particulier. Au lieu d'abandonner une posture difficile, essayez-la avec l'un ou l'autre des supports recommandés. Par exemple, si vous ne pouvez pas vous asseoir confortablement en tailleur (*sukhasana*), essayez de placer une couverture pliée ou un coussin ferme sous les hanches. Souvenez-vous que l'espèce humaine est fière d'utiliser des outils. Et vous n'aurez pas à chercher plus loin que chez vous pour trouver des supports pratiques à utiliser pour le Yoga.

Travailler avec un mur

On trouve des murs partout, qui sont gratuits et, mieux encore, constituent des supports polyvalents. Vous pouvez les utiliser pour de très nombreuses postures, que ce soit pour soutenir les fesses et améliorer l'angle de votre flexion vers l'avant, ou pour supporter l'arrière de vos jambes dans la position allongée jambes levées. Les murs peuvent également vous soutenir dans les postures inversées avancées, comme la chandelle du débutant (voir chapitre 11). Le mur peut aussi très bien être utilisé comme cadre de référence pour vérifier votre posture et votre alignement.

Une couverture qui ne sert pas qu'à vous tenir chaud

Outre l'usage évident qui consiste à vous tenir chaud pendant la relaxation, les couvertures peuvent soutenir les hanches dans les posture assises, la tête et le cou dans les postures allongées, et la taille dans les flexions vers l'arrière en position couchée sur le ventre comme la posture de la sauterelle. Vous pouvez également utiliser les couvertures comme coussin de protection sous les genoux en position agenouillée. Pliez toujours la couverture de telle sorte qu'elle forme un support épais, ou utilisez plusieurs couvertures lorsque vous devez élever le bassin (ou la tête et les épaules). Utilisez toujours des couvertures fermes et plates comme support.

La plupart des couvertures sont en fibres synthétiques (ou en mélange fibre synthétique et laine) ; ne vous faites donc pas de souci au sujet de vos éventuelles allergies. La fermeté de la couverture est importante. Vous avez besoin de quelque chose sous les genoux ou sous le cou qui ne va pas s'enfoncer ni s'effondrer, ce serait le cas avec une couverture rembourrée ou un édredon.

Une chaise pour votre confort

Une chaise pliante en métal ou une solide chaise en bois peuvent trouver de multiples utilisations comme support dans le Yoga. De nombreux débutants, si ce n'est la plupart d'entre eux, ont des difficultés à rester assis sur le sol pendant des périodes prolongées pour la méditation ou pour les exercices de respiration, et s'asseoir sur une chaise constitue alors une excellente solution. Assurez-vous toutefois que vos jambes ne pendent pas ; si elles ne touchent pas facilement le sol, placez un annuaire téléphonique sous vos pieds. Les élèves qui souffrent de problèmes de dos utilisent souvent une chaise durant la phase de relaxation à la fin d'un cours de Yoga. La position allongée sur le dos avec le bas des jambes placé sur une chaise, combinée à des techniques de relaxation guidée par un instructeur, peut réellement contribuer à relâcher la tension du dos et à soulager la douleur. Vous trouverez de nombreux livres et articles de magazines consacrés à la pratique du

Yoga entièrement sur une chaise, avec des suggestions pour prendre des pauses de Yoga sur une chaise à la maison ou au bureau pour un petit "remontant".

Extensions avec une sangle

La sangle est le plus fréquemment utilisée pour des postures qui impliquent d'étirer les tendons des jarrets, la plupart du temps dans une position allongée sur le dos ou assise. Une ceinture de kimono ou de peignoir de bain, une cravate ou une serviette enroulée fera très bien l'affaire.

La prolifération des supports et accessoires

Les supports et accessoires de Yoga venant de partout dans le monde constituent maintenant un secteur florissant en Occident, et surtout aux États-Unis. Le maître de Yoga B. K. S. Iyengar, de Pune, est pour beaucoup dans le développement de ces supports dans le Hatha-Yoga moderne. Les Occidentaux ont toutefois eux aussi réalisé leurs propres inventions dans le domaine des supports destinés au Yoga, dont vous trouverez des exemples nombreux dans les magasins et revues spécialisés.

Acheter un support

À mesure que vous gagnerez en aise et en confiance dans votre pratique du Yoga, vous serez probablement de plus en plus intrigué par toutes les sortes de supports utilisés pendant le cours, ou dont vous entendrez parler. Que vous ayez l'intention de dépenser sans compter pour acquérir les supports les mieux adaptés à votre situation personnelle, ou plutôt d'acheter de façon économe, gardez à l'esprit que vous trouverez un choix considérable de produits et de prix dans le commerce. Il est possible, en investissant de façon avisée – c'est-à-dire en recherchant et en comparant les produits et après avoir bien indentifié vos propres besoins – que votre pratique du Yoga s'en trouve grandement amélioré (figure 17.1).

Figure 17.1 : Une séance de Yoga avec murs, sangles, coussins, couvertures, blocs et chaises.

De meilleures postures grâce aux blocs

Certains styles de Yoga utilisent des blocs de bois (ou de solides blocs de mousse) afin d'améliorer ou de faciliter certaines postures. Les deux sont bons, bien que le bois soit plus cher. Un bloc est particulièrement utile pour les torsions debout, lorsque le bas de votre main n'arrive pas à atteindre le sol, ou pour soutenir les mains dans les flexions vers l'avant en position debout. Si vous êtes débutant, mettez le bloc à l'horizontale ou à plat sur le sol. Considérez que le bloc fait partie du sol qui s'est élevé pour vous soutenir. N'essayez pas de saisir le bloc avec les mains ; utilisez-le simplement pour faciliter votre équilibre. Si vous décidez de fabriquer votre propre bloc, voici les mesures pour un bon bloc standard : 23 cm de haut, 15 cm de large et 10 cm de profondeur. Le bloc doit être bien poncé et verni pour éliminer les échardes. Deux blocs suffiront largement à votre usage personnel.

Certains élèves préfèrent la sensation de fermeté et le poids d'un bloc de bois, d'autres la légèreté de la mousse (surtout si le bloc tombe par terre ou sur un pied). Il est idéal d'avoir deux blocs, mais vous pouvez aussi vous en tirer avec un seul. Vous pouvez aussi envelopper un ou deux vieux livres à couverture cartonnée en les serrant très fort avec une bande de papier-cache, et utiliser le bloc ainsi créé comme support.

Les zafus et autres coussins

En France, les adeptes du yoga utilisent surtout le *zafu*, ou coussin de méditation (coussin ferme épais de forme ronde sur lequel on s'assoit notamment pour méditer). Aux États-Unis, on utilise aussi de grands coussins fermes, de taille rectangulaire ou ovale. Les coussins servent à soutenir les genoux dans les positions allongées, à soulager le bas du dos et à soulever les fesses dans les flexions vers l'avant, et contribuent à l'assouplissement du bassin et des tendons des jarrets. Vous pouvez aussi placer les coussins sous le haut du dos pour qu'ils contribuent à ouvrir la poitrine lorsque vous êtes allongé. Les coussins sont excellents pour la posture allongée sur le côté pendant la grossesse (voir chapitre 21). Voici de bonnes tailles standards : 15 x 30,5 x 63,5 cm pour des coussins rectangulaires, et 23 x 69 cm pour la forme cylindrique. Vous pouvez également vous procurer un coussin de *pranayama* (voir chapitre 5) qui est long et mince (environ 20 x 76 cm). En règle générale, un seul coussin suffira largement à votre usage personnel. Vous pouvez aussi utiliser d'épaisses couvertures enroulées. À la limite, des coussins de sofa ou de lit feront aussi l'affaire – s'ils ne sont pas trop mous. Les coussins sont habituellement en ouate épaisse avec une housse amovible et lavable.

Les nombreuses utilisations des coussinets pour les yeux

Les coussinets pour les yeux – des sachets remplis de matériaux légers (habituellement des boulettes de plastique) – sont très utiles pour se relaxer. Bien que le nom coussinet pour les yeux soit suffisamment explicatif, ils méritent qu'on s'y attarde. Ces accessoires bloquent la lumière (et les stimuli visuels), bien sûr, ce qui contribue à calmer le cerveau ; ils exercent aussi une douce pression sur les yeux, ce qui ralentit le rythme cardiaque. Vous pouvez aussi couvrir vos yeux d'une serviette, mais l'effet ne sera pas tout à fait le même. Les coussinets pour les yeux sont disponibles sous diverses formes et tailles. Certains coussinets pour les yeux sont parfumés avec des huiles essentielles de plantes, ce qui y ajoute l'attrait de l'aromathérapie, mais veillez à ce que le parfum ne soit pas trop fort et ne devienne pas gênant. Les coussinets pour les yeux ont habituellement une taille approximative de 10 x 20 cm. Un coussinet pour les yeux se place normalement en travers du haut des yeux, lorsque vous êtes en position allongée sur le dos. Certains modèles plus onéreux s'attachent comme un masque, ce qui n'est habituellement pas nécessaire. Si vous décidez de fabriquer vos propres coussinets pour les yeux, utilisez du coton rempli de riz ou de la soie remplie de graines de lin. Faites de bonnes coutures, si vous ne voulez pas vous retrouver avec des graines de lin dans les yeux !

Si vous êtes bricoleur, vous pouvez confectionner un coussinet pour les yeux avec une chaussette et du riz ou du lin. Vous pouvez aussi tout simplement plier une serviette épaisse et la mettre sur les yeux en travers du visage.

Utilisation des supports d'inversion

Nous avons fait exprès d'omettre la pose sur la tête et la chandelle complète dans ce livre, car nous pensons que ces postures requièrent les conseils d'un professeur de Yoga compétent. Étant donné que nos cous d'Occidentaux sont devenus faibles et vulnérables, de nombreux médecins, chiropraticiens, orthopédistes et ostéopathes déconseillent les postures inversées de Yoga, comme la pose sur la tête, la chandelle complète et la charrue, parce qu'elles peuvent comprimer le cou. Pourtant, les effets bénéfiques de l'inversion et du renversement de la force de gravité sont si grands (voir chapitre 11) que de nombreux inventeurs ont tenté de créer des appareils d'inversion efficaces et sans danger au cours des deux dernières décennies.

Un choix important d'appareils divers destinés à satisfaire les besoins des différents corps et budgets est maintenant disponible dans le commerce. Consultez votre médecin avant d'utiliser tout appareil d'exercice, pour vous assurer qu'il sera parfaitement adapté à votre situation personnelle.

La relaxation avec les "plaques d'harmonie"

Parmi tous les accessoires de relaxation disponibles dans le commerce, nous ne connaissons qu'un dispositif, *non électronique*, qui pourra vraiment vous aider à vous détendre : les *harmony screens* ou "plaques d'harmonie", qui sont semblables à des aimants. Ce dispositif utilise les énergies propres du corps pour faciliter la relaxation. Ernest Eeman l'inventa dans les années 1920. Il se compose de deux petites plaques (ou treillis en fil) de cuivre, reliées chacune à une poignée en cuivre par un fil de cuivre. Placez une plaque sous votre cou, et l'autre sous le bas de votre dos. Maintenez la poignée de la plaque du cou avec la main gauche, et la poignée de l'autre plaque avec la main droite. Grâce à ce dispositif, vous pourrez équilibrer et même renforcer le champ énergétique de votre corps. 15 mn de repos suffisent parfois sur ces plaques pour que vous vous sentiez revigoré. Vous pouvez également utiliser ces plaques ou écrans pour combattre l'insomnie, les maux de tête et les effets des décalages horaires. L'un de nous [Georg Feuerstein] en utilise de temps à autre depuis 15 ans.

Évitez les gadgets de charlatans

Au cours de votre voyage dans le monde du Yoga, vous rencontrerez probablement de nombreux gadgets électroniques qui promettent de synchroniser ou d'harmoniser les hémisphères de votre cerveau, ou bien encore d'accorder votre système nerveux d'une autre manière pour vous donner instantanément les mêmes effets bénéfiques que la méditation yogique – sans l'ennui de la discipline. Certains de ces gadgets sont franchement dangereux, d'autres inutiles, et très peu d'entre eux procurent le moindre des effets positifs dont ils se vantent. La plupart des maîtres et professeurs de Yoga considèrent de tels appareils comme de simples gadgets.

Le fait est qu'il n'existe pas de raccourci vers les états de méditation profonde du Yoga ; la seule route fiable est le contrôle direct de votre propre mental. Patanjali écrit au début de ses *Yoga-Sutra* : "Le Yoga est le contrôle des tourbillons du mental." Le Yoga, c'est changer en permanence votre corps-mental plutôt que simplement modifier temporairement votre conscience. La pratique yogique ne consiste donc pas à vivre des expériences extraordinaires, mais plutôt à rendre vos propres expériences ordinaires significatives en leur apportant une complète attention.

Cinquième partie
Le style de vie Yoga

"Ils ont appartenu à un professeur de Yoga. À part le fait qu'ils se pendent de temps en temps la tête en bas, ils sont très tranquilles et bien élevés."

L Dans cette partie...

es parties deux à quatre ont principalement
présenté les exercices physiques du Yoga.
Pratiqués régulièrement, ces exercices peuvent
réellement améliorer votre santé et votre forme
physique, et même influer positivement sur votre
bien-être mental et émotionnel. Mais, comme nous
l'avons indiqué dans l'introduction et dans le chapitre 1, le Yoga est bien davantage que de simples
exercices physiques.

Dans cette partie, nous allons vous montrer comment adopter le Yoga comme un style de vie qui vous
apportera la paix intérieure et le bonheur, de même
que la capacité de devenir une lumière rayonnante
pour votre famille, vos amis, vos collègues de travail
et d'autres personnes. Nous parlerons particulièrement de la puissance que confère le fait de vivre
dans l'intégrité morale, de la profonde signification
de la sexualité, et de votre gigantesque potentiel
spirituel. Nous traiterons également l'utilisation
que vous pouvez faire du Yoga dans des situations
particulières.

Chapitre 18
Le Yoga toute la journée

Dans ce chapitre :

▶ Du Yoga toute la journée.
▶ L'observation intérieure pour la santé et l'harmonie.
▶ Le développement de pratiques morales.
▶ S'élever au-dessus de l'ego.
▶ Gagner les récompenses de la retenue.

Les postures et exercices de respiration de Hatha-Yoga – dont certains sont présentés aux chapitres précédents – ne représentent que quelques outils parmi tous ceux que fournit le Yoga. Pratiqués correctement, ils sont extrêmement utiles et puissants, et vous permettent de retrouver ou de conserver la santé physique et mentale. La pratique des postures et de la respiration peut stabiliser et stimuler la vitalité de votre corps, et même harmoniser vos émotions et renforcer votre mental.

Mais les postures et les exercices de respiration ne sont que le début du parcours : ils ne composent que deux des huit étapes du sentier octuple du Raja-Yoga (voir le chapitre 1 pour davantage d'informations sur le sentier octuple). La réelle puissance du Yoga se révèle lorsque vous vous y engagez comme dans un *style de vie* ou une *voie spirituelle*. Le Yoga contient tout ce dont vous avez besoin pour transformer complètement votre quotidien – depuis le lever au matin jusqu'à la nuit et durant toute la journée, et de nouveau au lever le lendemain. De même qu'un piano vous permet de jouer de la musique sur huit octaves, le Yoga vous donne les moyens de puiser dans votre potentiel entier d'être humain.

Dans ce chapitre, nous allons vous montrer comment vous relier à votre potentiel profond et vivre votre journée entière dans l'esprit du Yoga. Cette approche implique d'accorder une attention appropriée à certaines valeurs morales, qui constituent un aspect important de toutes les branches et de toutes les écoles de Yoga, mais qui sont souvent négligées par les adeptes occidentaux.

Vivez votre journée de manière yogique

Si vous décidez d'adopter le Yoga comme style de vie ou comme discipline spirituelle, vous devez accepter de le pratiquer 24 heures sur 24, 7 jours sur 7. Vous penserez peut-être que cet engagement total semble difficile, et vous aurez bien raison : vivre de cette façon constitue un véritable challenge ! C'est du moins le fait de rester sur cette voie qui sera difficile tandis que vous serez occupé à créer de nouvelles habitudes, en traçant de nouveaux sentiers dans votre cerveau. Une fois que vous aurez changé votre mode de pensée et votre comportement, vivre de manière yogique sera presque routinier, sauf que le style de vie yogique est bien éloigné de toute routine !

Le Yoga est un style de vie *conscient*. Le pouvoir qui se trouve derrière l'extraordinaire efficience du Yoga, c'est la *conscience*.

Un matin de Yoga

Il y a des milliers d'années, les adeptes du Yoga commençaient la journée au lever du soleil, à une heure qui est considérée comme très favorable à la méditation, la prière et pour puiser dans notre for intérieur. Appelée *brahma-muhurta* en sanskrit, ce qui signifie littéralement "l'heure du brahmane" – brahmane étant la Réalité ultime –, cette heure donne le juste ton pour toute la journée.

Le lever du soleil n'est pas seulement un moment calme et tranquille, c'est aussi une heure qui est chargée d'une signification symbolique pour les adeptes du Yoga. Traditionnellement, le Soleil est célébré comme le premier maître, ou *guru*, qui apporta les enseignements du Yoga à l'humanité. Selon le Yoga, le Soleil est le symbole de l'âme, qui luit pour toujours de sa brillance non diminuée. L'exercice de salutation au Soleil décrit au chapitre 14 constitue l'une des manières par laquelle les yogis manifestent leur vénération pour le soleil intérieur.

Bien sûr, l'Inde (le pays d'origine du Yoga) a le bonheur d'être un pays très ensoleillé. Même si votre climat n'est pas très ensoleillé, vous pouvez quand même profiter chaque jour du lever du soleil comme d'une occasion spéciale – méditez simplement sur le profond symbolisme du Soleil !

Attention aux excès de soleil

L'exposition à la lumière du soleil matinal est bénéfique. Plus tard, les rayons ultraviolets du soleil deviennent dangereux, et l'exposition prolongée sans protection entraîne des cancers de la peau. Les adeptes du Yoga s'abstiennent de la pratique très répandue des bains de soleil (ou d'une source de lumière artificielle) pour obtenir un bronzage.

Voici quelques suggestions qui vous permettront de transformer le train-train de la pratique journalière en un rituel chargé de sens qui vous vitalisera et vous préparera à attaquer la journée :

- **Créez une humeur paisible dans votre cœur et rappelez-vous votre liaison à tout être et à toute chose.** Faites cela dès que vous vous réveillez, avant d'ouvrir les yeux et de sortir du lit. Si vous croyez en un être divin (appelez-le dieu, déesse ou moi suprême), c'est un bon moment pour vous aligner intérieurement sur Lui ou Elle.

- **Notez tout rêve significatif**. Si vous vivez une vie active de transformation de vous-même, les rêves sont souvent porteurs de messages importants. Il est possible qu'ils reflètent et confirment votre développement interne ou votre courant d'expériences actuel, ou qu'ils vous fournissent une clé pour comprendre ce que vous êtes en train de traverser. Si vous ne notez pas vos rêves peu après le réveil, il est probable que vous les oublierez. Si vous trouvez qu'ils s'évanouissent rapidement de votre esprit, vous pouvez par exemple en prendre note dans votre journal avant de prendre votre résolution quotidienne, le *samkalpa*, que nous allons maintenant présenter.

- **Affirmez votre résolution la plus impérieuse**. Par exemple, répétez (à haute voix ou silencieusement) : "j'ai l'intention d'agir tout au long de la journée en accord avec les principes spirituels et moraux les plus élevés", "j'ai l'intention de davantage faire preuve de compassion aujourd'hui", "j'ai l'intention de ne nuire à personne et de faire du bien à un maximum de personnes que possible", "j'ai l'intention d'être gentil et affectueux aujourd'hui", "j'ai l'intention de ne dire que des mots qui font du bien aujourd'hui", "j'ai l'intention de n'avoir que des pensées positives et bienveillantes aujourd'hui", "j'ai l'intention de bénir tout le monde aujourd'hui", "j'ai l'intention de me rappeler ma véritable nature aussi souvent que possible durant la journée", et ainsi de suite. Répétez votre intention (*samkalpa*) avec une grande conviction trois fois ou davantage.

Il est souvent difficile aux débutants de se souvenir d'une affirmation au cours de la journée. Essayez de porter avec vous un objet de petite taille comme un caillou, un bouton ou une bague, qui vous rafraîchira la mémoire chaque fois que vous le verrez ou que vous le toucherez.

- **Avant de sortir du lit, détendez-vous consciemment et respirez profondément dix fois.**

- **Étirez-vous, et ce faisant, échauffez vos muscles tout en étant encore dans le lit.**

- **Allez aux toilettes, lavez-vous et brossez-vous les dents.**

- **Méditez**. Si vous méditez assis sur le lit, votre esprit associera inévitablement "lit" et "sommeil". Reportez-vous au chapitre 20 pour davantage d'informations sur l'art de la méditation. Certaines autorités recommandent d'exécuter les postures et les exercices de respiration avant la méditation, mais nous avons le sentiment que cette préparation n'est nécessaire que si votre mental a tendance à être léthargique tôt le matin et si vous avez besoin de le faire démarrer en poussant. Si vous vous réveillez facilement et joyeusement le matin, utilisez ce moment pour la méditation ou pour la prière.

- **Effectuez votre programme de Hatha-Yoga pour vitaliser votre corps et fortifier votre mental.**

Si vous ne pouvez pas pratiquer le matin parce que vous devez par exemple vous trouver au travail à l'heure à laquelle chante le coq, faites en sorte de réserver un autre moment de la journée ou de la soirée pour le Hatha-Yoga et/ou la méditation. Même rien que quelques minutes de postures et d'exercices respiratoires valent mieux qu'une absence complète d'exercice. Mais surtout, commencez toujours la journée en disant votre résolution au réveil et en vous centrant grâce à la respiration consciente.

Si vous vivez en famille, passez des accords formels avec votre conjoint et/ou vos enfants, de telle sorte que vous puissiez pratiquer le Yoga en étant le moins possible dérangé. Faites en sorte que tout le monde soit conscient de *votre* temps personnel et le respecte. Si nécessaire, fermez la porte de la pièce à clé, ou mettez un panneau à l'extérieur pour le rappeler. Il se peut qu'il ne vous soit pas toujours possible d'avoir du temps seul avec vous-même, particulièrement si vous avez de jeunes enfants. Dans ce cas, essayez de faire toutes les pratiques que vous pouvez en étant encore au lit, puis incluez vos enfants à votre programme de Yoga. En tant que parent, vous êtes le meilleur modèle pour vos enfants, et même les tout-petits peuvent participer à votre pratique du Yoga.

Chapitre 18 : Le Yoga toute la journée

Certaines personnes sont extrêmement occupées – elles vont se coucher tard le soir en étant épuisées, et se réveillent le matin en se sentant encore fatiguées. La pratique régulière d'une série intégrée de Hatha-Yoga peut vous donner de l'énergie, et le temps qu'elle prend en vaut largement la peine. Outre les effets bénéfiques sur le corps et sur le mental, le Yoga vous procure le temps calme si nécessaire, celui dans lequel vous pouvez être vous-même sans distraction. Si votre situation le permet, arrangez-vous pour prendre 15 mn par jour qui soient entièrement les vôtres. Passez un accord avec votre partenaire et/ou avec vos enfants, grâce auquel tout le monde sera gagnant.

Si vous vivez seul et ressentez les pressions du temps et de l'attention à un grand nombre de détails, négociez juste un accord avec la personne que vous voyez dans votre miroir. Vous pourrez devenir le meilleur ami de ce visage si vous réservez du temps aux regards tournés vers l'intérieur.

Le Yoga avec vos petits chéris

Si vous avez de jeunes enfants et ne disposez pas de temps de loisir pour pratiquer seul le Yoga, ne désespérez pas ! Tirez le meilleur parti de la situation. Faites participer vos enfants à la séance. Ils adoreront – du moins tant que durera l'effet de nouveauté. Selon leur âge et leur disposition générale, les enfants peuvent s'habituer à cette petite activité et y participer joyeusement. Si tel n'est pas le cas, ils pourront au moins vous permettre d'effectuer votre séance personnelle sans vous interrompre trop souvent. Si vous ne voulez pas que vos rejetons s'ennuient, vous devrez rendre la séance amusante. Comme vous le savez bien, le monde tourne autour des enfants et de leurs besoins – jusqu'à ce qu'ils apprennent quelque chose de nouveau. Votre propre calme peut sans aucun doute avoir un effet calmant sur eux. Reportez-vous à la section "Comment présenter le Yoga aux enfants", au chapitre 21.

La pratique du Yoga durant toute la journée

Vous avez de nombreuses occasions d'appliquer la sagesse du Yoga aux activités et aux situations quotidiennes. Que vous restiez à la maison avec vos enfants ou que vous ayez un emploi à l'extérieur, vous connaissez suffisament de postures yogiques pour pratiquer en toutes circonstances. Voici néanmoins quelques situations auxquelles vous pourrez appliquer avec profit la sagesse yogique (souvenez-vous que toute situation peut bénéficier de votre pratique du Yoga) :

- vous retrouver dans une circulation très dense au cours de votre trajet entre votre domicile et votre lieu de travail.
- avoir affaire à des clients, à un chef exigeant, ou à vos collègues.
- prendre le petit déjeuner, le déjeuner et le dîner (voir l'encadré).
- vivre une grossesse et accoucher (voir le chapitre 21).
- traverser une crise de santé.
- prendre du congé et des vacances.
- faire les courses quotidiennes.
- avoir du chagrin à cause de la mort d'un proche.
- regarder la télévision.
- faire l'amour (voir chapitre 19).

À toutes ces situations, vous pouvez apporter de la conscience, qui constitue le fondement de toutes les autres attitudes et pratiques positives. Vous pouvez aussi y apporter de la compréhension, de la patience, du calme, le pardon, de la gentillesse, de la compassion, de l'amour, de la bonne humeur, et toute une foule d'autres vertus. En pratiquant les techniques variées du Yoga, vous pouvez aussi calmer votre mental et hausser votre niveau d'énergie ou apporter de l'énergie à d'autres.

Ne considérez pas le monde comme étant "là-bas dehors" et votre pratique du Yoga comme étant "ici à l'intérieur". Comme le Yoga relie l'intérieur et l'extérieur, une telle distinction est artificielle. Permettez à votre pratique de déboucher sur toutes les situations possibles. Vous ne serez jamais suffisamment occupé pour être incapable de transformer quelques secondes de temps libre en un instant significatif grâce au Yoga : expirez profondément, concentrez-vous ou récitez silencieusement un *mantra*.

L'art yogique de manger avec conscience

Ce que vous mangez forme votre corps. À son tour, l'état de votre corps, et particulièrement celui du système nerveux, influe sur votre mental. Votre état d'esprit influe sur votre vie tout entière. Et la maxime traditionnelle "vous êtes ce que vous mangez" est donc vraie jusqu'à un certain degré. Les maîtres de Yoga sont tous végétariens, et favorisent les céréales, les légumes et les fruits. Dans votre alimentation, restez le plus près possible de mère Nature.

La manière dont vous mangez est tout aussi importante que *ce que* vous mangez. De toutes les recommandations faites par les maîtres de Yoga, la plus importante est la *pratique de la modération*. Elle s'appelle *mitahara* (de *mita*, "modéré", et *ahara*, "nourriture", en sanskrit) et implique de respecter ces principes :

✔ Ne mangez pas trop.

✔ Ne vous affamez pas non plus.

Trop manger vous fait non seulement grossir, mais cela multiplie aussi les toxines dans votre corps, et vous fait également vous sentir lourd sur le plan émotionnel. De la même façon, si vous ne sentez pas votre corps de façon adéquate, vous l'affaiblirez

et courrez aussi le risque de causer des maladies. La meilleure des politiques est de ne manger que lorsque vous avez vraiment faim (et pas seulement dès que vous avez un peu d'appétit). La bonne quantité à manger varie d'une personne à l'autre, et dépend aussi du climat et de la saison. Trouvez-la par vous-même. Souvenez-vous toutefois que certaines conditions de santé exigent de manger fréquemment.

Une autre règle yogique importante concernant l'alimentation consiste à manger avec conscience. Voici quelques suggestions simples pour changer des habitudes non yogiques ou mécaniques lorsque vous mangez :

✔ Calmez-vous si vous êtes agité.

✔ Gardez votre attention fixée sur la tâche de manger.

✔ Mangez lentement et mâchez bien votre nourriture.

✔ Accordez votre attention à chaque goût que perçoivent vos papilles.

✔ Respirez.

✔ Rendez grâce à votre nourriture.

Intégration du Yoga à des activités nocturnes

Si vous vivez le Yoga comme une discipline spirituelle, sa pratique s'étend même au sommeil. Dans le chapitre 6, nous donnons une technique de relaxation qui est meilleure que n'importe quel somnifère pour vous préparer à dormir. Vous pouvez rendre cette technique encore plus puissante en répétant la même intention (*samkalpa*) qu'au réveil : "j'ai l'intention d'être plus conscient ", "j'ai l'intention d'avoir davantage de compassion ", "j'ai l'intention de mieux écouter les autres", "j'ai l'intention d'être fidèle à mes sentiments les plus profonds", et ainsi de suite. Répétez votre intention lorsque votre relaxation est la plus profonde et avant d'en émerger ou de vous endormir.

Un sommeil tranquille avec des rêves lucides

Vous pouvez bénéficier de la prise de notes de vos rêves – au moins des plus importants – dans un journal. Mais les yogis et yoginis impliqués cherchent à transformer leur vie onirique entière en s'entraînant au *rêve lucide*, qui est un état spécial de conscience dans lequel vous conservez un certain degré de conscience tout en étant en train de rêver. En d'autres mots, vous savez que vous êtes en train de rêver et devenez progressivement capable de diriger vos rêves. Les rêves lucides arrivent habituellement de façon spontanée, mais en apprêtant votre esprit avant de vous endormir, vous pouvez augmenter la probabilité de devenir conscient de vous-même au milieu d'un rêve. Voici quelques conseils qui vous permettront de vous programmer à rêver de façon lucide :

- Devenez de façon générale davantage conscient de vos pensées, de vos sentiments et de vos sensations.
- Intéressez-vous à vos rêves.
- Levez-vous quelques heures plus tôt que d'habitude et expédiez les corvées quotidiennes.
- Remettez-vous au lit et, pendant environ 30 mn, réfléchissez à l'idée de rêver de façon lucide et à la sorte de rêves lucides que vous souhaitez effectuer.
- Octroyez-vous au moins deux heures pour rêver avant de vous lever.
- Induisez le rêve lucide en effectuant le type d'exercice de relaxation profonde ("Yoga Nidra") que nous décrivons au chapitre 4.
- Formulez clairement l'intention de rêver lucidement.

Il se peut que vous ne réussissiez pas les premières fois que vous essaierez, mais ici aussi, il est possible que les surprises agréables ne soient pas très éloignées !

La veille lucide

La *veille lucide* est encore plus importante que le rêve lucide. C'est l'art d'être complètement présent dans l'instant, l'art de vivre avec attention tout au long de la journée. D'une certaine manière, le rêve lucide est une extension de la veille lucide. Si vous prenez le tour de main pour devenir conscient dans votre état de rêve, mais que vous continuiez à marcher en dormant quand vous êtes debout, n'espérez pas en tirer grand-chose. Si vous êtes conscient mais manquez de compréhension ou de sagesse durant l'état de veille, vous manquerez également de compréhension ou de sagesse pendant l'état de rêve. Le Yoga, c'est en tout premier lieu la veille éveillée, ce qui signifie éclairer les illusions et les phantasmes de la vie ordinaire avec le projecteur de la pleine conscience. Après avoir éliminé de votre mental les conceptions erronées et les préjugés qui lui sont inhérents, vous pourrez apporter la même clarté d'esprit à des états de conscience non ordinaires, comme le rêve et le sommeil profond.

Le Swami Rama laisse les savants baba

En 1969, le Swami Rama (*swami* : *maître* en sanskrit) se porta volontaire pour que ses capacités yogiques soient testées scientifiquement. Il apporta entre autres la preuve de son aptitude à produire quand il le voulait chacun des différents types d'ondes cérébrales. Il resta parfaitement conscient même en produisant les lentes ondes delta, qui sont caractéristiques du sommeil profond. Il fut même capable de se souvenir bien mieux que les savants eux-mêmes de ce qui se déroula pendant son sommeil profond ! Deux ans plus tard, le Swami Rama (1925-1996) fonda le Himalayan Institute, en Pennsylvanie, qui continue à diffuser son enseignement.

Approcher l'état d'ici et maintenant dans le sommeil profond

Pour l'adepte du Yoga sérieux, même le sommeil profond n'est pas un *no man's land*. Au contraire, le sommeil sans rêve constitue une excellente occasion d'atteindre des niveaux supérieurs de conscience. Une fois que vous serez capable de garder une conscience attentive pendant l'état de rêve, vous pourrez étendre votre conscience à ces périodes durant lesquelles le mental est dépourvu de contenu. Les grands maîtres de Yoga sont continuellement conscients, le jour comme la nuit. Ils ne sont jamais inconscients, parce qu'ils ont atteints l'âme, ou soi, qui est conscience pure.

Si la conscience permanente vous semble épuisante, pensez à l'état de tranquillité profonde dont sont capables les maîtres de Yoga. La conscience pure est la chose la plus simple au monde. Elle est donc appelée "état naturel", ou *sahaja-avastha*. En comparaison, le mental est infiniment compliqué. Souvenez-vous simplement combien penser peut être incroyablement épuisant, en particulier si vous êtes obsédé par quelque chose.

Recherchez votre moi suprême en découvrant votre véritable nature

Indépendamment de leurs conceptions de l'objectif ultime, toutes les écoles de Yoga aident à ouvrir une porte vers la véritable nature de chacun, que nous appelons âme ou moi suprême. Il existe autant d'approches vers la réalisation de soi (appelée Éveil) qu'il existe d'êtres humains. Le voyage spirituel de chacun est unique, mais notre évolution intérieure suit pourtant quelques principes universels. Le principe le plus important est que, pour découvrir notre nature essentielle, nous devons surmonter la pesanteur de nos habitudes sont enregistrées dans le cerveau par des sentiers neuraux.

S'il existe de nombreuses approches vers la réalisation de soi, comme le Hatha-Yoga ou le sentier octuple du Raja-Yoga, en revanche il n'existe qu'un seul et même processus sous-jacent. Ce processus fondamental est marqué par l'*observation* et *la compréhension de soi-même*, l'*autodiscipline* et la *transcendance de soi-même* progressives, qui sont des pratiques reliées entre elles.

Observez-vous

Dans le Yoga, vous commencez simplement à vous observer. Rester à l'écoute de soi-même, c'est différent de se contempler soi-même de façon névrosée.
La deuxième pratique n'est qu'une forme d'amour-propre. L'observation de soi-même signifie que vous êtes consciemment attentif à la façon dont vous pensez et dont vous vous comportez sans vous juger en aucune manière.

L'observation de soi inclut de noter – sans juger – la façon dont vous réagissez aux gens et aux situations. Vous pourriez découvrir, par exemple, que vous êtes souvent trop critique, ou trop crédule et conciliant. Ou vous pourriez aussi constater que vous avez tendance à être replié sur vous-même en ayant peur de vous engager dans la vie, ou que vous ne réfléchissez jamais avant de sauter. Le calme naturel que vous créerez par les exercices physiques du Yoga pourra vous aider à découvrir vos tendances – sans vous effondrer dans des récriminations contre vous-même ni exploser de colère contre d'autres.

Comprenez-vous

Fondée sur l'observation, la compréhension de soi-même implique de saisir les raisons profondes de vos habitudes. En définitive, la compréhension de soi vous fait réaliser que toutes vos pensées et vos comportements tournent autour de l'ego, du moi, qui est un pôle psychologique artificiel. Votre ego vous permet de vous identifier d'une manière très spécifique. Par exemple :

"Je m'appelle Paul. Je suis un homme blanc âgé de 35 ans. J'ai une constitution athlétique, je mesure 1,80 m de haut et pèse 75 kg. J'ai les yeux bleus et les cheveux bruns. Je suis marié, père de deux enfants. Ingénieur électronicien de métier, j'aime faire de la voile. Je rêve de me construire une maison au bord de la mer."

Ces identifications de l'ego sont utiles pour la vie quotidienne – tant qu'elles ne vous éloignent pas de votre noyau spirituel ou qu'elles ne vous coupent pas d'autres personnes.

Vous devez faire très attention à ne pas prendre trop au sérieux votre ego : l'ego n'est rien d'autre qu'un moyen rapide de vous identifier rapidement de façon verbale et psychologique. Ce n'est pas votre véritable nature, âme ou moi suprême. Et surtout, l'ego n'est pas une entité, mais simplement quelque chose que nous faisons habituellement. L'ego est fondé sur le processus d'autocontraction (*atmasamkoca*). L'ego est comme un poing serré. Le Yoga vous apprend à relâcher ce poing et à vous engager dans la vie à partir de la perspective de l'âme ou moi suprême, qui est en relation harmonieuse avec tout être et avec toute chose.

Pratiquez l'autodiscipline

Lorsqu'une graine germe, elle doit d'abord se frayer un chemin à travers la terre avant de pouvoir bénéficier de la lumière solaire. De façon similaire, avant que vous ne puissiez bénéficier des niveaux de conscience supérieurs, vous devez surmonter la léthargie inhérente à votre personnalité pilotée par l'ego, qui ne veut pas changer. L'observation et la compréhension de soi-même deviennent de plus en plus efficaces grâce à la pratique de l'*autodiscipline* – la culture régulière de pratiques spirituelles.

En exerçant volontairement un contrôle sur vos pensées, vos comportements et vos énergies, vous pourrez progressivement transformer votre corps-mental en un instrument délicatement accordé à des réalisations spirituelles supérieures et à une vie harmonieuse. Vous ne pouvez pratiquer l'autodiscipline sans frustrer un peu l'ego, parce que l'ego a toujours tendance à suivre le chemin de la moindre résistance. La pratique yogique crée la résistance nécessaire qui provoque en vous la poursuite de votre développement.

Transcendez-vous

La *transcendance de soi* est le cœur du processus spirituel. Cette impulsion qui consiste à aller à chaque instant au-delà de la contraction de l'ego (à "se dépasser") – par l'observation, la compréhension de soi-même et l'autodiscipline – s'épanouit entièrement dans l'Éveil, lorsque votre être tout entier est transformé par l'âme, ou moi suprême (voir le chapitre 20).

Engagez-vous sur le sentier octuple

Le sentier octuple du Yoga, comme nous le soulignons au chapitre 1, est un modèle utile pour les étapes du processus yogique. Dans ce qui suit, nous allons expliquer plus en détail les deux premières parties du sentier (qui en compte huit, comme son nom l'indique), parce qu'ils donnent les fondements moraux nécessaires pour réussir la pratique du Yoga. Nous commençons par les cinq pratiques de la discipline morale (*yama*). Le Yoga insiste sur le fait que vous devez pratiquer cette discipline morale en toute circonstance. Il s'agit des mêmes vertus morales que vous trouvez dans toutes les grandes traditions religieuses du monde entier :

- ne pas nuire (*ahimsa*).
- être sincère (*satya*).
- ne pas voler (*asteya*).
- être chaste (*brahmacarya*).
- ne pas être avide (*aparigraha*).

Ces cinq disciplines sont destinées à harmoniser votre vie relationnelle et sont particulièrement importantes dans le monde formidablement complexe d'aujourd'hui. Une grande partie du chaos social actuel est à mettre sur le compte de l'effondrement d'un système commun de valeurs morales fondamentales. Le Yoga vous rappelle que l'on ne peut pas atteindre la réalisation de soi en étant isolé des autres. Vous ne pouvez pas espérer réaliser votre nature supérieure sans nourrir ce qui est bon et beau dans votre vie quotidienne en interaction avec votre famille, vos amis, vos collègues de travail, vos professeurs et vos élèves. C'est la raison pour laquelle les vertus morales universellement reconnues constituent la terre fertile dans laquelle vous allez planter tous vos autres efforts sur le sentier de la croissance intérieure qui mène finalement à la réalisation du soi, à l'Éveil.

Le Yoga considère que ces cinq vertus embrassent tout et s'étendent non seulement à vos *actions* mais aussi à votre *langage* et vos *pensées*. En d'autres termes, on vous demande de ne pas faire de mal aux autres, de ne pas parler mal d'eux, ni de les empoisonner avec vos pensées.

Le vœu de non-nuisance

La non-nuisance est – ou devrait être – mise en pratique plusieurs centaines de fois par jour. Plus vous deviendrez sensible à l'effet que vous avez sur d'autres, plus vous serez appelé à vivre de façon attentive sur le plan moral. Comment mettez-vous en pratique dans votre vie la vertu de ne pas nuire ? Il se peut que vous pensiez être un individu assez inoffensif, parce que vous n'agressez personne physiquement ou verbalement, mais avez-vous déjà lancé ou écouté des commérages ? Et qu'en est-il de vos sentiments négatifs envers des clients agaçants, ou de votre colère contre ce conducteur effronté qui vient juste de vous souffler votre place de parking ?

En outre, ne pas nuire ne signifie pas seulement s'abstenir d'actions, de paroles ou de pensées nuisibles ; cela signifie que l'on doit faire activement ce qui est approprié à un moment donné pour éviter une douleur inutile aux autres. Par exemple, le seul fait de refuser un sourire ou un mot gentil à quelqu'un, alors que vous sentez que ce geste pourrait faire du bien à cette personne, est une façon de nuire.

Pour vivre, nous nuisons involontairement à d'autres êtres. Nous tuons : pensez seulement aux milliards de micro-organismes de votre nourriture et de votre propre corps qui se sacrifient pour que vous-même puissiez rester en vie et en bonne santé. L'idéal de non-nuisance est donc un idéal vers lequel vous ne pouvez que tendre. Ce concept demande de s'abstenir de faire délibérément du mal à d'autres êtres. Comme exercice utile, posez-vous les questions suivantes.

- Combien de fois ai-je parlé durement aujourd'hui ?

- Quand ai-je dernièrement tué une araignée inoffensive au lieu de la laisser tranquille ou de la déplacer ?

- Mes pensées au sujet des choses et des hommes sont-elles plutôt pessimistes, optimistes, ou simplement réalistes ?

- Quand je dois corriger le comportement de quelqu'un, est-ce que je ne fais que critiquer cette personne, ou est-ce que je l'encourage ?

Le Yoga attend catégoriquement de vous que vous contrôliez votre colère et vos pensées meurtrières – ce qui ne doit pas être confondu avec le fait de simplement supprimer vos sentiments (ce qui ne fonctionne de toute façon jamais). Le Yoga vous encourage également à cultiver, *pas à pas*, de meilleures habitudes et dispositions mentales. Au fur et à mesure que vous deviendrez plus calme et plus satisfait, vous ne réagirez plus aussi fortement aux pressions de la vie, ni de façon aussi irrationnelle. Au contraire, vous serez de plus en plus capable de suivre le courant – avec conscience, ainsi qu'avec un sourire et une main secourable. Selon le Yoga, une personne enracinée dans la non-nuisance possède une aura telle que même les fauves se laissent apprivoiser.

Si vous devenez conscient des différentes façons par lesquelles vous nuisez aux autres par vos pensées, vos mots et vos actions, ne succombez pas au sentiment de culpabilité extrême. Cette réponse négative ne constitue qu'une autre manière de continuer la violence. Reconnaissez simplement la situation, ressentez du remords, décidez de vous comporter différemment, et changez activement votre comportement mental, verbal et physique.

Toujours dire la vérité

À notre époque, il semble que nous croyions que la vérité est relative. Le Yoga insiste toutefois sur le fait qu'il existe de nombreux faits et perspectives, mais que la vérité est toujours unique et que cette sincérité (*satya*) est une vertu morale suprême. La vérité est le mortier qui cimente les bonnes relations et les sociétés entières.

La condition pitoyable de notre propre société moderne en dit long sur notre engagement pour la vérité, ou plutôt sur l'absence de cette dernière. Considérez, par exemple, les questions suivantes :

- Avez-vous déjà formulé un "pieux mensonge", non pas parce que vous vouliez protéger quelqu'un, mais parce que vous aviez jugé que c'était plus commode que de dire la vérité ?

- Avez-vous déjà enjolivé ou omis certains faits de votre curriculum vitae pour rendre celui-ci plus intéressant pour un employeur potentiel ?

- Avez-vous déjà omis de déclarer des revenus imposables (même ce petit montant négligeable dont personne ne pourrait se soucier) ?

- Avez-vous déjà dit à votre conjoint de dire que vous n'êtes pas à la maison lorsqu'une personne à qui vous ne voulez pas parler appelle ?

- Avez-vous déjà menti sur votre âge ?

- Vous arrive-t-il de ne pas tenir vos promesses ? (Cette question est un *must* pour les hommes politiques.)

Peu de gens pourront probablement répondre à toutes ces questions par un "non" retentissant, à moins bien sûr qu'ils ne se mentent à eux-mêmes. De façon admise, l'importance du mensonge semble varier selon le degré de sévérité. Vous pouvez considérer ces exemples comme assez insignifiants, et d'un point de vue conventionnel, ils le sont. Mais le Yoga ne vous laisse pas vous en tirer aussi facilement. La pratique du Yoga privilégie la simplicité et la clarté, alors que le mensonge se termine habituellement de façon plus compliquée et déroutante. Le Yoga se préoccupe également des sentiers que vous empruntez dans votre cerveau. Si vous vous habituez à ne pas dire la vérité sur des questions mineures, il se peut que tôt ou tard vous ne soyez plus en mesure de distinguer la vérité du mensonge dans des affaires plus importantes.

La sincérité est un merveilleux outil pour préserver votre volonté et la pureté de votre énergie.

Bien sûr, dans vos tentatives d'appliquer ce principe d'honnêteté, vous devez quand même garder à l'esprit la principale vertu morale de non-nuisance. La vie n'est pas noire et blanche ; il existe de nombreuses zones grises. Si dire la vérité signifie nuire à une autre personne davantage que lui faire du bien, il est sage de conserver le silence. Comme pour le principe de non-nuisance, c'est votre *intention* qui compte.

Voler a davantage de conséquences que la simple soustraction matérielle

Asteya, la troisième discipline morale qui préconise de ne pas voler, est plus délicate qu'il n'y paraît au premier abord. Il n'est pas besoin d'être pickpocket, voleur à l'étalage, voleur de banque ou escroc pour transgresser cette vertu. Du point de vue du Yoga, priver quelqu'un de la récompense ou des honneurs qui lui sont dus constitue aussi un vol. De même que s'approprier l'idée d'une personne sans les remerciements de rigueur, prendre à quelqu'un son ou sa petit(e) ami(e), ou refuser à votre enfant les conseils parentaux.

Notre société hautement concurrentielle est conçue pour promouvoir l'égocentrisme à un point tel que nous enfreignons constamment les principes de non-nuisance, de sincérité et de ne pas voler. Le type de compétition agressive qui règne dans le monde des affaires consiste à jouer des coudes pour atteindre le sommet, en écrasant les autres si nécessaire, et de manière générale en usant de n'importe quel moyen pour dépasser l'adversaire et gagner le jeu à tout prix.

Pour réfléchir à l'idéal consistant à ne pas voler, vous pourriez par exemple répondre aux questions suivantes :

- Quel pourcentage de vos revenus allouez-vous à des œuvres charitables ?
- Quelques-uns des logiciels installés sur votre ordinateur sont-ils des copies illicites ?
- Avez-vous déjà retiré votre amour à un membre de votre famille ou à un(e) ami(e) parce que vous vouliez le (la) punir ?

Traditionnellement, les gens convaincus qu'il ne faut pas voler sont décrits comme étant toujours bien soutenus par la vie ; ils ne manquent jamais de quoi que ce soit pour progresser. Le meilleur antidote contre le vice de voler est la générosité. Une vie profondément satisfaisante est une vie dans laquelle donner et recevoir sont en parfait équilibre.

Observer la chasteté en pensée et en actes

La chasteté (*brahmacarya*), qui est une vertu hautement estimée dans toutes les sociétés traditionnelles, signifie l'abstention de toute activité sexuelle. Selon le Yoga, seuls les adultes mariés ou en ménage devraient être actifs sexuellement. Tous les autres devraient pratiquer l'abstinence. Pour de nombreux Occidentaux, il est très difficile de satisfaire à cette exigence.

Du point de vue yogique, vous devez étendre l'idéal de chasteté pour l'appliquer aux actions, aux paroles et même aux pensées. Nous vous laissons le soin de déterminer où, dans votre cas personnel, vous pouvez modifier votre comportement afin de l'aligner sur l'orientation morale du Yoga. Gardez à l'esprit que le Yoga ne vous demande pas d'aller contre la nature humaine, dont fait partie la sexualité. Le Yoga vous invite plutôt à réfléchir à votre potentiel spirituel supérieur. Les maîtres de Yoga recommandent la chasteté non par excès de pruderie, mais parce qu'elle constitue un moyen efficace pour asservir l'énergie vitale de votre corps. On dit de l'adepte fermement enraciné dans la chasteté qu'il obtient en retour de la vigueur ou de la vitalité.

Si vous choisissez le Yoga comme style de vie ou comme discipline spirituelle, l'inventaire régulier de vos vertus et de vos vices pourra vous aider sur la voie de la réalisation de votre moi suprême. En ce qui concerne votre sexualité, posez-vous les questions suivantes :

- Ai-je tendance à user d'un langage sexuel suggestif ou explicite ?
- Est-ce que j'utilise la sexualité pour me rassurer ou pour dominer les autres ?
- Est-ce que je flirte souvent et, si oui, pourquoi ?
- Est-ce que je connais la distinction entre la sexualité et l'amour ?
- Suis-je capable d'une véritable intimité, ou est-ce que je traite mon ou ma partenaire comme un objet sexuel ?

Acquérir davantage en vivant avec moins

L'avidité – l'habitude d'avoir besoin de toujours plus, et surtout d'argent – est un vice fondateur de la société de consommation moderne. D'un point de vue yogique, l'avidité est une recherche de bonheur qui a échoué, parce que tous les biens que vous puissiez acquérir ne pourront pas vous satisfaire pleinement. Au contraire, plus vous vous entourerez de "trucs", plus vous sentirez un grand trou béant dans votre âme. L'argent et les biens que vous possédez ne sont pas "mauvais" en soi, mais peu de personnes savent agir avec raison face à leurs possessions. Au lieu de posséder des choses, ces dernières les possèdent.

Le Yoga tient en haute estime le principe de la simplicité volontaire – c'est-à-dire le fait de choisir de vivre simplement. Comment vous évaluez-vous par rapport à ce principe ? Essayez de répondre honnêtement à ces questions :

- Vous a-t-on déjà traité d'avare ?
- Possédez-vous trop de "choses" ?
- Attendez-vous qu'on vous dorlote ?
- Avez-vous tendance à trop manger ?
- Accumulez-vous l'argent et les biens parce que vous vous faites du souci pour l'avenir ?
- Êtes-vous excessivement attaché à votre partenaire ou à votre enfant ?
- Aimez-vous être au centre de toutes les attentions ?
- Êtes-vous envieux de vos voisins ?

Le Yoga vous encourage à cultiver la vertu de non-avidité dans tous les domaines. Le mot sanskrit qui la désigne est *aparigraha*, qui signifie littéralement "ne pas s'emparer de tout ce qui est autour". On dit de l'adepte du Yoga bien entraîné dans l'art de non-avidité qu'il comprend la raison profonde de sa vie. Cette sagesse traditionnelle vous permettra de vivre une expérience capitale : en desserrant votre emprise sur les possessions matérielles, vous relâcherez aussi l'emprise de votre ego, qui est la partie de vous-même qui veut s'agripper et s'emparer de tout. Au fur et à mesure que la contraction de l'ego se détendra, vous serez de plus en plus en contact avec le bonheur constant de votre être véritable. Vous réaliserez ensuite que vous n'avez besoin de rien pour être heureux. Vous ne vous ferez pas de souci quant à l'avenir, et vivrez complètement dans l'instant présent. Vous ne serez plus effrayé de donner aux autres ni de partager avec eux votre abondance intérieure.

Les autres pratiques morales

En addition aux cinq préceptes moraux énoncés par le maître de Yoga Patanjali dans ses *Yoga-Sutra*, d'autres textes sur le Yoga mentionnent les vertus suivantes dans la première partie du sentier octuple :

- la sympathie ou *daya*.
- la compassion ou *karuna*.
- l'intégrité ou *arjava*.
- la patience ou *kshama*.

Chapitre 18 : Le Yoga toute la journée *313*

- ✔ la ténacité ou *dhriti*.

- ✔ le détachement ou *vairagya*.

- ✔ la modestie ou *hri*.

- ✔ l'humilité ou *amanitva*.

Comme vous le voyez, le Yoga a les attentes les plus élevées à l'égard des pratiquants sérieux. Mais il ne s'agit pas de devenir un saint. Le Yoga, c'est la liberté et le bonheur. Les vertus morales sont les effets secondaires naturels d'une vie consacrée à la réalisation de soi, à l'Éveil.

La pratique de l'autodiscipline yogique

La seconde catégorie du sentier octuple est connue sous le nom de "retenue" (*niyama*), qui est également traduite par "retenue de soi". Elle constitue une partie intégrante de l'orientation morale du Yoga, que les adeptes occidentaux refusent généralement de suivre. Selon Patanjali, la retenue se compose de cinq pratiques :

- ✔ la pureté ou *saucha*.

- ✔ le contentement ou *samtosha*.

- ✔ l'austérité ou *tapas*.

- ✔ Llétude ou *svadhyaya*.

- ✔ la dévotion à un principe supérieur ou *ishvara-pranidhana*.

La purification du mental et du corps

Un vieux proverbe de la tradition puritaine dit que "la propreté du corps est parente de la propreté de l'âme". Le Yoga va plus loin et déclare que la pureté parfaite et la divinité sont une seule et même chose. Tout le Yoga est un processus d'autopurification. Il commence par la purification mentale (par la pratique des disciplines morales décrites plus haut) et continue par le nettoyage du corps (par des techniques de nettoyage variées, qui incluent les postures et le contrôle de la respiration), suivi d'une purification mentale plus profonde (par l'inhibition sensorielle, la concentration, la méditation et l'état d'extase), pour se terminer par la réalisation de la pureté parfaite de l'âme elle-même.

Le mot sanskrit désignant "pureté" est *saucha*, dont le sens premier signifie "être radieux". La Réalité ultime, ou âme, est pur rayonnement. En nettoyant les vitres de votre corps-mental, vous permettez à la lumière de l'âme d'y pénétrer en abondance. Les maîtres de Yoga accomplis exercent un véritable rayonnement autour d'eux.

Calmer la quête par le contentement

Le contentement (*samtosha*) est traditionnellement défini par le fait d'être satisfait avec ce que la vie vous présente. Si vous êtes content, vous avez de la joie dans le cœur et vous n'avez besoin de rien d'autre. Vous faites face à la vie avec un grand calme. Cela ne veut toutefois pas dire que vous avez besoin d'éviter des améliorations de votre situation, comme trouver un meilleur emploi ou étudier pour obtenir un diplôme ou une qualification. Mais votre recherche d'améliorations n'aura pas pour origine l'indigence ni l'insatisfaction dévorante.

La concentration avec austérité

L'austérité (*tapas*) se manifeste par toutes sortes de pratiques destinées à tester votre volonté et à éveiller l'énergie bloquée dans votre corps. Traditionnellement, ces tests prennent la forme d'une alimentation stricte ou un jeûne prolongé, l'état de veille pendant plusieurs jours, ou la méditation silencieuse sous le soleil brûlant. Peu de ces pratiques sont possibles pour les Occidentaux modernes, mais le principe fondamental de *tapas* (qui signifie littéralement "chaleur") est aussi valable aujourd'hui qu'il l'était il y a des milliers d'années : chaque fois que vous voulez faire des progrès sur la voie du Yoga, vous devez éviter de gaspiller votre énergie avec des choses qui ne sont pas nécessaires à votre développement intérieur. En réglant soigneusement votre comportement mental et physique, vous générerez davantage d'énergie pour votre pratique du Yoga.

Mais le progrès exige de surmonter toutes sortes de résistances intérieures. *Tapas* exige quelque chose de vous, ce qui crée une certaine quantité de chaleur intérieure. Le changement n'est jamais facile, et pour beaucoup de gens l'autodiscipline est un grand bloc chancelant. Ils ont tendance à l'abandonner trop tôt. Et pourtant, il est possible de parvenir à l'autodiscipline – par la force de votre volonté. Persistez simplement, et observez comment vous approchez de vos objectifs. Par exemple, votre effort pour surmonter la paresse et pratiquer le Yoga régulièrement est une forme de *tapas*, qui renforce progressivement votre volonté.

Un bon moyen de pratiquer *tapas* est d'aller à intervalles réguliers faire une retraite à un endroit où rien ne pourra vous distraire de votre travail intérieur. Les retraites permettent de voir clairement quelles sont vos tendances, et de les renverser en créant de meilleurs modèles de pensée et de comportement. L'austérité ne signifie pas châtiment de soi ; elle constitue au contraire une manière intelligente de tester et de renforcer votre volonté. Souvenez-vous que le Yoga ne cherche à augmenter ni vos douleurs ni vos souffrances, et qu'il s'efforce au contraire de vous aider à les supprimer. Soyez toujours aimable avec vous-même et, au fur et à mesure de votre engagement, n'hésitez pas à vous défier !

Étudier et s'étudier

L'étude de soi (*svadhyaya*) est une partie importante du Yoga traditionnel, bien qu'elle soit souvent négligée par les adeptes occidentaux contemporains, qui ne comprennent pas sa grande valeur. L'étude de soi signifie à la fois étudier pour soi-même et s'étudier soi-même. Traditionnellement, cet engagement impliquait de se plonger pendant de longues heures dans l'étude des textes sacrés, de les réciter et de méditer leurs enseignements. De cette manière, les adeptes restaient en contact avec la tradition et apprenaient à se comprendre, parce que l'étude des textes sacrés confronte toujours à soi-même. Pour l'étude de base, nous vous recommandons les textes de Yoga suivants, dont la plupart sont disponibles dans de bonnes traductions françaises (voir l'annexe) :

- *Yoga-Sutra* de Patanjali, le texte classique sur le Raja-Yoga.

- *Bhagavad-Gita*, le plus ancien texte en sanskrit existant sur le Jnana-Yoga, le Karma-Yoga et le Bhakti-Yoga.

- *Hatha-Yoga-Pradipika*, l'un des manuels classiques de Hatha-Yoga.

- *Yoga-Vasishtha*, un merveilleux ouvrage sur le Jnana-Yoga, rempli d'histoires traditionnelles et d'imageries poétiques.

- *Bhakti-Sutra* de Narada, un ouvrage classique sur le Bhakti-Yoga.

Pourquoi étudier les textes sacrés du Yoga ? Parce qu'ils transmettent l'essence de plusieurs milliers d'années d'expérimentations et d'expérience. Si vous voulez pratiquer sérieusement le Yoga, pourquoi ne pas bénéficier de la sagesse des grands maîtres ?

Les adeptes du Yoga qui reconnaissent les grandes idées et les forces qui façonnent notre civilisation sont mieux équipés pour s'étudier eux-mêmes.

Pour vous comprendre vous-même, vous devez aussi comprendre le monde dans lequel vous vivez. Vous n'avez pas besoin de devenir un intellectuel (à moins que vous n'en soyez déjà un), mais l'étude des composantes variées de la nature humaine est un excellent entraînement mental, et il pourra vous aider à saisir parfaitement la sagesse du Yoga.

La dévotion à un principe supérieur

Le troisième élément de la retenue de soi (*niyama*) est la dévotion à un principe supérieur. Le terme sanskrit qui la désigne est *ishvara-pranidhana*, et *ishvara* signifie littéralement "le seigneur", le divin. Nous l'appelons "principe supérieur" pour souligner que vous n'avez pas besoin de croire en un dieu pour adopter cette pratique. La dévotion à un principe supérieur signifie essentiellement que vous gardez votre regard tourné vers la réalisation de votre potentiel spirituel le plus élevé. Si vous croyez en une divinité, vous pouvez utiliser la pratique traditionnelle ou répéter le nom – quel qu'il soit – de cette divinité jusqu'à ce que votre esprit soit absorbé dans l'état de contemplation. Vous pouvez également employer des prières et des invocations pour vous sentir proche de cette entité supérieure. Mais souvenez-vous toujours que, selon le Yoga, le divin n'est pas un être séparé, mais au contraire l'essence de chaque chose.

Chapitre 19
La sexualité et le Yoga : un ménage heureux

Dans ce chapitre :

▷ Les habitudes canalisent l'énergie.
▷ La libido, cette énergie psychophysique.
▷ Associer attitude et conscience pour une bonne santé sexuelle.
▷ Faites l'amour avec votre esprit et avec votre cœur.
▷ Stimulez votre vitalité par des exercices.

Le Yoga influe entièrement sur votre corps et sur votre mental. Par le Yoga, vous pouvez relâcher, fortifier et tonifier vos muscles et renforcer votre métabolisme, de même qu'aiguiser votre concentration, améliorer votre mémoire, et même augmenter votre créativité. Le Yoga vous permet par-dessus tout de puiser dans le réservoir intarissable d'énergie qui résulte de toute vie. Votre voyage yogique vous procurera une plus grande harmonie et un plus grand équilibre, ainsi qu'une vitalité et une joie sans cesse renouvelées.

Tout le monde possède un certain degré de vitalité ou d'énergie psychosomatique, qui est appelée *prana* en sanskrit. Votre vitalité personnelle est en partie une expression de votre état de santé, et en partie un signe de l'intérêt que vous manifestez pour quelque chose. Parfois, une personne déterminée semble continuellement bouillonner d'énergie – il peut s'agir d'excitation nerveuse, qui n'est pas soutenue par des ressources énergétiques adéquates. D'habitude, de telles personnes s'épuisent assez rapidement, et elles sont constamment dans une sorte de bascule émotionnelle, avec des hauts et des bas. Vous qui lisez ce livre, vous recherchez à la fois l'énergie et l'équilibre. D'autres personnes ont des difficultés à initier quelque chose, mais une fois lancées, elles sont aussi difficiles à stopper qu'un train de marchandises. Alors que vous recherchez l'adaptabilité en plus de l'énergie.

Dans ce chapitre, nous allons expliquer le rôle de la vitalité physique et de l'énergie psychosomatique. Nous exposerons en particulier la perspective du Yoga sur l'énergie sexuelle (libido), qui est une manifestation de l'énergie psychosomatique primaire, et nous allons également décrire deux exercices – appelés "sceaux" - qui pourront vous aider à maintenir, retrouver ou même stimuler votre vitalité. Dans le chapitre 18, nous avons parlé de la chasteté comme l'une des pratiques morales du Yoga, en expliquant quelle attitude spirituelle adopter dans notre monde érotisé à l'extrême. Ici, nous allons proposer des conseils destinés aux personnes qui veulent harmoniser leur vie sexuelle et leurs idéaux yogiques.

Partagez l'énergie : en union avec l'univers

Selon le Yoga, la vie est énergie, et l'énergie existe en abondance infinie. Vous êtes une manifestation de la seule et même énergie qui a servi à la création des fleurs, des montagnes, des rivières, des étoiles et des galaxies, de même qu'à celle de votre chat ou de votre chien. Sans elle, rien n'existe.

Vous canalisez l'énergie par vos habitudes

Votre personnalité est façonnée par vos habitudes. Les habitudes représentent à leur tour ce que vous faites de l'énergie à votre disposition. Voici les quatre manières principales par lesquelles vous pouvez exprimer la force vitale qui réside en vous :

- **La répression** : vous avez peur de rompre les amarres et étouffez votre énergie. Vous croyez que vous n'en avez pas, et vous trouvez donc réduit à l'impuissance. Vous vous refusez le plaisir et la joie, et les autres vous considèrent comme "rabat-joie". Vous éprouvez des difficultés à faire face au présent, et vous faites du souci pour l'avenir.

- **La digression** : vous bouillonnez d'énergie, mais ne savez pas véritablement qu'en faire. Soit vous ne pouvez pas rester tranquille, soit vous êtes perdu de façon chronique dans vos pensées – un vrai rêvasseur. Vous commencez des projets sans jamais les terminer, parce que votre esprit vagabonde sans cesse d'une chose à l'autre. Votre vie n'est pas focalisée, et vous vous demandez tout le temps pourquoi il semble que vous ne puissiez pas réussir.

Chapitre 19 : La sexualité et le Yoga : un bon couple

✔ **L'obsession :** vous savez comment accéder à votre énergie, mais vous l'orientez dans une seule voie. Vous vous êtes fixé sur une seule idée ou sur un seul idéal – que ce soit une tâche ou une autre personne. Complètement absorbé par cette occupation, vous ignorez tout du reste du monde et toute chose autre que l'objet de votre obsession. Vous êtes même prêt à sacrifier votre propre bonheur.

✔ **L'intégration :** vous êtes d'attaque et vous savez comment déployer votre énergie de façon appropriée. Votre synchronisation tend vers l'excellence, et vous n'êtes ni timide ni téméraire, ni frénétique ni renfrogné.

Si vous trouvez que chacune des quatre descriptions vous convient bien à un moment ou à un autre, examinez alors celle qui décrit le mieux votre comportement. Faites de cet exercice une partie régulière de votre étude de vous-même (*svadhyaya*), telle que nous la décrivons dans le chapitre 18.

La façon dont vous exprimez l'énergie vitale détermine le type d'expériences que vous pouvez vous attendre à vivre au cours de votre vie. Vos habitudes constituent les différentes manières par lesquelles vous limitez et canalisez le flot infini d'énergie. Ce sont vos limitations, votre esclavage, votre karma. Le Yoga vous aide non seulement à vous plonger davantage dans l'océan d'énergie de la vie, mais aussi à utiliser judicieusement ces ressources – ce qui peut, bien sûr, vous libérer.

La vérité sur l'énergie sexuelle

Une des manières par lesquelles les gens expriment habituellement l'énergie vitale infinie consiste à la canaliser dans la sexualité – "en bas puis dehors", comme l'a dit un maître de Yoga. D'un point de vue yogique, la *libido* est de l'énergie universelle qui se manifeste au niveau génital. Bien que ce point soit très important, même les adeptes occidentaux du Yoga ne le comprennent que très rarement. L'énergie sexuelle n'est qu'une variante de l'énergie – *prana* – qui anime l'unité corps-mental et qui soutient tous les processus de la vie. Il n'existe donc pas de conflit entre le fait d'avoir un style de vie yogique et celui d'avoir un corps sexuel.

La sexualité n'est "sale" que si votre esprit est pollué. La conception erronée que l'âme et le sexe s'excluent mutuellement cause beaucoup de malheur dans ce monde. Autrefois, certaines personnes se châtiaient elles-mêmes en raison seulement d'une pensée sexuelle passagère ou d'un début d'excitation. En dépit de la prétendue révolution sexuelle des années 1960 et des années 1970, de nombreux Occidentaux ressentent encore de la culpabilité et de la honte à l'égard de la sexualité.

Le Yoga vous propose une perspective plus saine : la sexualité est un aspect intégral de la vie humaine. Vous ne devez pas vous sentir coupable ni avoir honte de vos impulsions ou de vos pensées sexuelles. On vous demande plutôt de les *comprendre*. Si vous comprenez pourquoi vous exprimez l'énergie universelle de manière spécifiquement sexuelle, vous pourrez commencer à engager cette énergie avec conscience et, si nécessaire, la réorienter.

Cultivez de saines attitudes sexuelles

Le Yoga vous enseigne que le véritable bonheur réside en vous-même. C'est la raison pour laquelle la notion très répandue que quelque chose ou quelqu'un peut vous rendre heureux est profondément erronée. Le sexe peut vous faire vous sentir bien, et même vous mettre momentanément en état d'extase, mais il n'est pas en mesure de vous apporter un bonheur durable. Le contentement doit se développer depuis l'intérieur de vous-même. Une fois que vous serez fondamentalement heureux, votre bonheur pourra circuler à travers toutes vos expériences, y compris la sexualité.

Vous pourriez toutefois découvrir que le bonheur fondamental pousse à cesser d'utiliser la sexualité pour de mauvaises raisons. Voici six mauvaises raisons très répandues d'avoir recours à la sexualité :

- Vous avez une mauvaise image de vous-même et avez "besoin de sexe" pour vous rassurer émotionnellement, soit pour prouver de quoi vous êtes capable (version masculine), soit pour vous sentir aimée et acceptée (version féminine).

- Vous vous ennuyez et n'avez rien de mieux à faire.

- Vous offrez vos faveurs afin d'obtenir quelque avantage. Par exemple, certaines femmes ne couchent avec leurs maris que si elles peuvent en attendre des cadeaux en retour.

- Vous pensez que vous devez suivre une norme avouée ou tacite.

- Vous êtes de mœurs légères afin de vous venger d'un ou d'une partenaire qui vous a trompé(e).

- Vous manquez de sagesse et de volonté pour investir votre énergie vitale dans l'expansion de votre conscience au-delà du niveau génital.

Par contre, les bonnes raisons d'avoir des relations sexuelles concernent toujours le cœur. De nombreuses écoles traditionnelles de Yoga ont une orientation ascétique et considèrent que la sexualité n'est appropriée que pour des époux qui veulent procréer. Le fait est toutefois que la sexualité humaine n'est pas saisonnière comme celle des autres animaux. C'est pourquoi certaines autorités du Yoga trouvent qu'il est parfaitement acceptable de se lancer dans la sexualité pour l'intimité et le plaisir. On ne vous demande certainement pas de devenir rabat-joie en adoptant des principes yogiques. La répression sexuelle peut causer plus de dégâts que l'expression sexuelle.

En fait, le Yoga est contre la *suppression* et la *répression sexuelles*, qui ne mènent qu'à la frustration et à la maladie. Mais le Yoga est également contre les *excès sexuels*, qui ne sont qu'une forme de laisser-aller. Le Yoga est partisan de l'équilibre dans toute chose. Son intérêt se concentre sur le bonheur.

Le bonheur au-delà du plaisir sexuel

La pratique régulière du Yoga ne stimule pas seulement l'énergie vitale dans votre corps, elle la réoriente progressivement depuis son expression seulement génitale. Le processus associé à ce phénomène est appelé *ouverture du cœur*. Lorsque la force vitale du coeur devient plus active – le sentiment –, la sexualité cesse d'être un problème. La question ne se pose plus de faire ou de ne pas faire l'amour. Lorsque vous faites l'amour, l'acte sexuel est complètement intégré à vos émotions. En pratique, cela signifie que l'énergie sexuelle ne reste pas localisée dans les parties génitales, mais qu'elle se répand à travers tout le corps – des orteils au sommet de la tête. Comme vous êtes déjà fondamentalement heureux, vous ne vous sentez pas privé de quoi que ce soit lorsque cette intense sensation de plaisir finit par s'apaiser – avec ou sans orgasme. Et vous ne serez pas obsédé par l'idée de répéter cette expérience aussi rapidement que possible. Au lieu de cela, vous permettrez à la sagesse intérieure de votre corps de réguler votre vie sexuelle.

Générez de l'énergie subtile

En harnachant correctement votre énergie sexuelle, vous augmentez la "vitalité subtile", connue sous le nom de *ojas* en sanskrit. *Ojas*, c'est ce qui nourrit non seulement tous les organes, mais qui vous permet également de faire l'expérience de la méditation profonde et même d'états de conscience extatiques. En d'autres mots, *ojas* vous permet de terminer le voyage yogique. Comme nous l'avons mentionné au chapitre 18, le meilleur moyen d'harnacher cette énergie subtile est la maîtrise de ses pensées, sentiments, sensations et actions dans le domaine de la sexualité.

Les maîtres du Yoga recommandent *brahmacarya*, ou la chasteté (voir le chapitre 18 pour davantage d'informations). Ils sont de fervents partisans du recyclage de l'énergie sexuelle plutôt que de sa dépense avec libéralité. Pour les couples, cela signifie l'économie sexuelle plutôt que l'abstinence sexuelle. Cela signifie surtout de ne pas s'obséder au sujet de la sexualité et d'aborder l'activité sexuelle, quel que soit le moment auquel elle survienne, avec tout votre corps et tout votre mental. Tous les maîtres de Yoga s'opposent aux rapports sexuels au hasard des rencontres. Vous ne devez pas "éteindre" votre sexualité, mais juste faire en sorte que chaque expérience sexuelle compte. Impliquez la conscience et le cœur. Les expériences sexuelles les plus enrichissantes commencent avec un cœur ouvert et s'épanouissent grâce à la conscience.

D'un point de vue yogique, l'énergie sexuelle est l'octave la plus basse de l'énergie vitale universelle. Cette énergie est nécessaire à la procréation, mais si vous avez envie d'explorer le potentiel complet de votre corps, vous devez canaliser cette énergie vitale vers le haut par les moyens variés du Hatha-Yoga, en particulier la méditation. Mais commencez d'abord par construire les fondations : fortifiez votre corps, disciplinez vos émotions, et entraînez votre mental.

Appréciez l'expression sexuelle dans l'esprit du Yoga

Pour que chaque expérience sexuelle compte, préparez correctement votre environnement intérieur et extérieur. Ne considérez pas votre partenaire comme un simple corps, mais comme un être incarné de conscience et de beauté spirituelle. Le fait de traiter votre partenaire avec respect n'exclut ni le plaisir ni l'espièglerie. Il existe bien entendu une grande différence entre *faire l'amour* et *coucher* avec quelqu'un. Nous vous recommandons le premier choix de tout cœur !

En ce qui concerne les préparations externes, prenez soin de votre hygiène personnelle et transformez votre chambre en un petit jardin d'Éden. Voici quelques conseils simples qui vous permettront de donner libre cours à votre créativité :

- Nettoyez votre chambre si nécessaire.
- Écartez les distractions.
- Faites brûler de l'encens que vous-même et votre partenaire appréciez.
- Allumez quelques bougies.
- Mettez de la musique douce.

Lorsque vous considérez votre partenaire comme un être composé d'un corps, d'un esprit et d'une âme plutôt que comme l'objet sexuel proverbial, vous faites l'amour de façon naturellement plus confiante, détendue, et moins dirigée sur un objectif. Cette expérience peut même certaines fois se transformer en méditation pour les deux partenaires. Voici quelques lignes directrices pour faire l'amour dans l'esprit du Yoga :

- Commencez votre jeu amoureux en ayant l'intention d'être ensemble non seulement physiquement, mais aussi émotionnellement et spirituellement.

- Commencez par vous relaxer consciemment et à respirer profondément.

- Prenez du temps pour les préliminaires. (Le corps féminin a généralement besoin de davantage de temps que le corps masculin pour être excité sexuellement.)

- Soyez sensible aux désirs et aux préférences de votre partenaire ; vous devez toujours rester en contact avec elle ou avec lui. (Ne vous envolez pas vers votre petit nuage sans l'emmener avec vous.)

- Communiquez (car à moins que votre partenaire soit un maître de Yoga, il ou elle ne sera pas en mesure de lire vos pensées).

- L'orgasme n'est pas votre objectif ; prenez plaisir à faire l'amour, et voyez ce qui se passe (sans pour autant vous frustrer.)

- Prenez plaisir à faire l'amour et partagez pleinement avec votre partenaire l'énergie libérée durant cet acte.

- N'hésitez pas à rire de vous-même et de vous deux.

- N'arrêtez pas brusquement de faire l'amour. Laissez les lois sacrées de l'harmonie vous guider dans ce domaine comme dans d'autres.

Renforcez votre vitalité grâce à des exercices sexuels spécifiques

Votre hygiène générale et votre pratique des postures contribuent à votre santé sexuelle. En outre, un certain nombre de techniques de Hatha-Yoga vous permettront de garder les organes génitaux et l'anus en excellente forme, particulièrement *ashvini mudra* et *mula bandha*.

Le Tantra-Yoga

Le Tantra-Yoga est vendu partout de façon racoleuse comme la réponse du Yoga à la révolution sexuelle, ce qui est trompeur. Il existe une distinction claire entre le tantra traditionnel et ce qu'on appelle le "néo-tantrisme" occidental contemporain. Le premier est une discipline spirituelle rigoureuse qui implique beaucoup de renoncement et de rituels ; le second se concentre sur la satisfaction sexuelle complète, en cherchant à la combiner à des idées et aspirations spirituelles.

Le tantra traditionnel comprend deux orientations majeures. Le tantra de la main gauche (qui a toujours été en minorité) inclut des rituels sexuels. Le tantra de la main droite ne comprend aucune pratique sexuelle, mais met l'accent sur l'union intérieure par la méditation. Et le tantra de la main gauche comprend 99 % de rituels et 1 % de sexe. Tout le tantra est avant tout *une sexualité interne*, c'est-à-dire l'union du corps et du mental, ainsi que de la respiration et de l'âme. C'est merveilleux si vous savez comment vous y prendre ! Et pas complètement impossible à apprendre.

Ne pratiquez en aucun cas ces exercices si vous avez une maladie cardiaque. De même, si vous souffrez de problèmes génito-urinaires, consultez d'abord votre médecin.

Ashvini mudra

Le terme sanskrit *ashvini mudra* signifie "sceau du cheval". Cette technique consiste à contracter les deux sphincters annulaires du rectum. Un maître de Yoga créa cet exercice après avoir vu des chevaux le pratiquer spontanément. Il fortifie les sphincters et contribue à une bonne santé rectale.

1. **Prenez une posture confortable (assise, allongée ou debout).**

2. **Respirez plusieurs fois profondément de façon régulière.**

   Vérifiez que votre corps est entièrement détendu.

3. **Inspirez et, en expirant, contractez les muscles anaux.**

   Ne forcez pas ! Visualisez une fleur de lotus en train de s'ouvrir et de se refermer.

Chapitre 19 : La sexualité et le Yoga : un bon couple

4. **En inspirant à nouveau, relâchez la contraction.**

5. **Répétez l'exercice 5 à 6 fois.**

Note : Si vous trouvez ce mode de respiration trop compliqué, respirez normalement, mais vérifiez que vous ne retenez pas votre respiration en contractant les muscles anaux.

Avant d'exécuter *ashvini mudra*, videz si possible votre vessie et votre intestin.

Mula bandha

Le terme *mula bandha* signifie littéralement "sceau de la racine". Cette technique consiste à contracter le périnée (appelé *yoni* en sanskrit), qui est rattaché aux muscles du vagin ou au pénis. Le périnée est la petite région comprise entre le rectum et le vagin ou le pénis.

Arnold Kegel, un médecin américain, a découvert la technique du *mula bandha* au milieu des années 1950. De nombreux thérapeutes soignant les troubles de la sexualité recommandent ces exercices à des hommes comme à des femmes. Chez les femmes, l'exercice *mula bandha* entraîne un resserrement du vagin, revitalise les organes féminins et peut contribuer à réguler la menstruation. Chez les hommes, il entretient la prostate et permet de mieux contrôler l'éjaculation.

Certaines autorités du Yoga font la distinction entre la contraction du périnée et celle des muscles associés à l'urètre. Ils disent qu'on peut exécuter la seconde par *vajroli mudra*, qui signifie "sceau de diamant". Vous pouvez identifier le muscle associé à l'urètre en stoppant votre jet urinaire. Nous ne vous recommandons toutefois pas d'en faire une pratique régulière.

Si vous avez de sérieux problèmes médicaux avec votre appareil génito-urinaire, consultez votre médecin avant de commencer la pratique de cet exercice. Avant de vous lancer, videz si possible votre vessie et votre intestin.

1. **Prenez une posture confortable (assise, allongée ou debout).**

2. **Respirez plusieurs fois profondément de façon régulière.**

   Vérifiez que votre corps est entièrement détendu.

3. **Inspirez et, en expirant, contractez les muscles du périnée, mais pas les muscles anaux.**

Ne forcez pas ! Visualisez une fleur de lotus en train de s'ouvrir et de se refermer.

4. **En inspirant à nouveau, relâcher la contraction.**

5. **Répétez 5 à 6 fois.**

Note : Si vous trouvez ce mode de respiration trop compliqué, respirez normalement, mais vérifiez que vous ne retenez pas votre respiration en contractant les muscles du périnée.

Si vous pouvez vous asseoir confortablement en *siddhasana* (voir chapitre 9), nous vous recommandons d'utiliser cette posture pour cet exercice et le précédent. De même, si vous décidez de respirer normalement au lieu d'utiliser la méthode de respiration décrite plus haut, assurez-vous que vous ne retenez pas simplement votre respiration en exécutant la contraction.

Chapitre 20

La méditation et la portée suprême du Yoga

Dans ce chapitre :

▷ Comment trouver l'objet de la concentration.

▷ Aborder la méditation comme un art.

▷ Tirer le maximum de votre pratique de la méditation.

▷ Comment s'asseoir correctement pour la méditation.

▷ Écartez tous les obstacles pour réussir votre pratique de la méditation.

▷ Comment réciter des mantras en méditant.

▷ Essayez quelques exercices de méditation.

▷ Explorez des états d'extase et d'Éveil.

*V*ous savez probablement qu'"on n'a rien sans rien". C'est aussi vrai pour le Yoga. Exécuter quelques postures de temps en temps vous apportera sans doute quelques effets bénéfiques ; toutefois, pour récolter tous les bienfaits du Yoga, vous devrez avoir un style de vie yogique, qui englobe le physique, le mental et le spirituel.

Les postures yogiques constituent un excellent point de départ. Combinées à une alimentation convenable, elles peuvent assurer 80 % de votre bien-être physique, et avoir également une influence positive sur votre santé émotionnelle. (Les 20 % restants résultent d'un sommeil serein, d'un travail qui a un sens, et d'une vie de famille suffisamment heureuse.)

Au-delà des effets bénéfiques fondamentaux d'un corps sain, la pratique physique du Yoga pourra vous permettre de poursuivre l'exploration de votre potentiel mental et spirituel plus profond. En fait, un corps vital et sain constitue la meilleure fondation pour la méditation (concentration yogique) et la portée suprême du Yoga. Essayez de méditer avec le nez bouché par un rhume, lorsque vous avez de la fièvre ou de terribles maux de dos ! La douleur et les maux peuvent vous conduire à adopter une attitude assez philosophique ("pourquoi moi ?"), mais ils ne peuvent pas contribuer à vous donner un esprit fondamentalement détendu. Pourtant, c'est exactement de cela que vous avez besoin pour méditer.

De nombreux chapitres de ce livre traitent de façon spécifique de postures de Yoga destinées à détendre votre corps et donc à préparer votre esprit aux niveaux supérieurs du Yoga. Ce chapitre explique comment intégrer la méditation à votre série intégrée pour atteindre le niveau le plus élevé de l'échelle du Yoga.

Tester la concentration

Votre mental est-il très occupé ? Pouvez-vous vous concentrer facilement ? Le petit exercice suivant mesure votre quotient de concentration.

Pensez à un superbe cygne blanc. Il ne regarde ni à gauche ni à droite, et glisse majestueusement à la surface d'un étang. C'est à peine s'il crée des rides sur l'eau. Continuez à penser à ce cygne. Essayez de former une image claire, puis gardez-la en tête aussi nettement que possible, en comptant lentement 100, 99, 98, 97, 96…

Jusqu'où êtes-vous arrivé à compter à rebours avant que l'image mentale du cygne ne se soit évanouie ou qu'une autre pensée ne se soit introduite dans votre esprit ? Était-ce 97 ou 96 ? Peut-être aviez-vous déjà perdu votre concentration à 99. Peut-être avez-vous été capable de compter plusieurs autres nombres, mais il est inhabituel que les débutants dépassent 96. Si vous y êtes parvenu, vous possédez un bon pouvoir de concentration. Pourtant, tout est relatif, car un yogi ou une yogini peut compter jusqu'à 0 en pensant au cygne.

Si vous pensez que vous n'avez pas été très bon à cet exercice parce que la visualisation n'est pas votre fort, essayez cet autre exercice :

Prenez une position assise, calme. Effectuez quelques respirations profondes. Puis faites en sorte que votre mental se vide complètement. Pas de pensées, pas d'images, pas de comptage – aucune ride sur votre étang mental. Restez simplement assis.

Comment cela s'est-il passé ? Ne vous en faites pas si votre exercice de concentration s'est plus ou moins passé de la façon suivante :

… Bon, je ne pense pas. Euh, c'est déjà une pensée, n'est-ce pas ? Tu vas réessayer… C'est bien mieux. Ah, tu vois, ne pas avoir d'images n'est pas si difficile que ça ! Et qu'est-ce que c'était déjà, ne pas compter ? Je n'ai pas été très performant au test du compte à rebours, mais de toute façon je déteste les tests. Oh, hmm… *je suis à nouveau en train de penser*. Ok, retour à *pas de pensées*…

Ne vous découragez pas si votre mental est comme un TGV et que votre concentration soit trop faible pour le ralentir. Cela signifie simplement que vous pouvez et allez vous améliorer en pratiquant. La distraction n'est pas mauvaise en soi. Vous pouvez considérer votre manque de concentration comme une opportunité pour recentrer doucement votre attention. En recentrant votre attention de façon répétée, votre esprit deviendra plus obéissant. Considérez votre esprit comme un poulain fougueux qui galope avec exubérance dans la prairie. Avec un peu d'entraînement, ce novice cabriolant pourra devenir un excellent cheval de course.

Les membres intérieurs du Yoga

Selon le Raja-Yoga et comme on peut le lire dans les *Yoga-Sutra* de Patanjali, le sentier yogique comprend huit "membres" (*anga*). Les cinq premiers membres – discipline morale, retenue, posture, maîtrise de la respiration et inhibition sensorielle – sont appelés *membres extérieurs*. Ces pratiques se trouvent dans le hall d'entrée de la vaste demeure du Yoga. À l'intérieur du bâtiment, on trouve la concentration, la méditation et l'extase, qui sont appelés *membres intérieurs*. Vous ne pouvez pratiquer ces membres intérieurs avec succès que si vous avez déjà acquis une certaine maîtrise des cinq autres pratiques.

En fait, beaucoup de gens confondent méditation et arrêt de toute pensée, mais ce dernier ne constitue qu'une forme – assez avancée – de méditation. Au début, la méditation consiste simplement à remarquer le courant infini de pensées qui dansent sur votre écran mental ; considérez vos observations comme une importante partie de votre effort général pour être attentif, ou vigilant.

Délivrez votre essence

La capacité à se concentrer est une bénédiction pour tout ce que vous faites. Sans concentration, vous seriez constamment en train de marteler votre doigt au lieu du clou, vous vous tromperiez dans le calcul de vos impôts, et seriez incapable de suivre la logique de Sherlock Holmes.

La concentration yogique est bien plus exigeante que le type de concentration que vous utilisez dans la vie quotidienne ; mais elle est également bien plus gratifiante. Le Yoga peut vous aider à faire sauter les verrous des chambres secrètes de votre propre mental. Une fois que vous serez capable de concentrer votre attention comme un rayon laser sur votre monde intérieur, vous pourrez découvrir les aspects les plus subtils de votre mental. Et surtout, la concentration yogique vous permettra finalement de découvrir votre essence spirituelle.

La concentration, qui mène à la méditation, vous apporte la clarté et le calme du mental – deux qualités qui vous seront très utiles dans n'importe quelle situation. Elles vous permettront de vivre plus complètement votre vie, de façon plus compétente, et de lui conférer plus de sens. Que vous soyez une mère et ménagère très occupée ou un cadre supérieur, la tranquillité mentale que vous produisez par une concentration et des exercices de méditation réguliers peuvent transformer toute votre journée.

Chaque fois que vous vous concentrez, votre esprit se détourne par nature du monde extérieur. La concentration implique donc un certain degré de retrait sensoriel (*pratyahara*) qui est le cinquième membre du sentier octuple yogique. Par exemple, lorsque vous écoutez la radio avec grande attention, il est possible que vous n'entendiez pas quelqu'un vous appeler.

Au fur et à mesure que la concentration et la méditation yogique se développeront, vous deviendrez de plus en plus capable de débrancher vos sens à volonté – une capacité bien utile chez le dentiste, par exemple.

Incluez votre corps

La concentration et la méditation sont des moments spéciaux dans le même état *d'ici et maintenant* qu'on vous demande d'apporter à chaque aspect de votre vie. Le mot sanskrit désignant la *concentration* est *dharana*, et signifie littéralement "en train de tenir". Vous maintenez votre attention en la concentrant sur un processus corporel spécifique (tel que la respiration), une pensée, une image, ou un son (comme dans le Mantra-Yoga – reportez-vous à la section "Ajouter des sons à la méditation", plus loin dans ce chapitre). Par la *concentration*, vous cherchez à devenir *concentrique*, c'est-à-dire convenablement centré et en harmonie avec vous-même. Lorsque vous êtes hors de votre centre (*excentrique*), c'est-à-dire sans contact avec votre noyau spirituel, toutes vos pensées et actions sont désynchronisées ; Elles ne proviennent pas de votre noyau le plus profond et vous font donc vous sentir étranger, mal à l'aise, et malheureux.

Vous pouvez déterminer si vous êtes en ce moment même *concentrique* ou *excentrique* en interrogeant votre corps. Comment vous *sentez*-vous ? Comment *sentez*-vous une décision que vous êtes sur le point de prendre ? Comment *sentez*-vous vos relations avec quelqu'un ? Que vous dit votre corps au sujet de l'activité ou du métier que vous exercez en ce moment ? Comment *sentez*-vous votre vie dans son ensemble ? Ce type d'état d'ici et maintenant est appelé *focalisation*, ce qui signifie faire soigneusement attention à la manière dont le mental s'enregistre dans votre corps. Le corps et le mental vont ensemble. Le fait de rester régulièrement en contact mentalement avec votre corps est important et même fondamental pour une bonne pratique posturale.

En vous concentrant, vous pouvez aussi devenir conscient de vos propres "affaires" – de vieux ressentiments, de vieilles déceptions, des peurs et des espérances. Les gens ont tendance à stocker les expériences négatives dans le corps, ce qui les prédispose aux maladies. Tôt ou tard, toute personne a besoin, pour sa propre santé, de venir à bout de ces souvenirs accumulés et de partager son moi libéré avec le monde autour d'elle.

Une manière de commencer à rejouer et à diffuser les expériences négatives enregistrées dans votre corps est de vous poser la question : *Est-ce que quelque chose m'empêche de me sentir bien et heureux en ce moment même ? Si tel est le cas, qu'est-ce qui m'empêche d'éprouver du bonheur ?* Votre corps connaît la (ou les) réponse(s) : une sensation d'oppression dans la poitrine, un sentiment de vide autour du cœur, une contraction au creux de l'estomac, des battements de peur dans la tête. Toutes ces manifestations sont les expressions physiques des états émotionnels correspondants.

En effectuant ce travail de focalisation, ne vous contentez pas de la première réponse qui vous vient à l'esprit. Au lieu de cela, demandez-vous : *Qu'existe-t-il d'autre qui m'empêche de me sentir bien et heureux ?* Si vous rencontrez trop de douleur intérieure, vous envisagez de faire ce travail en compagnie d'une personne de confiance, ou en vous faisant guider par un conseiller ou un thérapeute compétent.

La pratique de la méditation

La méditation est le processus mental qui implique l'attention concentrée, ou la conscience calme, qui est aussi appelée *état d'ici et maintenant*.

Il existe plusieurs formes ou styles de méditations, mais deux approches se détachent : *la méditation sur un objet particulier* et *la méditation sans objet*. La deuxième est pur état d'ici et maintenant, elle ne restreint pas l'attention à une quelconque sensation, idée ou phénomène particulier. La plupart des débutants trouvent ce type de méditation très difficile, bien que certains se sentent attirés par elle. Nous vous recommandons de commencer la méditation sur un objet spécifique. Les catégories d'objets qui suivent conviennent à cet exercice :

- Une sensation corporelle, comme la respiration, fournit un excellent objet sur lequel se concentrer.
- Une partie du corps, comme l'un des sept chakras ou centres énergétiques (voir la section suivante).
- Un processus ou une action, telle que manger, marcher, ou faire la vaisselle.
- Un objet physique externe, tel que la flamme d'une bougie.
- Un *mantra* (que ce soit un son unique, une phrase ou un chant).
- Une pensée, comme l'idée de paix, de joie, d'amour ou de compassion.
- Une visualisation – une forme spéciale de méditation qui implique votre imagination créative pour peindre la lumière, la vacuité, votre maître spirituel, un saint, ou l'une des nombreuses divinités du Yoga hindouiste ou bouddhiste.

Expérimentez tous ces objets de méditation variés jusqu'à ce que vous ayez trouvé ce qui vous attire le plus. Puis restez-y fidèle. Si vous choisissez par exemple de visualiser un saint particulier ou une divinité particulière, vous gagnerez à toujours utiliser la même image dans votre pratique de visualisation journalière.

Les chakras : vos roues de la fortune

Selon le Yoga, le corps physique possède un équivalent énergétique plus subtil. Celui-ci se compose d'un réseau de canaux énergétiques appelés *nadis*,

Chapitre 20 : La méditation et la portée suprême du Yoga 333

dans lesquels circule la force vitale (*prana*). Le canal le plus important suit l'axe du corps, de la base de la colonne vertébrale au sommet de la tête. Il s'appelle *sushumna-nadi* ou le "canal gracieux" (reportez-vous à la description du Kundalini-Yoga au chapitre 1). Chez une personne ordinaire, ce canal central d'énergie subtile est la plupart du temps inactif. L'objectif de nombreux exercices de Hatha-Yoga est de dégager ce canal de toutes obstructions, de telle sorte que l'énergie vitale puisse y circuler librement, et amener ainsi une meilleure santé et permettre également l'accès à des états de conscience plus élevés.

Lorsque ce canal central est activé de la sorte, il met également en mouvement les sept principaux centres psycho-énergétiques. Ce sont les *chakras* (ou *cakras*) ; ils sont alignés le long du canal central. Ce mot signifie simplement "disque" et fait allusion au fait que ce sont des tourbillons d'énergie qui gardent le corps physique en vie et le font fonctionner correctement. Les chakras sont parfois représentés sous la forme de lotus. Dans l'ordre ascendant, les sept chakras sont :

- **Muladhara ("chakra racine")** : situé à la base de la colonne vertébrale entre le rectum et les parties génitales, ce centre est le lieu de repos de la "Puissance du serpent" endormie (voir le Chapitre 1), la grande énergie psychospirituelle que le Hatha-Yoga cherche à éveiller. Ce centre est associé à l'élimination et à la peur.

- **Svadhishthana ("propre place")** : situé à l'endroit des parties génitales, ce centre est associé aux fonctions génito-urinaires, mais aussi au désir.

- **Manipura ("cité joyau")** : situé au niveau du nombril, ce centre distribue la force vitale à toutes les parties du corps et est particulièrement impliqué dans le processus de digestion, de même que dans la volonté.

- **Anahata ("non heurté")** : situé au milieu de la poitrine, ce centre, qui est aussi appelé le "chakra du cœur" est l'endroit où le son "qui n'est pas généré par deux objets se heurtant l'un l'autre", ou son intérieur, peut être écouté dans la méditation. Il est associé à l'amour.

- **Vishuddha ("pur")** : situé au niveau de la gorge, ce centre est associé à la parole, mais aussi à l'avidité.

- **Ajna ("commande")** : le "troisième œil" situé au milieu de la tête entre les sourcils, ce centre est le lieu de contact du travail télépathique du gourou avec ses disciples. Il est aussi associé aux d'états de conscience supérieure.

✓ **Sahasrara ("lotus aux mille pétales")** : situé au sommet de la tête, ce chakra spécial est associé à des états de conscience supérieure, notamment à l'extase.

Quelques règles pour réussir votre méditation

Pensez à votre méditation comme à un arbre que vous devez arroser chaque jour – ni trop ni trop peu. Soyez certain qu'un jour vos soins feront naître sur l'arbre de superbes fleurs et de délicieux fruits.

Voici sept conseils vitaux pour faire pousser votre arbre de méditation :

✓ **Pratiquez régulièrement** : essayez de méditer chaque jour. Si ce n'est pas possible, méditez au moins plusieurs fois par semaine.

✓ **Cultivez la bonne motivation** : les gens méditent pour toutes sortes de raisons – la santé, l'intégrité, le calme du mental, la clarté, le développement spirituel. Ayez toujours clairement à l'esprit la raison pour laquelle vous vous asseyez pour méditer. La meilleure motivation pour la méditation (et pour la pratique du Yoga en général) est d'exploiter tout votre potentiel vital *et* de faire bénéficier les autres de vos réussites personnelles.

Dans le bouddhisme, cette motivation est connue sous le nom d'idéal *bodhisattva*. Le *bodhisattva* (littéralement "être d'Éveil") cherche à obtenir l'Éveil (l'état spirituel suprême) pour le bénéfice de tous les autres êtres. En tant qu'être ayant obtenu l'Éveil, vous serez plus à même d'aider les autres dans leur quête de l'intégrité et du bonheur.

✓ **Méditez toujours à la même heure** : transformez en avantage le fait que votre corps-mental aime les habitudes. Après avoir médité quelques semaines à la même heure de la journée (ou de la nuit), vous serez impatient d'effectuer votre prochaine séance de méditation. Traditionnellement, les adeptes du Yoga préfèrent l'heure du lever du soleil, mais cette heure n'est pas toujours pratique (voir la section "Un matin de Yoga" du chapitre 18).

Il y aura inévitablement des moments où la méditation sera la dernière des choses que vous voudrez faire. Dans ce cas, décidez de vous asseoir calmement pour au moins cinq minutes. Cette pause est souvent suffisante pour vous mettre en humeur de méditation complète. Dans le cas contraire, ne vous en faites pas : faites quelque chose d'autre et réessayez plus tard.

Chapitre 20 : La méditation et la portée suprême du Yoga 335

✔ **Méditez au même endroit :** choisissez la même heure et le même endroit pour la même raison : votre corps-mental apprécie ce qui est familier. Utilisez cela à votre avantage en réservant une pièce ou un coin d'une pièce que votre esprit pourra associer à la méditation.

✔ **Sélectionnez une posture appropriée pour la méditation et prenez-la correctement :** asseyez-vous droit, la poitrine ouverte, le cou libre (voir la section suivante pour des instructions concernant la posture). Ne vous allongez pas pour méditer – vous vous endormiriez – et ne méditez pas non plus sur votre lit, même en position assise. Il est probable que votre esprit associe cette expérience avec le sommeil. Si vous n'avez pas l'habitude de vous asseoir par terre, installez-vous sur une chaise à dossier droit ou sur un sofa avec un coussin dans votre dos. Si vous vous trouvez à l'aise assis par terre, vous pourrez choisir parmi les postures yogiques du chapitre 7.

✔ **Sélectionnez une méthode de méditation et restez-y fidèle :** au début, vous pouvez essayer diverses techniques pour voir laquelle vous attire le plus. Mais après avoir trouvé une technique adaptée à vos besoins personnels, ne l'abandonnez pas avant qu'elle n'ait réussi à calmer votre mental et accroître votre bonheur, qu'un instructeur de médita-tion ne vous conseille de passer à une technique différente, ou que vous ne vous sentiez vraiment attiré par une autre méthode.

✔ **Commencez par de courtes séances :** méditez pendant 10 à 20 mn au début. Si votre méditation dure naturellement plus longtemps, réjouis-sez-vous-en. Mais ne vous forcez jamais si la durée crée un conflit en vous ou vous rend malheureux. Faites aussi attention à ne pas trop méditer. Ce que les débutants considèrent comme "une bonne médita-tion bien longue" n'est souvent qu'une rêvasserie dans laquelle ils se complaisent. Assurez-vous de toujours rester vigilant pendant votre état de méditation. Si vous commencez à dériver vers un sentiment de confort, vous pouvez être sûr que vous n'êtes plus en train de méditer. Comme la pratique des postures du Yoga, votre méditation doit posséder une *limite* (c'est-à-dire que vous devez pousser contre les limitations de votre esprit sans vous frustrer).

✔ **Soyez vigilant, mais détendu :** la vigilance intérieure, ou état d'ici et maintenant, n'est pas la même chose que la tension ou le stress. Assurez-vous que votre corps est détendu et pratiquez régulièrement à cet effet quelques-uns des exercices de relaxation que nous décrivons au chapitre 4. Les chats donnent un bon exemple de cette vigilance : même lorsqu'un chat est complètement détendu, ses oreilles tournent comme des radars et captent le moindre petit son de l'environnement. Plus vous êtes détendu, plus votre esprit doit rester alerte.

- **Ne vous encombrez pas d'attentes :** il est certainement acceptable d'entrer dans la méditation avec le désir de grandir sur le plan spirituel et de profiter de cette expérience, mais ne vous attendez pourtant pas à ce que chaque méditation soit merveilleuse et plaisante.

- **Préparez-vous convenablement à la méditation :** en tant que débutant, n'espérez pas être capable de passer directement du tourbillon de vos activités quotidiennes à la méditation. Accordez un peu de temps à votre mental pour qu'il se détende avant de vous asseoir pour méditer. Prenez un bain ou une douche relaxante, ou lavez-vous au moins le visage et les mains.

- **Soyez prêt à pratiquer la méditation pour le reste de votre vie :** un arbre ne pousse pas en une nuit. Sur la voie yogique, aucun effort n'est jamais perdu. Donc, n'abandonnez pas au bout d'un ou deux mois si votre méditation ne correspond pas à vos attentes. Ne concluez pas trop rapidement que la méditation ne fonctionne pas ou que la méthode que vous utilisez n'est pas efficace. Au lieu de cela, corrigez l'idée que vous avez de la nature de la méditation, puis persistez. Votre seul effort de méditer compte.

Méfiez-vous des ateliers de week-end qui promettent des succès immédiats, voire l'Éveil lui-même. La méditation et l'Éveil sont des processus qui durent toute une vie.

- **Gardez pour vous-même les expériences que vous vivez au cours de la méditation :** dans leur enthousiasme, les débutants veulent naturellement partager leurs nouvelles découvertes avec tout le monde. Résistez à la tentation de vouloir absolument parler de vos révélations aux autres, ce qui rebute la plupart des gens et ne vous sera d'aucune utilité. Partager vos expériences de méditation sans distinction avec d'autres, c'est comme raconter votre vie amoureuse la plus intime à vos amis (ou à n'importe qui prêt à vous écouter). C'est de mauvais goût. Donc, les maîtres de Yoga recommandent de garder le silence sur de tels sujets.

- **À la fin de la méditation, intégrez l'expérience au reste de votre vie :** de la même façon qu'il est imprudent de passer d'une vitesse surmultipliée à une vitesse appropriée pour la méditation, vous devez vous abstenir de sauter de la méditation directement à vos activités quotidiennes. Au lieu de cela, faites une transition consciente vers et en dehors de la méditation. À la fin de la séance, rappelez-vous brièvement les raisons pour lesquelles vous méditez, et votre motivation générale. Soyez reconnaissant de toute énergie et/ou de toute compréhension intuitive que votre méditation génère. Il est tout aussi important de ne pas rester sur un sentiment négatif à l'égard d'une expérience de méditation difficile. Soyez plutôt reconnaissant de *toute*

Chapitre 20 : La méditation et la portée suprême du Yoga 337

expérience. Des compréhensions intuitives font parfois surface pendant la méditation, et le défi que vous devez alors relever est de traduire ces messages dans votre vie quotidienne. Si vous effectuez ce type d'intégration de façon continuelle, votre méditation s'approfondira également plus rapidement.

Il n'y a pas de roses sans épines

Si vous êtes débutant et que vos méditations se déroulent régulièrement de façon confortable, vous avez de bonnes raisons de vous méfier. L'objectif de la méditation est de dégager le mental, et agir de la sorte signifie le débarrasser des débris (ou de ce qu'un maître a appelé "la grenouille au fond de la source").

Au début, la méditation consiste en grande partie à découvrir combien votre esprit est indiscipliné. Si votre pratique de la méditation est réussie, vous rencontrerez le côté négatif (tous ces aspects de votre caractère auquel vous préféreriez ne pas penser). En progressant, des compréhensions intuitives plus profondes de votre caractère pourront se produire, ce qui vous obligera alors à procéder aux changements nécessaires dans vos attitudes et vos comportements.

Peu de méditations sont "spectaculaires", et la méditation ne l'est de toute façon pas du tout. Même une "mauvaise" méditation est une bonne méditation, parce que vous êtes présent consciemment "ici et maintenant". Ne soyez pas surpris de constater que sans raison apparente votre méditation est calme et édifiante un jour, et turbulente et distraite le lendemain. Tant que votre mental n'aura pas atteint la clarté et le calme, vous pouvez vous attendre à cette fluctuation.

Acceptez avec grâce tout ce qui se passe dans votre méditation et n'hésitez pas à user de votre sens de l'humour.

Maintenez votre corps en posture droite

Une posture correcte est importante pour la méditation. Voici une liste de vérification en sept points qui pourra vous aider à développer de bonnes habitudes de position assise :

- **Le dos :** la position de votre dos lorsque vous êtes assis en méditation est le seul élément physique capital. Votre dos doit être droit mais détendu, et votre poitrine doit être ouverte et votre cou libre. La posture correcte permet aux énergies de votre corps de circuler plus librement, ce qui prévient la somnolence. La plupart des Occidentaux ont besoin d'un coussin ferme sous leurs fesses pour assurer une bonne posture pendant la méditation et éviter que les jambes ne s'engourdissent. Faites toutefois attention que votre bassin ne bascule pas trop vers l'avant. Vous pouvez également vous asseoir sur une chaise. Toute posture est acceptable tant que vous pouvez la maintenir aussi longtemps que voulu.

✔ **La tête :** pour mettre votre tête dans une position correcte, imaginez-vous une ficelle attachée à l'arrière de votre tête et la tirant vers le haut de telle sorte que la tête soit *légèrement* penchée en avant. Si elle est trop penchée en avant, cela invite à la somnolence ; si elle n'est pas assez penchée, cela peut causer de la distraction.

✔ **La langue :** faites en sorte que la partie avant de votre langue touche le palais juste derrière les dents du haut. Vous vous apercevrez que cette position réduit le flux de salive et donc le nombre de fois que vous avez à saliver et déglutir, ce qui déconcentre beaucoup de débutants.

✔ **Les dents :** ne serrez pas les dents, gardez les mâchoires détendues. Votre bouche ne doit pas non plus être béante !

✔ **Les jambes :** si vous pouvez rester assis pendant un long moment sans que cela ne vous cause de gêne, nous vous recommandons tout particulièrement la posture de l'accord parfait (*siddhasana*), que nous décrivons au Chapitre 7. Les jambes pliées forment un circuit fermé qui facilite votre concentration.

✔ **Les bras :** placez sur les genoux les mains jointes avec les paumes vers le haut formant un creux, la main droite sur la main gauche. Détendez les bras et les épaules. Laissez quelques centimètres entre les bras et le tronc, pour permettre à l'air de circuler et prévenir ainsi la somnolence.

✔ **Les yeux :** la plupart des débutants aiment fermer les yeux, ce qui convient très bien. En développant votre pouvoir de concentration, vous pourriez toutefois essayer de garder les yeux légèrement ouverts en regardant devant vous vers le bas. Cela signale à votre cerveau que vous n'êtes pas en train d'essayer de vous endormir. Les adeptes avancés sont capables de garder les yeux grand ouverts sans se laisser distraire. En tout cas, faites en sorte que les muscles des yeux soient détendus.

Surmonter les obstacles à la méditation

Chaque fois que vous faites face au changement, vous manifestez aussi une résistance au changement. La voie vers la méditation est donc encombrée d'obstacles variés qui peuvent vous faire trébucher. Voici les principales entraves potentielles :

- **Le doute :** c'est le plus gros rocher sur le sentier du Yoga. Vous doutez soit du bien-fondé, soit de l'efficacité de la méditation (et des autres méthodes), ou bien encore vous doutez de vous-même. Vous pourriez, par exemple, vous demander pourquoi la méditation est bien trop difficile pour vous (elle ne l'est pas !) ; vous demander si elle va vous hypnotiser (elle ne le fera pas !) ; si c'est une forme d'évasion de la réalité (ce n'en est pas une !) ; si pour méditer vous devez abandonner les choses que vous aimez (ce n'est pas nécessaire !) ; si la méditation va se heurter à vos croyances religieuses (non !) ; ou si vous devez d'abord trouver un professeur (non !). Tout le monde mérite la méditation et en est capable, mais ne vous attendez pas à un feu d'artifice dès le premier jour.

    Son remède : prenez le temps d'écrire tous vos doutes concernant la méditation et le Yoga, puis analysez-les – l'un après l'autre. Vous vous apercevrez probablement qu'après examen détaillé nombreuses sont vos préoccupations qui ne sont pas fondées, et certaines sont peut-être ridicules. Si, après cet exercice, vous avez quelques doutes sérieux qui vous empêchent de commencer votre pratique de la méditation, recherchez un professeur compétent qui pourra vous aider à faire le point sur les réserves que vous avez.

- **L'ennui :** l'état d'ici et maintenant (qui consiste à ne rien faire d'autre qu'à faire attention) peut rapidement devenir "ennuyeux" pour le mental trop actif, qui invente alors souvent des solutions variées pour se délivrer de l'ennui, y compris celle qui consiste à laisser complètement tomber la méditation.

    Son remède : acceptez le fait que vous vous ennuyez et faites de votre ennui au moins temporairement le centre de votre attention.

- **Le sommeil :** de nombreux débutants succombent au sommeil, parce qu'ils associent dans leur subconscient le sommeil au ralentissement de la pensée pendant la méditation.

    Son remède : vérifiez si votre posture est bonne (voir la section précédente). Gardez les yeux légèrement ouverts. Si nécessaire, levez-vous et faites la méditation en marchant que nous décrivons plus loin dans cette section.

- **La gêne physique** : souvent, dès que vous vous installez, la conscience de votre corps amplifie la moindre des sensations. Même une petite démangeaison peut alors devenir un désagrément important.

  Son remède : notez la démangeaison, respirez dedans, et continuez à vous concentrer. La démangeaison pourra en fait vous fournir davantage d'énergie et vous permettre de mieux vous concentrer. Si vous perdez le contrôle de la sensation, grattez-vous, tout simplement ! Mais ne faites pas une montagne d'une simple bosse sur le chemin.

- **Les pensées négatives** : la méditation évacue les tendances négatives qui résident dans votre subconscient. Il peut être très troublant de faire face à la négativité.

  Le remède : ne vous arrêtez pas sur toute pensée ou humeur négative qui pourrait se présenter. Souvenez-vous que vous n'êtes pas identique aux pensées et aux sentiments qui apparaissent, puis choisissez de cultiver l'exact opposé de toute pensée ou humeur négative qui surgit sur votre écran mental, quelle qu'elle soit. Si par exemple vous avez soudainement des pensées sombres et rancunières envers quelqu'un, attardez-vous simplement sur la pensée et le sentiment que vous aimez la gentillesse et que vous la projetez de partout.

- **La hâte** : rien n'est plus néfaste sur le sentier du Yoga que de "se presser". Vous ne pourrez en aucun cas précipiter la méditation.

  Son remède : soyez patient ! Laissez suffisamment de temps à votre corps et à votre mental pour qu'ils changent. Ne forcez rien du tout.

- **L'attitude moralisatrice** : dans le zen, qui est la forme japonaise du Yoga, on appelle cet état de sainteté affectée *la puanteur du zen*. Dans cet état d'esprit, vous faites savoir aux autres que vous avez eu une expérience de méditation *vraiment* puissante, que vous êtes dans le savoir – et que vous êtes une sorte de maître à vos yeux. Cette erreur de débutant revient à se vanter, et nous savons tous que l'orgueil n'est pas sans danger.

  Son remède : soyez réaliste et modeste quant à vos réalisations. Réjouissez-vous des progrès accomplis au cours du chemin, mais n'en faites pas la publicité. Si vos progrès intérieurs sont réels, les autres s'en rendront compte tôt ou tard.

- **La chasse aux phénomènes** : certains débutants considèrent la méditation comme une sorte de chasse au trésor. Ils espèrent vivre toutes sortes d'expériences stupéfiantes – des lumières brillantes, des visions spectaculaires, des sons extraordinaires, etc. Lorsque ces effets spéciaux ne sont pas au rendez-vous, ces novices sont déçus ou ont recours à leur imagination.

Le remède : comprenez la nature et l'objectif de la méditation, qui est d'entraîner le mental dans la paix et la compréhension intuitive pour faciliter votre croissance intérieure. Restez simple !

- **L'attitude "tout est illusion, rien n'est vraiment important"** : méfiez-vous-en. La méditation vous révélera la véritable quantité de réalité quotidienne qui est fabriquée par le mental, mais cela ne veut pas dire que rien ne compte. Cette attitude dissimule souvent la faiblesse du lien à la terre.

   Son remède : comprenez que le Yoga s'applique à tous les aspects de la vie. Et, en conséquence, continuez à faire votre travail, à aimer votre famille et vos amis, et à payer vos factures tout en profitant des effets calmants de votre pratique yogique.

- **Les symptômes de la Kundalini** : ces symptômes sont devenus à la mode et fréquents parmi les adeptes de la méditation depuis la publication de la fascinante autobiographie spirituelle de Gopi Krishna. Ces symptômes comprennent des phénomènes psychosomatiques tels que des flux d'énergie à travers le corps, des tremblement des membres, des mouvements involontaires du corps (appelés *kriyas*), des hallucinations, et ainsi de suite. En réalité, les véritables symptômes de la *Kundalini* sont très rares. La plupart des cas signalés constituent soit des signes précurseurs de l'éveil de la *Kundalini*, soit des symptômes de maladie mentale, soit encore la plus pure imagination (voir chapitre 1).

   Le remède : si les symptômes sont légers, vous pouvez les surmonter par une alimentation appropriée, un style de vie "les pieds sur terre", et des médecines douces comme l'homéopathie et l'acupuncture. Si les symptômes sont plus graves, vous vous conseillons de consulter un guérisseur compétent et familier du phénomène de la *Kundalini*.

Ajouter des sons à la méditation

L'utilisation d'un son ou d'une phrase pour focaliser le mental est une méthode répandue dans de nombreuses traditions spirituelles, dont l'hindouisme, le bouddhisme, le christianisme, le judaïsme et le soufisme islamique. En sanskrit, ces sons spéciaux sont appelés *mantras*. On leur attribue la propriété d'aider à mieux focaliser l'attention. Le Mantra-Yoga fit ses débuts dans le monde occidental à la fin des années 1960 avec le mouvement de la Méditation transcendantale, fondé par Maharshi Mahesh Yogi, dont les disciples les plus célèbres furent les Beatles.

Voici quelques *mantras* bien connus :

- La syllabe *om* est composée des lettres *a*, *u* et *m* qui représentent respectivement l'état de veille, l'état de rêve, et l'état de sommeil profond. Le long bourdonnement du *m* représente la réalité suprême. Les hindouistes considèrent que cette syllabe est sacrée et qu'elle symbolise la Réalité ultime, ou le soi (*atman*). Commencez à produire le son à partir du ventre et allez vers le haut. Le son *m* est nasal.

- Le mantra *so'ham* signifie "je suis Lui", c'est-à-dire "je suis le soi universel". On le répète en synchronisation avec la respiration : *so* en inspirant, et *'ham* en expirant.

- Le Yoga bouddhiste utilise largement la phrase *om mani padme hum*. Elle signifie littéralement "*Om.* Joyau dans le Lotus. *Hum*", c'est-à-dire que la Réalité ultime recherchée est présente ici et maintenant.

- La phrase *om namah shivaya* est un des mantras préférés des hindouistes dévots de Shiva. Elle signifie "*Om. S*alutation à Shiva."

- Le mantra *hare krishna* fut rendu célèbre en Occident par le mouvement des dévots de Krishna. Elle invoque le Divin sous la forme de Krishna, qui est aussi appelé Hari.

Selon la tradition du Yoga, les sons ne deviennent véritablement des *mantras* qu'après leur transmission par un gourou à un disciple qui en est digne. La syllabe *om* en elle-même – c'est-à-dire sans l'initiation correcte – n'est donc pas un *mantra*. De nombreux professeurs de Yoga occidentaux adoptent une approche moins stricte et recommandent aussi bien des mots traditionnels que contemporains pour la pratique des *mantras*. Ils transmettent l'idée qu'il est important de trouver un mot (sanskrit ou français) qui vous attire, parce que vous aurez à le répéter de nombreuses fois. Cela veut dire que même des mots comme le *amen* biblique ou le *shalom* hébreu ou le mot *paix* du français peuvent servir de *mantras* – sans l'approbation officielle d'un gourou.

Récitez votre mantra

Que vous choisissiez votre propre *mantra* ou qu'on vous en donne un, vous devez le répéter sans cesse, que ce soit silencieusement ou vocalement (en le murmurant ou à haute voix), pour le rendre efficace.

Cette pratique de la récitation est appelée *japa* et signifie littéralement "murmurant". Que se passe-t-il donc une fois que vous avez récité un *mantra* un millier, dix milliers ou une centaine de milliers de fois ? À mesure que vous répétez le son, votre attention se concentre de plus en plus et votre conscience est absorbée dans le son. Le *mantra* commence à se réciter lui-même et

Chapitre 20 : La méditation et la portée suprême du Yoga

à servir d'ancre à votre mental chaque fois que vous n'avez pas besoin d'engager vos pensées dans des tâches spécifiques. Cela simplifie votre vie intérieure et vous donne un sentiment de paix. Finalement, votre *mantra* pourra vous guider vers la réalisation du soi, c'est-à-dire vers l'Éveil. Pour obtenir l'Éveil, vous devrez bien sûr aussi satisfaire aux autres exigences du Yoga, et notamment faire honneur à la discipline morale, que nous traitons en détail dans le chapitre 18.

Nous recommandons aux débutants de réciter le *mantra* à voix haute à un rythme lent et régulier. Une fois que vous aurez acquis de l'expérience avec cette forme de méditation, vous pourrez commencer à murmurer votre *mantra*, de telle sorte que vous soyez le seul à l'entendre. C'est la forme de récitation de mantra silencieuse ou mentale traditionnellement considérée comme la plus efficace. Toutefois, celle-ci requiert un certain niveau de maîtrise pour pouvoir maintenir votre concentration.

Utilisez un chapelet

Les adeptes du Yoga égrènent souvent leurs chapelets en récitant leurs mantras, car c'est une méthode qui aide le mental à se concentrer. Le chapelet typique (*mala*) se compose de 109 perles dont une plus grosse que les autres, qui représente le Meru, le mont cosmique. Égrenez le mala entre le pouce et le majeur. Vos doigts ne doivent pas croiser la perle maître ou Meru. Après 108 récitations, retournez le chapelet et recommencez simplement à compter.

Respirez avec attention

Enseignée en particulier dans les cercles bouddhistes, l'observation consciente de la respiration est un exercice de méditation que tout débutant peut essayer. Comme nous l'avons noté dans le chapitre 5, la respiration constitue le lien entre le corps et le mental. Depuis les temps très anciens, les maîtres de Yoga ont fait bon usage de ce lien. La respiration consciente, ou méditation du souffle, constitue un moyen simple et efficace d'explorer l'effet calmant de la respiration consciente.

1. **Asseyez-vous le dos droit en étant détendu.**

2. **Rappelez-vous l'objectif de votre médiation et décidez de rester assis en méditation pendant un moment déterminé.**

   Nous vous recommandons de consacrer au moins 5 mn à cet exercice. Augmentez-en progressivement la durée.

3. Fermez les yeux ou gardez-les ouverts à demi en regardant en bas devant vous.

4. **En respirant normalement et doucement, concentrez votre attention sur la sensation de l'air qui entre et qui sort de vos narines.**

   Observez soigneusement le processus entier de l'inspiration et de l'expiration en train de se produire à l'ouverture de vos narines.

5. **Pour éviter que votre esprit ne vagabonde, vous pouvez compter en cycles d'inspiration – expiration de 1 à 10.**

Note : Ne vous en faites pas si vous remarquez que votre attention a vagabondé. En particulier, ne portez pas de jugement sur les pensées qui pourraient surgir dans votre tête. Consacrez-vous plutôt de nouveau au processus d'observation de votre respiration.

Méditez en marchant

L'état d'ici et maintenant est possible dans n'importe quelle circonstance. Vous pouvez manger, conduire, faire la vaisselle, participer à une conversation, regarder la télévision, ou faire l'amour avec attention.

1. **Rappelez-vous l'objectif de votre méditation et décidez de rester assis en méditation pendant un moment déterminé.**

   Pour commencer, nous vous recommandons de consacrer au moins 5 mn à cet exercice.

2. **Gardez les yeux ouverts mais non fixés sur un point, en regardant vers le bas à quelques mètres de vous. N'abaissez pas la tête, mais gardez le cou détendu.**

3. **Tenez-vous debout complètement calme et sentez votre corps tout entier.**

4. **Concentrez votre attention sur votre pied droit, et particulièrement sur les orteils et sur la plante.**

5. **Levez lentement le pied droit et faites le premier pas.**

   Sentez la pression en train de monter depuis votre pied droit et votre jambe droite, et sentez-la ensuite passer à votre jambe gauche.

6. **En plaçant lentement le pied droit à nouveau sur le sol, prenez conscience du contact entre les plantes des pieds et le sol.**

Observez également le reste de votre corps : le balancement des bras qui vous permet de garder l'équilibre, votre cou et votre tête, votre bassin.

7. **Prenez acte de toutes les pensées qui surgissent sans les juger ; puis ramenez votre attention à votre corps tout entier, pas seulement à un membre ni à un mouvement.**

8. **À la fin de votre méditation de marche, tenez-vous debout complètement immobile pendant quelques secondes, en observant la clarté et le calme qui résident en vous.**

Partager l'amour par la méditation

Nous recommandons particulièrement cette méditation, parce que chacun peut avoir besoin de davantage d'amour dans sa vie. Cet exercice présente également une merveilleuse manière d'inclure les autres dans vos efforts spirituels, et sert d'antidote puissant contre les sentiments négatifs envers d'autres.

1. **Asseyez-vous et tenez-vous droit en étant détendu.**

2. **Rappelez-vous l'objectif de votre méditation et engagez-vous à rester assis pendant un certain temps pour méditer.**

    Pour un premier essai, nous vous suggérons une période de 5 mn.

3. **Observez votre respiration jusqu'à ce que vous soyez calme.**

4. **Imaginez-vous entouré de milliards d'êtres vivants dans des cercles de plus en plus grands, vos parents et vos enfants le plus près de vous, les autres membres de votre famille formant le cercle suivant, et ainsi de suite.**

    N'oubliez pas les gens qui vous ont fait souffrir ou pour lesquels vous éprouvez de l'aversion.

5. **Pensez que, tout comme vous, ils veulent tous être heureux et aimés ; même ceux qui sont méchants et violents veulent et méritent de l'amour.**

6. **Faites naître dans votre cœur le sentiment d'amour, par exemple en pensant à la personne que vous aimez le plus.**

7. **Tandis que le sentiment d'amour universel monte dans votre cœur, répandez-le dans votre être tout entier, en comprenant que, à moins**

de vous aimer vous-même, vous ne pouvez pas aimer quelqu'un d'autre.

8. Ce sentiment chaleureux d'amour qui bat dans votre corps et dans votre esprit, faites-le maintenant passer par grandes vagues à tous les autres.

   Pour cela, vous pouvez imaginer ce sentiment sous forme de lumière liquide.

9. En exprimant librement votre amour, souhaitez en vous-même du bien à tous les êtres : "Soyez heureux ; que vos vies fleurissent dans la paix ; soyez délivrés des maladies, des frustrations, de la confusion et des émotions négatives ; que vos vies soient longues et libérées des problèmes, et qu'elles vous mènent tous rapidement à l'Éveil."

10. Terminez la séance en réaffirmant votre engagement d'aimer tous les êtres et de travailler à corriger vos limitations pour être de plus en plus à même de faire du bien aux autres.

Un exercice de lumière pour vous sentir bien

Si vous souhaitez calmer votre esprit ou vous sentir bien physiquement, l'exercice suivant vous sera très utile.

1. Asseyez-vous, tenez-vous droit et détendu.

2. Rappelez-vous l'objectif de votre méditation et engagez-vous à rester assis pendant un certain temps pour méditer.

   Nous vous recommandons de consacrer au moins 5 mn à cet exercice. Augmentez progressivement sa durée.

3. Fermez les yeux ou gardez-les ouverts à demi en regardant en bas devant vous.

4. En respirant normalement et doucement, imaginez que de la lumière blanche pure arrive de l'infini et se déverse dans une ouverture au sommet de votre tête.

5. Permettez à la lumière blanche de remplir votre tête, puis d'inonder votre corps tout entier, en créant en vous un sentiment de calme et de bonheur.

Chapitre 20 : La méditation et la portée suprême du Yoga

6. **Ensuite, faites naître dans votre cœur le sentiment d'amour et de compassion, et visualisez une lumière bleu foncé qui émane de votre cœur et remplit votre poitrine. Ensuite imaginez que la lumière bleue rayonne vers l'extérieur dans toutes les directions.**

7. **Formulez la ferme intention que ce flot d'énergie bleu foncé dirigé vers l'extérieur guérisse toutes les maladies – physiques, émotionnelles et mentales – de tous les êtres de l'univers.**

   Ressentez le fort sentiment de parenté qui vous unit à chaque être.

8. **Terminez cette méditation en restant assis immobile quelques instants.**

Bien que la prière puisse comprendre un vaste éventail de mots et de pensées, le type de prière que la plupart des gens connaissent le mieux, c'est la *prière de demande*, dans laquelle vous demandez une faveur ou une action de grâce. Mais dans la *prière méditative*, vous n'espérez rien et vous tenez simplement ouvert à l'influence divine. La prière méditative existe dans des traditions spirituelles non chrétiennes, comme le Bhakti-Yoga (voir le chapitre 1).

Prière et méditation

Il existe une relation étroite entre la prière et la méditation. Dans la prière, l'état d'ici et maintenant est pratiqué en relation avec un être qui est considéré comme étant "supérieur" à soi-même – que ce soit votre *gourou*, un grand maître (mort ou vivant), une divinité, ou la réalité spirituelle ultime elle-même. La prière, comme la méditation, implique le sentiment de vénération.

Vers l'extase

Lorsque vous commencez à méditer, vous êtes bien conscient que "vous" – le sujet – êtes bien différent de l'objet de la méditation. Vous vivez la lumière blanche ou bleue ou la divinité visualisée comme étant distincte de vous-même. Mais au fur et à mesure que la méditation s'approfondit, la limite entre le sujet et l'objet devient de plus en plus floue. Puis, à un certain point, les deux fusionnent. Vous *êtes* la lumière ou la divinité. C'est le célèbre état d'extase appelé *samadhi* en sanskrit.

Le Yoga distingue deux types ou niveaux fondamentaux d'extase. Au niveau le plus bas, l'état d'extase est associé à une certaine forme ou à un certain contenu mental. Le type d'extase le plus élevé est un état de conscience sans forme.

De nombreux adeptes du Yoga ne feront pas l'expérience de l'état d'extase, tandis que d'autres le rencontreront sans aucun doute au cours de leur vie. Si l'extase se produit, réjouissez-vous, car cet état est une merveilleuse ouverture spirituelle. Si vous pratiquez intensément le Yoga sans pourtant faire l'expérience du *samadhi*, soyez aussi heureux, car vos efforts ne seront jamais perdus. Sachez juste que les résultats pourront se manifester de différentes façons : vous pourriez devenir plus serein, moins tourmenté, fondamentalement heureux. Ce qui compte, ce n'est pas le nombre de fois que vous entrez dans le *samadhi* ni la durée de ces moments, mais si oui ou non vous personnifiez les principes spirituels dans votre vie quotidienne, et si oui, dans quelle mesure. Êtes-vous compatissant et gentil ? Considérez-vous les autres non comme de parfaits étrangers, mais comme des camarades, qui luttent chacun pour la réalisation de soi ? Pouvez-vous aimer sans poser de conditions ? Pardonnez-vous aux autres, les encouragez-vous ?

Le *samadhi* n'est pas l'Éveil, qui est le véritable but du Yoga. Vous pouvez atteindre l'Éveil sans jamais faire l'expérience du *samadhi*. Vous pouvez également faire l'expérience du *samadhi* des centaines de fois et vous trouver encore bien loin de l'Éveil. La section suivante vous éclaire sur l'état d'Éveil.

L'Éveil

Les gens associent souvent le mot *éveil* à une profonde compréhension intellectuelle. Dans le Yoga, pourtant, l'Éveil signifie quelque chose de complètement différent : c'est la réalisation permanente de votre véritable nature, qui est le soi suprême ou transcendantal (*atman*). Le mot sanskrit désignant l'Éveil est *bodha*, qui signifie littéralement "illumination". On désigne aussi cet état sous le terme *libération*, parce qu'il vous libère de la conception erronée que vous êtes un être séparé, que vous appelez "je" dans un corps unique doté d'un mental séparé de tout le reste. La libération est en fait la réalisation du soi, dans laquelle votre voyage à la découverte de vous-même est couronné par le succès suprême.

L'Éveil est encore appelé l'*extase avec les yeux ouverts*, parce que contrairement aux autres formes d'extase, elle n'exclut pas la conscience du monde.

Pour parvenir aux formes conventionnelles de *samadhi* (voir la section précédente), vous devez habituellement focaliser votre attention vers l'intérieur de vous-même par la concentration et la méditation, en perdant conscience du corps et de ce qui vous entoure. En état d'Éveil, vous êtes votre véritable soi, que vos yeux soient ouverts ou fermés, votre corps éveillé ou endormi, et votre mental actif ou inactif. Une fois que vous avez atteint la libération, vous ne pouvez plus la perdre. Vous voilà établi pour toujours dans le bien-être parfait.

Où que vous alliez, vous voilà !

Sri Ramana Maharshi fut l'un des grands maîtres de Yoga du XXe siècle. Sur son lit de mort, lorsque ses disciples exprimèrent leur tristesse de le perdre, il répondit calmement : "On dit que je suis en train de mourir, mais je ne m'en vais pas. Où pourrais-je bien aller ? Je suis ici." Il avait réalisé le soi éternel, qui est partout. À ce jour, il est encore possible de sentir sa présence spirituelle dans l'ermitage que ses disciples construisirent pour lui il y a longtemps.

Chapitre 21
Le Yoga en situations spéciales

Dans ce chapitre :

▶ Le Yoga pour les dos fragiles.

▶ Les bienfaits du Yoga pendant la grossesse.

▶ La pratique du Yoga pendant la menstruation et la ménopause.

▶ Partager le Yoga avec les enfants.

La vie est une suite d'événements ordinaires ponctuée de situations extraordinaires. Ce chapitre aborde quelques-unes de ces situations exceptionnelles : santé défaillante, grossesse, menstruation et ménopause. Les situations spéciales concernent également les enfants. Dans tous les cas, vous pouvez faire entrer le Yoga en jeu, parce qu'il constitue un outil de premier choix pour tirer profit de toute circonstance.

À moins que vous ne souffriez de complications médicales, la grossesse, la menstruation et la ménopause constituent des processus parfaitement normaux. Bien que les Occidentaux aient pris l'habitude de donner naissance en milieu médical, la grossesse n'est, bien entendu, pas une maladie. La menstruation et la ménopause sont de même des processus physiologiques ordinaires, qui peuvent requérir une attention spéciale, mais ne constituent certainement pas des calamités. Avec le Yoga, vous pouvez contribuer à prévenir les complications en harmonisant les fonctions physiologiques de votre corps.

Si vous êtes en mauvaise santé – et même dans un lit d'hôpital –, vous pouvez toujours profiter du Yoga. La pratique yogique peut vous aider à retrouver votre vitalité physique et votre équilibre émotionnel. Dans ce chapitre, nous isolons les problèmes de dos, qui sont incroyablement répandus dans notre société à cause de notre culture sédentaire. Le répertoire du Yoga inclut des pratiques de tout type qui peuvent contribuer à relever d'autres défis médicaux, et si vous souffrez de maladies, nous vous recommandons de consulter un thérapeute de Yoga ainsi que le médecin de votre choix.

Faites de votre dos un ami grâce au Yoga

Le nombre de personnes qui souffrent de problèmes de dos est impressionnant. Une majorité d'Occidentaux adultes recherchent de l'aide professionnelle pour un problème de dos à un moment ou à un autre de leur vie, et des millions de personnes souffrent de maux de dos chroniques. Ces problèmes de dos sont la cause d'un fort absentéisme au travail. Quant aux interventions chirurgicales pour résoudre ce problème, elles offrent un taux de guérison qui n'est que de 50 %.

Si vous avez un sérieux problème de dos ou faites actuellement face à de grandes douleurs, vous devez d'abord consulter un médecin spécialiste, un ostéopathe ou un chiropraticien. Allez quérir le diagnostic d'un professionnel de la santé compétent, pour comprendre parfaitement ce à quoi vous avez affaire. Puis louez les services d'un professeur ou d'un thérapeute de Yoga qualifié, ou ceux d'un kinésithérapeute.

Si vous faites le tour d'horizon de la littérature traitant des problèmes de la région lombaire, vous remarquerez probablement que nombre des exercices recommandés sont très similaires. En faisant des recherches plus avancées, vous pourriez même découvrir que presque tous les systèmes de mouvement touchent d'une manière ou d'une autre au Yoga, tout simplement parce que le Yoga explore le mouvement de l'être humain depuis très longtemps. En ce qui concerne les exercices pour le dos, vous pouvez dire sans risquer de vous tromper qu'il n'y a rien de nouveau sous le soleil. La clé consiste à savoir quels exercices conviennent à votre situation personnelle. Chaque cas est un peu différent. Prescrire une posture de Yoga ou une série intégrée d'*asanas* particulière pour un problème de dos spécifique dépasse le sujet de ce livre, car les variables sont trop nombreuses.

Toutefois, la cause la plus courante de problèmes de dos est en général une mauvaise posture ou une mauvaise biomécanique dans le style de vie (en particulier la position assise), dont les effets s'accumulent au gré des jours, des semaines et des années. En outre, de nombreuses personnes possèdent des muscles abdominaux trop faibles (voir le chapitre 10), des tendons des jarrets qui manquent de souplesse (voir le chapitre 6), et des ligaments et des muscles en élongation ou foulés qui causent une déviation de la colonne vertébrale. Nombreux aussi sont ceux qui ont des tissus cicatrisés, provenant soit de blessures, soit d'opérations, qu'il est nécessaire d'étirer pour que la zone blessée soit remise en état de fonctionnement.

Un plan en cinq étapes pour un dos en bonne santé

Une fois que votre professionnel de la santé vous aura déclaré apte à la pratique du Yoga, la meilleure façon de prévenir les problèmes de dos ou de les empêcher de devenir chroniques est d'utiliser le Yoga comme partie d'un plan en cinq étapes. Les composantes clés du plan en cinq étapes sont les suivantes :

- **La rééducation biomécanique :** reconstruire votre dos, c'est comme remettre en place les morceaux d'un puzzle. La rééducation biomécanique – qui concerne vos manières d'être assis, de marcher, de soulever, de dormir et de travailler – implique de repenser entièrement votre style de vie. C'est un sujet qui pourrait remplir un chapitre entier de ce livre.

- **Un programme d'exercices de Yoga ou pour le dos :** tous les problèmes de dos ne sont pas les mêmes, c'est pourquoi il est impératif que vous receviez les conseils d'un thérapeute de Yoga ou d'un professionnel de la santé qualifié. Un des aspects clés concerne la durée du programme. Il doit convenir à votre style de vie. La plupart des gens qui commencent la pratique d'exercices personnels de rééducation ne peuvent pas y consacrer plus de 15 à 20 mn par jour.

- **La tenue d'un journal du dos :** la tenue d'un journal est un moyen simple pour découvrir comment votre style de vie affecte votre dos. Un journal vous permet d'abord d'écrire tout ce à quoi vous pouvez penser qui agite votre dos. Passez ensuite la liste en revue avec un professionnel de la santé, et déterminez quelles sont les choses que vous pouvez éliminer de vos activités journalières. Utilisez en outre un calendrier pour contrôler la régularité de vos séries intégrées, et évaluez chaque jour la condition physique de votre dos sur une échelle de 1 à 10, de façon à pouvoir représenter vos progrès par un graphique. Notez également votre prise d'eau. L'hydratation par 6 à 8 verres d'eau par jour est utile à presque tout programme de rééducation des muscles et des os.

- **La bonne alimentation :** les besoins alimentaires sont différents selon chaque individu et requièrent les conseils de professionnels de la santé. Toutefois, nous avons tous en commun besoin de ralentir notre rythme de vie lorsque nous mangeons, et de mâcher correctement nos aliments. Et sauf pour ceux qui souffrent de troubles de l'alimentation, nous avons tous besoin de manger moins au fur et à mesure que nous vieillissons.

✔ **Le repos et la relaxation :** se mettre simplement au lit et fermer les yeux ne signifie pas forcément que nous bénéficions d'un repos et d'une relaxation convenables. La dernière chose que nous voyons ou que nous entendons avant de nous coucher peut affecter notre sommeil, ce qui vous laisse deviner que les flashes d'informations sur les crimes et les désastres de ce monde ne constituent pas forcément la meilleure des berceuses. Essayez de lire quelque chose de spirituel ou d'écouter une musique douce avant de vous endormir, et vous verrez la différence !

Un cours de Yoga du dos

Les exercices suivants ne sont pas destinés aux personnes souffrant de problèmes de dos aigus. Si une partie de cette série, quelle qu'elle soit, vous cause des douleurs de dos ou de cou, abandonnez l'exercice et consultez votre médecin avant de continuer.

Une séance ou deux d'exercices pour le dos par semaine ne servira pas à grand-chose si vous surmenez ou maltraitez votre dos le reste du temps.

Aucune série intégrée de Yoga ne convient pour tous les problèmes de dos. Si votre médecin pense que vous pouvez participer à un cours collectif normal, la série qui suit pourra vous aider à faire la transition. Gardez à l'esprit que la respiration de Yoga que nous recommandons est tout aussi importante que les postures. Souvenez-vous qu'il est très important d'exécuter les postures dans l'ordre indiqué (importance de la mise en séquence correcte des exercices).

Utilisez la respiration concentrée ou la respiration par le ventre (voir le chapitre 5) pour toute la série intégrée. Inspirez et expirez lentement par le nez, avec une légère pause après chaque inspiration et après chaque expiration.

Le cadavre avec les jambes pliées (variante de la shavasana)

La relaxation et la respiration sont importantes pour la santé du dos. La série commence par la classique posture du cadavre.

1. Étendez-vous à plat sur le dos, les bras détendus et allongés sur les côtés, les paumes des mains tournées vers le haut.

Chapitre 21 : Le Yoga pour situations spéciales

Le Yoga pour les athlètes ?

Si vous jouissez d'une excellente santé et êtes en outre passionné de sport, ne pensez pas que le Yoga est seulement fait pour les chiffes molles. Comme beaucoup d'athlètes le savent déjà, le Yoga est un allié de choix qui vous aidera dans vos ambitions sportives. J'ai [Georg Feuerstein] enseigné des exercices de Yoga adaptés à l'équipe britannique de ski féminin pendant une saison pour les aider à se préparer aux jeux Olympiques d'hiver au début des années 1970.

Un champion de body-building utilisa également la méditation du Yoga pour focaliser son mental et gagner ainsi plusieurs fois le titre de M. Univers. L'équipe de basket-ball des Chicago Bulls, qui a remporté le championnat NBA (l'association nationale de basket-ball américaine) pendant de nombreuses saisons, recourt à la méditation. Ces athlètes ont compris que le secret du Yoga réside dans la maîtrise du mental, que ce soit par les postures, le souffle ou la méditation.

2. **Pliez les genoux et placez les pieds au sol avec le même écartement que la largeur du bassin.**

3. **Fermez les yeux et détendez-vous (voir figure 21.1).**

    Restez dans la posture pendant 8 à 10 respirations.

    Note : Si cette posture occasionne de la gêne dans le dos placez un coussin ou une couverture pliée sous les genoux. Si votre cou ou votre gorge se tend trop, placez une serviette pliée ou un petit coussin sous votre tête.

Figure 21.1 : Pensez à cette posture et à votre respiration comme à une oasis à l'abri de l'agitation du monde extérieur.

Lever des bras en posture couchée jambe pliée (variante de la shavasana)

De nombreuses personnes qui souffrent du dos ont des problèmes plus importants d'un côté du torse que de l'autre. Le lever des bras est un exercice d'étirement classique, doux et sans danger, qui prépare chaque côté du dos et du cou au reste de la série intégrée (figure 21.2).

1. **Allongez-vous à plat sur le dos dans la posture du cadavre, les bras détendus sur les côtés, les paumes des mains au sol.**

   Pliez le genou gauche, et posez le pied gauche sur le sol (figure 21.2a).

Figure 21.2 : Cette séquence vous permet d'échauffer chaque côté de votre dos et de préparer aussi le cou.

2. **En inspirant, levez doucement les bras au-dessus de votre tête et amenez-les au sol derrière vous, les paumes vers le ciel (figure 21.2b).**

   Marquez un bref temps d'arrêt.

3. **En expirant, ramenez les bras sur les côtés dans la position de l'étape 1.**

4. **Répétez les étapes 2 et 3 six à huit fois, puis recommencez avec le genou droit plié et la jambe gauche tendue.**

Genou-poitrine

Garder votre dos en bonne santé, c'est comme accorder un piano. La posture genou-poitrine permet d'ajuster et de détendre la région lombaire. Si vous entendez un léger bruit sec en amenant votre genou vers la poitrine, pensez

Chapitre 21 : Le Yoga pour situations spéciales **357**

que ce son est une douce musique – vous venez peut-être de vous épargner une visite chez le chiropraticien.

1. **Allongez-vous sur le dos, genoux pliés, les pieds posés à plat sur le sol.**

2. **En expirant, amenez le genou droit vers la poitrine, en prenant votre jambe juste au-dessous du genou (figure 21.3).**

    Si vous avez des problèmes de genou, prenez l'arrière de votre cuisse.

3. **Gardez la pose pendant 6 à 8 respirations, puis recommencez du côté gauche.**

Figure 21.3 : Rappelez-vous qu'il ne s'agit pas d'un exercice pour les biceps. Maintenez juste le genou dans la position, respirez, et détendez-vous.

Les pressions du bassin au sol

L'abdomen est considéré comme l'avant de votre dos (voir le chapitre 10). Il s'agit d'une région clé dont il faut maintenir la force et le tonus si vous voulez prévenir les problèmes de dos. Le bas des abdominaux (voir le chapitre 10) est au centre de cet exercice.

1. **Allongez-vous sur le dos, genoux pliés, les pieds au sol avec le même écartement que la largeur du bassin. Reposez les bras sur les côtés, les paumes vers le sol.**

2. **En expirant, poussez la région lombaire vers le bas contre le sol pendant 3 à 5 secondes (figure 21.4).**

 3. **En inspirant, relâchez la pression dans votre dos.**

    Répétez les étapes 2 et 3 six à huit fois.

Figure 21.4 : Les pressions du bassin au sol renforcent le bas des abdominaux sans impliquer le cou.

Redressements assis de yogi

La plupart des exercices trouvent leur origine dans le Yoga, qui existe depuis des milliers d'années.

Les redressements assis de yogi sont une variante contemporaine de *navasana*, la posture du bateau, et font surtout travailler le haut de l'abdomen (voir chapitre 10).

 1. **Allongez-vous sur le dos, genoux pliés, les pieds au sol avec le même écartement que la largeur du bassin.**

 2. **Tournez les pieds en dedans, et faites se toucher l'intérieur des genoux.**

 3. **Croisez les mains avec les paumes derrière la tête, et accrochez les pouces sous l'angle de l'os de la mâchoire, juste sous les oreilles.**

 4. **En expirant, pressez fermement les deux genoux, basculez l'avant du bassin en direction du nombril et, avec les hanches au sol, asseyez-vous lentement à demi.**

    Gardez les coudes sur les côtés alignés avec les sommets des épaules. Regardez au plafond (comme le montre la figure 21.5). Ne tirez pas votre tête vers le haut avec les bras ; au contraire, soutenez-la avec les mains et montez en contractant les muscles abdominaux.

5. **En inspirant, revenez lentement au sol en déroulant le dos.**

   Répétez les étapes 4 et 5 six à huit fois.

Figure 21.5 : Faites attention à ne pas tirer sur le cou. Maintenez-le simplement et regardez vers le haut.

Le demi-pont – dvipada pitha

L'ordre dans lequel sont effectuées les postures est très important dans un programme pour le dos (voir le chapitre 6). La posture du demi-pont remplit très bien la fonction d'un pont permettant de passer des postures abdominales aux postures de flexion vers l'arrière. L'action douce du demi-pont compense les abdominaux et prépare le dos au niveau suivant de flexions vers l'arrière.

1. **Allongez-vous sur le dos, genoux pliés, les pieds à plat sur le sol avec le même écartement que la largeur du bassin.**

2. **Placez les bras sur les côtés, les paumes au sol.**

3. **En inspirant, soulevez le bassin à une hauteur supportable (figure 21.6).**

4. **En expirant, ramenez le bassin au sol.**

   Répétez les étapes 3 et 4 six à huit fois.

Figure 21.6 : Ne vous soulevez qu'à une hauteur qui soit encore supportable.

Le cobra 2 – bhujangasana

Le chapitre 12 met l'accent sur le fait que la plupart d'entre nous se penchent trop souvent en avant. Il est important de trouver un moyen de compenser par une forme de flexion vers l'arrière (voir le chapitre 6). Nous proposons trois niveaux de flexions vers l'arrière pour cette partie de la série intégrée.

Note : Nous vous recommandons d'utiliser soit cette posture, soit la posture cobra 1, mais pas les deux.

1. **Allongez-vous sur le ventre, le dessus des pieds au sol, l'écartement des pieds identique à la largeur du bassin.**

2. **Pliez les coudes et placez les paumes des mains au sol avec les pouces près des aisselles.**

   Reposez la tête sur le sol et relaxez les épaules (figure 21.7a).

3. **En inspirant, engagez les muscles du dos, pressez les paumes contre le sol, et levez la poitrine et la tête.**

4. **Regardez droit devant vous (figure 21.7b).**

   Gardez la partie avant supérieure du bassin au sol et les épaules détendues. À moins que vous ne soyez très souple, gardez les coudes légèrement pliés.

5. **En expirant, abaissez lentement le torse et la tête et ramenez-les au sol.**

   Répétez les étapes 3 à 5 six à huit fois.

Figure 21.7 : À moins que vous ne soyez très souple, gardez les bras un peu pliés.

Effectuez les mouvements lentement et avec soin dans toutes les postures du cobra et toutes les postures semblables. Évitez toute posture qui vous cause de la douleur dans le bas ou dans le haut du dos, ou dans le cou. Si le cobra 2 est trop difficile, effectuez le cobra 1, présenté à la section suivante, ou recommencez le lever des bras en position allongée, que nous traitons plus haut dans ce chapitre (reportez-vous à la figure 21.2).

Le cobra 1 – le sphinx

N'effectuez le cobra 1 que si vous ne pouvez pas exécuter avec cobra 2 (n'effectuez pas les deux). Écoutez attentivement votre corps pour choisir la bonne posture. Gardez à l'esprit que vous êtes engagé dans un dialogue, et non dans un monologue.

1. **Allongez-vous sur le ventre jambes écartées à la hauteur des hanches, le dessus des pieds sur le sol.**

2. **Reposez votre front au sol et détendez les épaules (figure 21.8a).**

   Pliez les coudes et placez les avant-bras sur le sol, les paumes au sol et placées de part et d'autre de la tête.

3. **En inspirant, engagez les muscles du dos, appuyez les avant-bras contre le sol, et levez la poitrine et la tête (figure 21.8b).**

   En regardant droit devant vous, gardez les avant-bras et l'avant du bassin au sol. Les épaules sont toujours détendues.

4. **En expirant, abaissez lentement le torse et la tête et ramenez-les au sol.**

5. **Répétez les étapes 2 à 4 six à huit fois.**

Figure 21.8 :
Le cobra 1 privilégie le haut du dos, jusqu'à ce que la région lombaire soit prête pour le cobra 2.

 Si les postures du cobra aggravent la douleur de votre région lombaire, écartez davantage les jambes, de telle sorte que leur écartement soit supérieur à la largeur du bassin, et tournez les talons vers l'extérieur. Cobra 1 et cobra 2 sont également moins difficiles à exécuter si vous placez les bras plus en avant. En revanche, si vous placez les mains plus en arrière, aux côtés du nombril, vous augmentez le niveau de difficulté de la posture. Nous ne vous recommandons toutefois pas de hausser le niveau de difficulté sans demander l'avis d'un spécialiste.

Posture de repos sur le ventre

Les flexions vers l'arrière constituent peut-être la partie la plus difficile de la série intégrée pour le dos. Il est très important de vous reposer aux bons moments au cours de votre séance. Souvenez-vous que pendant votre pratique du Yoga, vous ne devez jamais avoir le sentiment d'être pressé.

1. **Allongez-vous sur le ventre, le dessus des pieds au sol, l'écartement des pieds identique à la largeur du bassin.**

2. **Reposez le front sur le sol ou tournez la tête sur un côté, et détendez les épaules.**

    Pliez les coudes et placez les avant-bras sur le sol, les paumes placées au sol de part et d'autre de la tête (figure 21.9).

    Restez dans cette position pendant la durée de 6 à 8 respirations.

    Note : Si vous n'êtes pas à l'aise dans cette position de repos, utilisez la posture du cadavre avec les genoux pliés.

Figure 21.9 : Détendez-vous et reposez-vous, tout simplement.

La sauterelle 1 – shalabhasana

Les postures du cobra que nous recommandons dans cette série font principalement s'étirer le dos. La posture de la sauterelle permet en premier lieu de fortifier le dos. Nous avons besoin des deux.

1. **Allongez-vous sur le ventre, le dessus des pieds au sol, l'écartement des pieds identique à la largeur du bassin.**

   Reposez le front contre le sol.

2. **Étendez les bras sur les côtés du torse, les paumes au sol (figure 21.10a).**

3. **En inspirant, soulevez la poitrine, la tête et la jambe droite (figure 21.10b).**

Figure 21.10 : La posture de la sauterelle contribue à fortifier le dos et le cou.

4. **En expirant, abaissez simultanément et lentement la poitrine et la tête et reposez-les au sol.**

   Répétez les étapes 3 et 4 six à huit fois ; puis recommencez avec la jambe gauche.

Note : Si cette posture est trop difficile, essayez-la sans lever la jambe. Si vous souhaitez au contraire la rendre plus difficile, levez les deux jambes mais, une fois encore, laissez à un spécialiste le soin de déterminer le bon moment pour rendre la posture plus difficile.

La posture de l'enfant – balasana

Si vous écoutez la réponse de votre corps après avoir effectué quelques flexions vers l'arrière, vous entendrez un désir très clair de se plier pour compenser (voir le chapitre 6). La posture de l'enfant est une manière douce et facile de se plier après avoir exécuté des flexions vers l'arrière sur le ventre.

1. **Mettez-vous à quatre pattes, les genoux avec un écartement identique à la largeur du bassin, les mains juste sous les épaules, bras tendus et souples.**

2. **En expirant, asseyez-vous en arrière sur les talons ; reposez de la sorte votre torse sur les cuisses et votre front sur le sol.**

3. **Posez les bras sur le sol à côté du torse, les paumes tournées vers le ciel.**

   Fermez les yeux et respirez tranquillement (figure 21.11). Gardez cette position pendant 6 à 8 respirations.

Figure 21.11 : Gardez les bras sur les côtés ou étirés au sol devant vous.

 Si vous avez des problèmes de genou ou de hanche, allongez-vous sur le dos et exécutez la posture genoux-poitrine (voir chapitre 6) au lieu de la posture de l'enfant.

L'extension des tendons du jarret

La tension des muscles des jarrets est un facteur clé pour de nombreux cas de problèmes de dos chroniques. Il existe un équilibre délicat, et il faut faire attention de ne pas aggraver un état chronique du dos en étirant les tendons des jarrets. C'est pourquoi nous recommandons de garder une jambe pliée avec le pied posé sur le sol pour soutenir le dos (figure 21.12).

1. **Allongé sur le dos jambes tendues, placez les bras sur les côtés, les paumes vers le sol.**

2. **Pliez le genou gauche et mettez le pied sur le sol (figure 21.12a).**

3. **En expirant, levez la jambe droite tendue jusqu'à ce qu'elle soit perpendiculaire au sol (figure 21.12b), ou aussi près de cette position qu'il vous est possible.**

4. **En inspirant, remettez la jambe au sol, en conservant bien tout le temps la tête et le sommet des hanches au sol.**

   Répétez le mouvement 3 à 4 fois.

5. **Après avoir répété trois à quatre fois le mouvement, maintenez votre jambe en place avec les mains jointes, les doigts entrelacés à l'arrière de votre cuisse levée, pendant 6 à 8 respirations (figure 21.12c).**

   Recommencez la séquence du côté opposé.

Figure 21.12 : Assurez-vous bien de sentir l'étirement dans les jarrets, et pas dans le dos.

a.   b.   c.

Mettez un coussin ou une couverture pliée sous votre tête si votre nuque ou votre gorge se raidit lorsque vous levez ou baissez la jambe.

Posture tête-genou – janu shirshasana

La posture tête-genou vous permet d'étirer séparément chaque côté de votre dos (voir figure 21.13). Étant donné que tant de problèmes de dos sont liés à une asymétrie ou affectent un côté davantage que l'autre, cette posture contribue à rééquilibrer votre torse tout entier.

Soyez très prudent avec la posture tête-genou et avec toute posture de flexion vers l'avant jambe tendue si vous avez des problèmes relatifs aux disques intervertébraux. Évitez complètement ces mouvements si vous ressentez des douleurs ou de l'engourdissement dans le dos.

1. **Asseyez-vous sur le sol, les jambes tendues devant vous.**

    Pliez le genou gauche et amenez le talon gauche vers l'aine droite.

2. **Reposez le genou gauche plié au sol (mais ne le forcez pas à atteindre le sol), et placez la plante du pied gauche à l'intérieur de la cuisse droite.**

    Les orteils du pied gauche sont pointés vers le genou droit.

3. **Redressez le dos pour qu'il soit bien droit ; en inspirant, levez les bras devant vous puis au-dessus de la tête jusqu'à ce qu'ils soient de part et d'autre des oreilles.**

    Gardez les bras et la jambe droite souples et légèrement pliés (figure 21.13a).

4. **En expirant, penchez-vous en avant depuis les hanches en amenant les mains, la poitrine et la tête vers la jambe droite.**

    Reposez les mains au sol, ou sur votre cuisse, votre genou, votre tibia ou votre pied. Si votre tête n'est pas près du genou droit, pliez davantage le genou jusqu'à ce que vous sentiez le dos s'étirer du côté droit (figure 21.13b).

5. **Répétez les étapes 3 et 4 trois fois, puis gardez la pose de l'étape finale pendant 6 à 8 respirations.**

    Recommencez la même séquence de l'autre côté.

Figure 21.13 : Si votre tête n'est pas près du genou, pliez-le un peu plus.

Torsion sur le dos jambes pliées (variante de parivartanasana)

Une bonne série intégrée comporte souvent une torsion. La torsion sur le dos jambes pliées est appropriée ici en raison de sa facilité d'exécution et du fait que le mouvement est sans danger. Nous vous proposons un certain nombre d'autres torsions efficaces au chapitre 13.

Si vous avez un problème relatif de disque intervertébral, soyez très prudent avec les torsions. Si vous ressentez un symptôme négatif, quel qu'il soit, tel que douleur ou engourdissement, n'exécutez pas la torsion. Consultez votre médecin avant de réintroduire la torsion dans votre série.

1. **Allongez-vous sur le dos genoux pliés, l'écartement des pieds identique à la largeur du bassin.**

    Étendez les bras en "T" sur les côtés, les paumes des mains au sol et alignées sur les sommets des épaules.

2. **En expirant, abaissez lentement les jambes pliées sur le côté droit, puis tournez la tête vers la gauche.**

    Gardez la tête au sol (figure 21.14).

3. **En inspirant, ramenez les genoux pliés au milieu ; en expirant, abaissez lentement les jambes pliées sur le côté gauche, en tournant la tête à droite.**

Répétez les étapes 1 à 3 fois de chaque côté en alternant : puis restez en torsion sur le côté pour la dernière fois pendant 6 à 8 respirations.

Figure 21.14 : Tournez la tête dans la direction opposée à celle des genoux.

Genoux-poitrine – apanasana

L'une des règles de la mise en séquence (voir chapitre 6) est de toujours faire suivre une torsion par une forme de flexion vers l'avant. La posture genoux-poitrine est une flexion vers l'avant classique à utiliser lorsque la posture précédente est une torsion au sol, comme c'est le cas dans cette série pour le dos.

1. **Allongez-vous sur le dos, et pliez les genoux pour les amener vers la poitrine.**
2. **Saisissez les tibias juste au-dessous des genoux (figure 21.15).**

   Maintenez la posture pendant 6 à 8 respirations.

   Si vous avez des problèmes de genoux, saisissez plutôt l'arrière de vos cuisses (figure 21.15). Maintenez la posture pendant 6 à 8 respirations.

Le cadavre jambes pliées (variante de shavasana)

Placé à la fin de notre série pour le dos, le cadavre jambes pliées vous donnera une position stable pour vous concentrer sur votre respiration et relaxer profondément le dos. Ne sautez surtout pas cette partie.

Figure 21.15 : Maintenez simplement les jambes en position, respirez et détendez-vous.

1. **Allongez-vous sur le dos, les bras détendus le long du corps, paumes vers le ciel.**

2. **Pliez les genoux et placez les pieds sur le sol avec le même écartement que la largeur du bassin.**

   Fermez les yeux et détendez-vous (figure 21.16).

3. **Restez dans cette posture pendant 25 à 30 respirations, en rendant les expirations légèrement plus longues que les inspirations.**

Note : Si votre dos vous cause de la gêne, placez un coussin ou une couverture enroulée sous les genoux. Si votre cou ou votre gorge sont tendus, placez une couverture pliée ou un petit coussin sous votre tête.

Figure 21.16 : Est-il étonnant que les postures du cadavre soient les postures de Yoga les plus appréciées ?

Accompagner la grossesse avec le Yoga

Les experts ne partagent pas tous le même avis au sujet de la meilleure manière d'aborder le Yoga ou toute autre forme d'exercice pendant la grossesse. Vous devez bien entendu consulter votre médecin pour chaque décision concernant votre santé avant, pendant et après la grossesse.

Si votre médecin ne connaît pas bien le Yoga, montrez-lui un exemplaire de ce livre.

Nous pensons que la meilleure façon de tirer profit du Yoga est de commencer à pratiquer bien avant que vous soyez enceinte, ou au moins dès que vous apprenez la bonne nouvelle. Votre pratique du Yoga pourra former un corps fort et en bonne santé ainsi qu'un mental stable, et vous aidera non seulement à concevoir votre enfant – en vous mettant en forme et en vous relaxant, mais aussi en vous apportant un soutien pendant la grossesse, à l'accouchement, et par la suite. Nombreuses sont les mères qui pratiquent le Yoga pendant la durée complète de leur grossesse, en appliquant les principes de prudence que nous énonçons dans ce livre.

Ventre avec vue (yogique)

Nous connaissons un couple qui suivit pour la première fois des cours de Yoga à la fin des années 1980. Ils se marièrent plus tard, s'engagèrent à fond dans leurs carrières respectives, et s'éloignèrent du Yoga pendant plusieurs années. En 1994, ils décidèrent qu'ils étaient prêts à avoir des enfants. Ils essayèrent de procréer pendant trois ans sans succès, en ayant même recours aux méthodes médicales les plus avancées. Leur médecin émit l'hypothèse que le stress pouvait être la cause du problème, et les encouragea à retourner ensemble aux cours de Yoga. Suivant le conseil de leur docteur, ils s'inscrivirent à un cours de Yoga hebdomadaire, et utilisèrent nos cassettes de "Yoga facile" deux autres jours par semaine. À leur grande joie, madame se retrouva enceinte avant 30 jours. Elle continua sa pratique du Yoga jusqu'au huitième mois de sa grossesse, et donna naissance à un magnifique petit garçon.

Nous déconseillons de commencer un programme d'exercices de remise en forme quel qu'il soit, Hatha-Yoga compris, au milieu d'une grossesse. Cet avertissement ne vous empêche pourtant pas de pratiquer la relaxation yogique consciente et la méditation. Votre corps et votre mental, de même que votre enfant, vous en seront reconnaissants !

Profitez du soutien du Yoga durant votre grossesse

La grossesse entraîne des changements physiologiques et psychologiques majeurs. Outre le fait qu'elle modifie votre poids et la forme de votre corps, elle influe aussi sur sa chimie. Tout cela peut causer des effets secondaires désagréables, comme :

- ✔ des problèmes de dos.

- ✔ une instabilité émotionnelle et physique.

- ✔ un rythme cardiaque plus rapide.

- ✔ de la fatigue.

- ✔ un manque d'équilibre.

- ✔ des nausées matinales.

- ✔ la pression physique du poids supplémentaire.

- ✔ des difficultés respiratoires.

- ✔ des gonflements et des crampes dans les jambes.

Durant votre grossesse, le Yoga peut faire la différence. La pratique yogique apporte les effets bénéfiques suivants pendant cette période extraordinaire de votre vie – et de celle de votre enfant :

- ✔ Il détend le corps tout entier.

- ✔ Il soulage les problèmes de dos.

- ✔ Il dissipe la nausée.

- ✔ Il réduit les gonflements et les crampes dans les jambes.

- ✔ Il améliore votre stabilité émotionnelle et mentale.

- ✔ Il procure des techniques de concentration et de respiration pour l'accouchement.

La conscience progressive de soi qui résulte de la pratique du Yoga est très utile durant la grossesse. Chaque séance constitue une sorte d'examen de soi – un outil précieux à la fois pendant et après la grossesse.

Téléphonez aux centres de Yoga pour vous renseigner sur les cours prénatals. Parlez toujours au professeur avant de vous inscrire au cours. Renseignez-vous pour savoir si cette personne est entraînée et expérimentée, et quel type de choses elle enseigne et privilégie durant le cours.

Soyez prudente pendant la grossesse

Étant donné que la grossesse est une période durant laquelle vos actions affectent directement et immédiatement le fœtus, nous vous recommandons de garder à l'esprit les avertissements suivants en effectuant les exercices :

- Évitez les extrêmes dans toutes les postures, et particulièrement les flexions accentuées vers l'avant ou vers l'arrière. Ne forcez pas.

- Évitez les redressements assis et les postures qui mettent de la pression sur votre utérus.

- Évitez les postures inversées autres que celles dans lesquelles vous avez les pieds en l'air contre le mur ou sur une chaise.

- Évitez les exercices respiratoires qui peuvent produire des sensations désagréables, comme le lustre du crâne (*kapalabhati*) ou le souffle de feu (*bhastrika*).

- Ne sautez pas et ne vous déplacez pas non plus rapidement pour prendre une posture ou revenir à la position de départ.

- Évitez de vous allonger sur le ventre, dans n'importe quelle posture.

- Faites attention à ne pas trop vous étirer, ce qui arrive facilement durant la grossesse à cause de l'augmentation du taux d'hormones qui entraîne une très grande souplesse des articulations.

- "Faites-en" toujours un peu moins que ce à quoi vous êtes habituée, et ne retenez jamais votre respiration.

La plupart des femmes enceintes n'éprouvent aucun problème à se reposer sur le dos. Toutefois, chez environ 15 à 20 % d'entre elles, cette position entraîne la compression de la veine cave, la veine principale qui fait retourner le sang depuis le bas du corps vers le cœur. Si c'est votre cas, vous aurez très probablement une sensation de fourmillement ou d'engourdissement dans le bas ou dans le haut de votre corps. Il est important de savoir que la position allongée sur le dos peut être confortable un jour et pas le lendemain. Parlez-en à votre médecin. Une solution consiste également à adopter la variante de *shavasana* allongée sur le côté (reportez-vous à la figure 21.17).

Trouver la bonne posture pour la grossesse

La pratique du Yoga pendant la grossesse implique une réflexion semblable à celle qui est nécessaire à l'élaboration d'un plan yogique destiné à résoudre des problèmes de dos, car aucune posture ni aucune série intégrée n'opère les mêmes effets sur tout le monde. Pour tirer le meilleur parti de votre situation, faites confiance à un professeur qualifié et travaillez en leçons particulières, ou participez à un cours collectif de Yoga prénatal ou postnatal. Les sections suivantes décrivent deux des postures de Yoga les plus utiles pendant la grossesse et après.

Posture allongée sur le côté

La posture allongée sur le côté soulage les sensations de fatigue générale ou de nausée pendant la grossesse, l'accouchement, et la période postnatale. La posture allongée sur le côté est aussi une bonne position pour l'allaitement. Vous avez besoin de quatre couvertures et de deux grands coussins pour cette variante de la posture du cadavre, ou *shavasana*.

1. **Allongez-vous sur le côté sur une surface confortable.**

2. **Placez un des coussins sous votre tête et l'autre juste devant vous au sol entre le sommet des cuisses et le bas de votre poitrine.**

   Laissez pendre le bras du dessus sur le grand coussin devant vous.

3. **Pliez les genoux et placez deux couvertures entre les pieds et deux couvertures entre les genoux (figure 21.17).**

   Restez dans cette position en respirant normalement aussi longtemps que vous y serez à l'aise. Reprenez-la aussi souvent que vous en aurez besoin.

Figure 21.17 : La posture la plus importante à apprendre pour la grossesse.

Le chat et le chien

Cette posture, qui est une variante de *chakravakasana*, fléchit et étire le bas du dos et contribue à soulager les symptômes de mal de dos général causés par la grossesse.

N'exagérez pas et ne forcez pas le bas de votre dos à s'abaisser à l'étape 4. Éliminez le chat et le chien si vous ressentez des symptômes négatifs.

1. **À quatre pattes, regardez droit devant vous.**

2. **Placez les genoux de telle sorte que leur écartement soit identique à la largeur du bassin, les mains se trouvant sous les épaules.**

   Tendez les bras sans bloquer les coudes.

3. **En expirant, faites le dos rond comme un chat.**

   Baissez la tête et regardez par terre (figure 21.18a).

Figure 21.18 : La posture du chat et du chien peut soulager le dos pendant la grossesse.

4. **En inspirant, redressez lentement la tête pour regarder vers le plafond, et faites s'abaisser le bas de votre dos vers une position semblable à celle d'un chien qui aboie (figure 21.18b).**

   Répétez les étapes 3 et 4 six à huit fois.

Le Yoga pendant l'accouchement

Le Yoga vous enseigne à synchroniser votre respiration avec les contractions utérines. Respirez dans chaque contraction comme vous respirez dans une posture de Yoga difficile. Soyez patiente : la respiration, la relaxation et la concentration pourront vous permettre de traverser le processus de l'accouchement. Si vous avez un *mantra*, l'accouchement est une bonne occasion de l'utiliser.

Continuer le Yoga après la grossesse (post-partum)

En général, vous pouvez reprendre une pratique très douce du Hatha-Yoga deux à trois semaines après un accouchement ou cinq à six semaines après une césarienne. Évitez toutes les postures inversées pendant au moins six semaines, à cause des écoulements de sang provenant de l'utérus (appelés *lochies*). Soyez aussi très prudente avec les redressements assis, car la région de l'aine est alors encore fragile à cause de son récent étirement. Un bon moyen de redémarrer consiste à faire des petites promenades à pied et de prendre la posture allongée sur le côté (reportez-vous à la figure 21.17). Votre niveau d'hormones pourra vous rendre émotive et un peu instable. Votre pratique du Yoga vous semblera être une oasis. Ne vous sentez pas coupable de prendre du temps pour vous-même. Vous avez besoin de vous recharger. Rien n'est plus astreignant qu'un nouveau-né. Votre enfant a pris neuf mois pour grandir à l'intérieur de votre corps ; donnez-vous donc neuf mois pour retrouver votre forme.

Toutes les femmes ont des écoulements de sang pendant quelques semaines après l'accouchement. Surveillez ces lochies. Ralentissez un peu votre pratique du Yoga si les écoulements deviennent plus importants ou se colorent de rouge vif. En cas de doute, consultez votre médecin.

L'influence du Yoga sur le déroulement du cycle menstruel et, le cas échéant, sur le syndrome prémenstruel

La menstruation ne constitue normalement pas un obstacle à votre pratique du Yoga. En cas de règles irrégulières et douloureuses, la pratique constante du Yoga, un style de vie non stressant et une bonne alimentation peuvent rétablir assez rapidement l'équilibre. Les douleurs menstruelles ne sont pas inévitables. Le Yoga a également une influence positive profonde sur l'activité hormonale de votre corps. Vous *pouvez* surmonter les sautes d'humeur qui caractérisent le syndrome prémenstruel. Ne vous considérez jamais comme une victime de la biologie. Au contraire, concentrez-vous sur votre pratique du Yoga, en particulier sur la relaxation (voir chapitre 4) et sur la respiration (voir chapitre 5).

Si vous saignez abondamment, ne vous surmenez pas. Nous vous recommandons d'éviter les exercices d'inversion pendant la menstruation et de plutôt privilégier la relaxation.

Les inversions pendant les règles peuvent provoquer une *endométriose*, c'est-à-dire une affection caractérisée par la présence de fragments de muqueuse utérine (endomètre) en dehors des endroits normaux, dans les organes abdominaux.

Le Yoga autour de la quarantaine, et au-delà

Le Yoga est un outil puissant pour toutes les saisons de la vie. Le passage de la quarantaine ne signifie pas la fin, comme le pensent beaucoup de gens, mais un nouveau commencement. Le Yoga vous permet de vieillir avec grâce, c'est-à-dire en étant actif et en bonne santé.

Traverser la ménopause

La ménopause signale un changement biochimique majeur, qui se caractérise chez une femme de la façon la plus évidente par la disparition des flux menstruels. Les ovaires cessent leur activité, et elle ne peut plus avoir d'enfants. La plupart des femmes accueilleraient cette transition à bras ouverts si elle ne s'accompagnait d'effets indésirables : vagues de chaleur, palpitations, étourdissements, insomnie, sécheresse vaginale, problèmes urinaires, et irritabilité. Mais le symptôme le moins désirable et le plus dangereux potentiellement, c'est un fréquent sentiment d'inutilité, qui peut provoquer une dépression.

La pratique régulière du Yoga pourra vous aider à soulager les effets physiologiques secondaires de la ménopause, surtout si vous commencez quelques années auparavant. Les inversions (voir chapitre 11), qui ont un effet en profondeur sur les glandes et sur les organes internes, sont particulièrement utiles. Pour obtenir un repos réparateur et le rétablissement de l'ensemble de la personne, nous vous recommandons particulièrement de cultiver la posture du cadavre jusqu'à la perfection. L'approche de la cinquantaine n'est pas *la fin*, mais un nouveau départ ! Donnez juste à votre corps la possibilité de rééquilibrer sa chimie. Une pratique régulière du Yoga peut largement contribuer à accélérer ce processus.

La vieillesse de l'homme, avec grâce

Ce qu'on appelle *andropause* est très semblable à la ménopause de la femme. Bien que les changements qui se produisent dans leurs gonades puissent réduire leur appétit sexuel, les hommes peuvent continuer à procréer jusqu'à un âge très avancé. Mais lorsqu'ils voient que leur vitalité se réduit et que leur front se dégarnit, beaucoup d'hommes entrent alors dans une crise existentielle.

L'approche de la cinquantaine est une excellente occasion de découvrir les possibilités de la vie au-delà de la reproduction sexuelle et de l'éducation des enfants. La pratique régulière du Yoga peut amortir le choc des désagréments physiologiques occasionnés par l'andropause. Le Yoga peut également stabiliser les émotions qui sont déclenchées lorsque vous réalisez que vous n'êtes plus aussi fringuant – à moins, bien entendu, que vous ayez toujours pratiqué le Yoga. Et pourtant, le vieillissement rattrape tout le monde. La meilleure chose que vous puissiez faire est de vous y préparer sur le plan émotionnel bien avant de réaliser combien les années défilent à une vitesse vertigineuse, en gardant à l'esprit un point de vue plus vaste : la vie de l'homme ne se réduit pas à la reproduction de l'espèce, elle lui permet aussi de se développer sur le plan moral, intellectuel et spirituel.

Des os d'acier

En faisant régulièrement de l'exercice, vous pouvez prévenir la fragilisation des os (ostéoporose) qui se manifeste souvent à partir de la cinquantaine. Les os veulent qu'on leur donne de l'exercice, et ils adorent la relaxation. Des exercices réguliers de musculation renforcent vos os, alors que le stress entraîne l'acidité, qui lessive le calcium des os. Beaucoup de gens ne réalisent pas que l'ostéoporose commence en fait au milieu ou à la fin de la vingtaine. Vous ne pouvez donc pas commencer le Yoga trop tôt – et il n'est jamais trop tard pour vous y mettre ! C'est certes bien d'avoir de belles fesses bien fermes, mais posséder des os d'acier, c'est encore mieux !

Tenir les kilos en échec

Vers la quarantaine ou la cinquantaine, la masse des os décroît tandis que celle des tissus adipeux augmente. La pratique du Yoga vous aide à stimuler un métabolisme en voie d'affaiblissement, et à tenir les bourrelets de graisse éloignés des côtes. Bien sûr, vous devrez quand même toujours être vigilant avec votre alimentation.

Présenter le Yoga aux enfants

Le Yoga pour les enfants commence dès la naissance. Avec les mots et les actions, les parents peuvent inculquer dès le départ à leurs enfants des valeurs yogiques comme la sincérité, la non-nuisance et la patience. Les parents servent aussi de modèles à leurs enfants en matière d'habitudes de maintien et de mouvement. On oublie parfois que les enfants imitent non seulement *ce que* font les parents, mais aussi *la manière* dont ils le font. Les parents doivent donc se tenir debout et assis dans des positions et avec des manières qui favorisent une biomécanique correcte. Lorsque ces enfants deviennent adultes, ils ont déjà le pied à l'étrier de la pratique du Yoga.

Les avis varient quant à l'âge à partir duquel on devrait enseigner le Yoga aux enfants. Traditionnellement, en Inde, certains enfants apprennent le Yoga alors qu'ils sont encore tout petits, et bien que l'enseignement normal ne commence pas avant l'âge de 8 ans. Des leçons simples pourront inclure la salutation au Soleil et la respiration alternée par les narines, avant qu'un enseignement plus avancé du Yoga intervienne après la puberté.

Les postures de Yoga sont de plus en plus enseignées dans les écoles primaires, et de nombreuses écoles de Yoga proposent des cours pour les enfants. En général, ces cours sont de courte durée (entre 30 et 45 minutes) et ont un rythme rapide qui passe rapidement d'une posture à la suivante. On demande aux enfants de suivre les mêmes lignes directrices que celles des adultes, c'est-à-dire de ne pas manger une ou deux heures avant le cours, d'être pieds nus, et d'apprécier un environnement non concurrentiel qui se concentre sur le corps, la respiration et le mental.

Sixième partie
Dix conseils et autant de raisons de pratiquer

Dans cette partie...

Voici les pages à feuilleter si vous voulez vous rappeler pourquoi vous pratiquez le Yoga, pourquoi vous devriez le pratiquer, ou encore comment l'aborder correctement. Cette partie est remplie d'informations amusantes qui vous rappelleront que les bienfaits du Yoga sont nombreux. Si vous désirez vous inscrire à un cours ou à un atelier pour commencer le Yoga ou en apprendre davantage sur le sujet, reportez-vous à la liste des contacts et aux renseignements de l'annexe.

Chapitre 22
Dix conseils pour améliorer votre pratique du Yoga

Dans ce chapitre :

▶ Comprendre le Yoga et se comprendre soi-même.

▶ Cultiver les attitudes bénéfiques.

▶ Reconnaître l'importance de la conscience et de la respiration consciente.

▶ Créer un environnement encourageant.

*P*our réussir quoi que ce soit, il vous faut connaître deux choses : les règles fondamentales, et vous-même. Dans ce chapitre, nous vous donnons dix conseils pour que votre pratique du Yoga devienne un arbre solide et chargé de fruits. Si vous gardez ces éléments à l'esprit, vous pouvez espérer récolter les fruits de vos efforts si rapidement que ce sera surprenant. Bien que nous ne puissions pas vous promettre de miracles du jour au lendemain, nous sommes certains que la pratique régulière et correcte du Yoga peut vous apporter de multiples avantages – sur le plan physique, mental et aussi spirituel.

Apprenez à comprendre le Yoga

Pour bien commencer le Yoga, vous devez d'abord comprendre ce que c'est et comment cela fonctionne. Certaines personnes se lancent parfois dans la pratique du Yoga sans rien y connaître, et doivent rectifier ultérieurement de nombreuses conceptions erronées avant de pouvoir bénéficier du Yoga.

Ce livre vous apporte une compréhension de base de la nature et des principes de cette discipline millénaire – une compréhension qui est suffisante pour prendre un bon départ. Mais prenez aussi le temps de lire d'autres livres sur le Yoga pour approfondir vos connaissances (voir l'annexe de ce livre).

Le Yoga implique d'étudier toute sa tradition, un aspect clé de la pratique depuis des milliers d'années. Nous vous recommandons particulièrement de lire la grande littérature sur le Yoga – notamment les *Yoga-Sutra* de Patanjali et la *Bhagavad-Gita* (reportez-vous à l'annexe de ce livre pour plus d'informations). La tradition du Yoga est vaste et extrêmement variée. Découvrez laquelle de ses approches vous attire le plus.

Définissez clairement vos besoins et vos objectifs

Pour réussir votre pratique du Yoga, prenez le temps d'étudier soigneusement votre situation personnelle, puis de fixer vos objectifs en fonction de vos capacités et de vos besoins. Posez-vous la question : combien de temps ai-je à ma disposition ou suis-je prêt à libérer pour le Yoga ? Quelles sont mes attentes ? Est-ce que je veux rester en bonne santé et garder la ligne, ou retrouver cet état ? Est-ce que je veux être capable de me relaxer davantage, est-ce que je veux découvrir l'art de la méditation ? Est-ce que je veux faire du Yoga mon style de vie, ou explorer les dimensions spirituelles de la vie ? Si vous êtes réaliste, il y a moins de chances que vous soyez déçu – ou que vous ayez des sentiments de culpabilité si votre emploi du temps semble débordé. Si vous faites face à des problèmes de santé ou à des handicaps physiques, consultez toujours votre médecin avant de vous lancer dans la pratique du Yoga.

Engagez-vous à progresser

Même si vous n'optez pas pour un style de vie Yoga, gardez l'esprit ouvert au rôle que joue le Yoga dans votre vie. Permettez au Yoga de transformer non seulement votre corps, mais aussi votre mental. Ne fixez aucune limite à votre développement. Ne pensez pas que vous ne serez jamais capable de réussir une posture ni d'apprendre à méditer. Laissez le Yoga travailler en douceur avec vos limitations physiques et mentales, et accroître vos capacités. Laissez-le aussi vous aider à vous défaire d'attitudes inutiles et de pensées négatives, et à découvrir de nouveaux horizons.

Pratiquez pendant suffisamment de temps

La plupart des gens, qui sont gâtés par la société de consommation, attendent des résultats très rapides. Bien que le Yoga puisse faire des miracles en peu de temps, ses effets ne sont quand même pas aussi rapides que la préparation du café instantané. Pour profiter de tous les effets bénéfiques du Yoga, vous devez vous y mettre avec application, ce qui fortifiera aussi votre caractère. Plus vous pratiquerez le Yoga pendant longtemps, plus il vous procurera de plaisir et d'effets bénéfiques. Donnez au Yoga au moins un an pour qu'il fasse ses preuves sur vous. Vous ne serez pas déçu. En fait, au bout d'un an, vous pourriez bien décider de vous engager pour le reste de votre vie à grandir avec le Yoga !

Prenez tout de suite de bonnes habitudes

Les mauvaises habitudes ont la vie dure, donc cultivez de bonnes habitudes de Yoga dès le début. Si possible, prenez deux ou trois leçons auprès d'un professeur de Yoga qualifié, soit dans un cours collectif, soit en leçons particulières. Lisez ce livre attentivement – ainsi que d'autres livres pratiques sur le Yoga – avant d'essayer les postures et les exercices de respiration.

Une mauvaise pratique peut nuire à votre santé ! Protégez-vous en progressant lentement et en suivant les instructions pas à pas. Pêchez par excès de prudence. En cas de doute, consultez toujours un professeur ou un adepte bien informé.

Variez votre série intégrée pour éviter de vous ennuyer

Une fois passé l'enthousiasme du début, votre mental pourrait bien commencer à vous jouer des tours. Voici quelques-unes des expressions de doute favorites : "le Yoga ne fonctionne peut-être pas." ; "il ne fonctionne pas *pour moi*" ; "j'ai vraiment d'autres choses plus importantes à faire" ; "je n'ai pas envie de m'exercer aujourd'hui." Si vous vous ennuyez facilement, variez périodiquement votre programme pour garder votre intérêt éveillé. Il ne sert à rien de se forcer à expédier un programme de Yoga ou de tout autre type d'exercices. Cultivez ce que les bouddhistes zen appellent l'"esprit du débutant" : abordez vos séances de Yoga (comme le reste) avec la même intensité et la même fraîcheur que s'il s'agissait de la première séance.

Le Yoga pour les Nuls vous donne une recette éprouvée pour créer de nombreuses séries intégrées efficaces dans de nombreuses situations. Vous pouvez varier vos programmes et en augmenter la difficulté à volonté. De toute façon, si vous vous concentrez correctement sur chaque exercice, votre mental n'aura pas le temps de s'ennuyer. En outre, plus vous vous impliquerez dans l'esprit du Yoga, mieux vous vous connaîtrez, et moins vous aurez besoin d'un pot-pourri d'exercices.

Faites de la conscience et de la respiration vos alliées

Si la pratique du Yoga est tellement efficace, c'est parce que, effectuée correctement, elle combine le mouvement physique avec la conscience et la respiration appropriée. La conscience et la respiration sont les armes secrètes du Yoga. Plus tôt vous comprendrez ce concept, et plus tôt vous obtiendrez des résultats vraiment satisfaisants. Amener de la conscience à votre série intégrée d'exercices augmente aussi automatiquement votre capacité générale de concentration et de présence ici et maintenant. Vous pourrez travailler plus efficacement et apprécier davantage votre temps de loisirs. En particulier, la respiration consciente pendant les exercices augmentera considérablement les effets de votre pratique sur votre corps et sur votre mental, et vous donnera la vitalité dont vous avez besoin pour relever les défis d'une vie bien remplie.

Faites de votre mieux et ne vous souciez pas du reste

Nombreux sont ceux qui observent et contrôlent souvent leurs progrès avec angoisse. Le progrès n'est pas linéaire : on recule parfois d'un pas pour mieux sauter plus tard. Soyez consciencieux mais détendu quant à votre pratique du Yoga. Le perfectionnisme ne servirait qu'à vous frustrer vous-même et à irriter les autres. En aspirant à atteindre votre objectif, soyez aimable avec vous-même (et avec les autres). Ne vous souciez pas de ce qui pourrait ou ne pourrait pas arriver plus tard. Concentrez-vous sur votre pratique immédiate, et laissez le reste dans les mains de la puissance du Yoga, de la providence, et de votre bon karma (voir le chapitre 1).

Donnez la parole à votre corps

Votre corps est votre meilleur ami et conseiller. Si vous ne "sentez pas bien" quelque chose, c'est que ce n'est probablement pas bon. Faites confiance à votre instinct et à votre intuition non seulement dans votre pratique du Yoga, mais aussi dans votre vie quotidienne. Trop fréquemment, votre corps vous dit une chose et votre mental une autre. Apprenez à suivre votre corps.

En pratiquant le Hatha-Yoga, faites particulièrement attention à ne pas laisser votre désir d'obtenir rapidement des résultats entraver votre bon sens et la sagesse de votre corps. Par exemple, si vous "sentez" qu'une flexion vers l'avant ou vers l'arrière est risquée, ne la tentez pas. Ou bien, si votre corps vous dit que vous n'êtes pas prêt pour la posture sur la tête (que nous ne recommandons de toute façon pas aux débutants), ne soyez pas la victime de votre propre ambition.

L'écoute de votre corps est un art qui vaut vraiment la peine d'être cultivé.

Partagez le Yoga

Au début, prévoyez de pratiquer le Yoga avec d'autres jusqu'à ce que vous ayez acquis votre propre dynamique. Tout le monde a parfois besoin d'un petit encouragement, et un environnement favorable est un plus formidable. Si vous ne vous rendez pas régulièrement à un cours de Yoga collectif, prenez l'initiative d'inclure un membre de votre famille ou un ami intéressé à votre pratique du Yoga. Gardez-vous pourtant de tout zèle de prosélyte. Le Yoga est un merveilleux cadeau, et vous devez donc l'offrir de façon attrayante : avec amour et avec un enthousiasme tempéré.

Chapitre 23
Dix bonnes raisons de pratiquer le Yoga

Dans ce chapitre :

▷ Se concentrer sur la santé physique.

▷ Faire attention à la mise en forme mentale.

▷ Rechercher l'équilibre émotionnel.

▷ Développer la conscience et la compréhension intuitive.

▷ Découvrir un potentiel illimité.

*V*otre voyage à la découverte du monde du Yoga est non seulement excitant, mais aussi immensément gratifiant. Dans ce chapitre, nous allons vous donner dix excellentes raisons de commencer ce voyage *immédiatement*, et de le poursuivre.

Les effets d'une pratique régulière du Yoga sont omniprésents et surprenants. Vous pourrez très rapidement les observer. Si vous pratiquez le Hatha-Yoga (la forme de Yoga qui traite spécifiquement du corps), vous remarquerez peut-être d'abord une amélioration de votre souplesse, de la tonicité de vos muscles et de votre forme générale. Attendez-vous à vous sentir mieux. D'autres effets bénéfiques étonnants se manifesteront au fur et à mesure que vous continuerez à pratiquer régulièrement le Yoga. Vous avez toutes les bonnes raisons d'avancer avec assurance !

Le Yoga vous aide à maintenir, retrouver ou améliorer votre santé

Le Yoga est un formidable antistress. Si vous vous imaginez que 75 à 90 % de toutes les visites chez le médecin sont causées par le stress, l'approche holistique du Yoga constitue une option prudente de premier choix pour favoriser le bien-être. Par sa relaxation, ses exercices posturaux, de respiration et de méditation, de même qu'avec ses règles alimentaires, le Yoga peut efficacement réduire votre niveau de tension et d'anxiété. La pratique du Yoga relance votre système immunitaire, ce qui tient naturellement les maladies à l'écart et facilite le processus de rétablissement physique chez les malades. Des études ont montré que le Yoga est une méthode très efficace pour traiter de nombreux problèmes de santé – comme l'hypertension, le diabète ayant démarré à l'âge adulte, les maladies respiratoires (telles que l'asthme), les troubles du sommeil, les maux de tête chroniques, et les douleurs de la région lombaire. Le Yoga peut contribuer à améliorer les fonctions cardio-vasculaires, la digestion et l'acuité visuelle – et même à contrôler la douleur. Vous pouvez pratiquer le Yoga pour en obtenir à la fois un remède et une médecine préventive. Il n'existe pas d'assurance vie meilleur marché !

Le Yoga vous met en forme et vous donne de l'énergie

Le Yoga détend votre corps et votre esprit et vous permet de mobiliser toute l'énergie nécessaire pour faire face efficacement aux défis professionnels et personnels. Le Yoga peut grandement favoriser la souplesse de votre corps, sa forme physique, sa force et sa résistance. Le Yoga pourra même vous aider à perdre vos kilos superflus.

Le Yoga équilibre votre mental

Le Yoga vous aide non seulement à maintenir ou retrouver votre bien-être physique, mais il a aussi une profonde influence sur votre mental *via* le système hormonal. Le mental est la source de nombreux troubles – car le corps reflète tôt ou tard les mauvaises attitudes, les pensées négatives et le déséquilibre émotionnel que contient votre milieu mental. Le Yoga est un outil puissant pour dégager votre mental et vous libérer des sautes d'humeur. La pratique yogique apporte de meilleurs résultats que n'importe quel tranquillisant, et n'a pas les effets indésirables des médicaments. Elle vous équilibre sans engourdir votre esprit. Grâce au Yoga, vous pourrez rester alerte, mais détendu.

Le Yoga est un outil de développement personnel

Le Yoga peut vous aider à découvrir le potentiel caché de votre corps. Ce dernier est un instrument remarquable, mais vous devez en jouer correctement pour produire des mélodies dignes d'être écoutées. Le Yoga pourra aussi vous aider à explorer avec sécurité les aspects cachés du mental, en particulier les états de conscience supérieure (tels que l'extase et l'Éveil, que nous expliquons au chapitre 20). En épluchant et en éliminant progressivement les conceptions erronées que vous avez de vous-même et de la vie en général, il vous révélera votre véritable nature, qui est simple et bienheureuse.

Le Yoga est complet et intégratif

Le Yoga vous propose un style de vie sensé, tourné vers le développement, qui couvre tous les aspects de la vie du berceau au tombeau. Son répertoire inclut des techniques destinées à réaliser la santé physique et la santé mentale optimales, à faire face avec créativité aux défis de la vie moderne, à transformer votre vie sexuelle, et même à faire un usage créatif de vos rêves grâce à l'art de rêver lucidement (voir le chapitre 18). Le Yoga vous fait vous sentir bien dans votre peau, améliore l'image que vous avez de vous-même et l'estime que vous vous portez, et augmente votre pouvoir de concentration et votre mémoire. Enfin, le Yoga vous donne les moyens de découvrir votre essence spirituelle, et de vivre libéré de la peur et d'autres émotions et pensées limitatives.

Le Yoga vous aide à harmoniser vos relations sociales

En vous livrant une nouvelle conception de la vie, le Yoga peut contribuer à améliorer vos relations avec votre entourage. Il vous donne les moyens de développer la patience, la tolérance, la compassion et le pardon. Par les techniques du Yoga, vous pouvez prendre le contrôle sur votre mental et vous libérer des obsessions et des habitudes indésirables qui vous empêchent de vivre des relations sociales satisfaisantes. Le Yoga vous montre également comment vivre en paix avec le monde et en accord avec votre nature essentielle, l'âme ou moi suprême. Il vous fournit tout ce dont vous avez besoin pour harmoniser votre vie et la rendre belle.

Le Yoga accroît votre conscience

Le Yoga vous permet d'intensifier considérablement votre conscience (voir chapitre 1). En conséquence, la pratique yogique vous donne le pouvoir d'aborder toutes les situations de la vie, même les crises, avec clarté et sérénité. En outre, le Yoga vous sensibilise aux rythmes de votre corps, aiguise vos cinq sens, et développe même votre intuition (le sixième sens). Le Yoga vous met en contact réel avec la réalité spirituelle, qui est la source de votre mental et de votre conscience de tous les jours.

Le Yoga peut être combiné à d'autres disciplines

Bien que le Yoga soit complet et se suffise à lui-même, vous pourrez facilement le combiner à toutes sortes de sports ou d'entraînements physiques, comme l'aérobic et la musculation. Vous pouvez également pratiquer le Yoga conjointement à toute discipline mentale, comme les procédés mnémotechniques (qui développent les facultés de mémorisation) et le jeu d'échecs. Le Yoga n'est pas seulement compatible avec d'autres disciplines, il permet aussi d'améliorer vos performances.

Le Yoga est facile et pratique

Le Yoga ne vous force pas à vous mettre dans tous vos états et à transpirer abondamment (à moins que vous ayez opté pour l'une des formes de Yoga moderne semblable à l'aérobic). Vous pouvez le pratiquer chez vous avec tout le confort nécessaire. En fait, vous pouvez pratiquer le Yoga n'importe où. Bien que vous n'ayez pas besoin de passer du temps à vous déplacer d'un endroit à un autre, les débutants en particulier devraient s'inscrire à un cours de Yoga – car même le trajet pour y aller et en revenir présente une occasion de mettre en pratique les enseignements du Yoga. Le Yoga crée du temps plutôt qu'il n'en consomme – un avantage majeur dans la vie trépidante des Occidentaux ! De plus, le Yoga ne cause pas de douleurs. En fait, le Yoga vous aidera à surmonter toute forme de souffrance (voir le chapitre 18).

Le Yoga libère

Le Yoga pourra vous mettre davantage en contact avec votre véritable nature, en vous donnant un sens de satisfaction profonde, de valeur intérieure, et de confiance. En vous aidant à réduire l'égoïsme et les pensées et émotions négatives, le Yoga a le pouvoir de vous amener plus près du bonheur durable. Il accroît votre volonté et vous fait prendre en charge votre propre vie.

Annexe
Contacts, bibliographie, autres sources

Fédérations et organismes formateurs de Yoga

 La profession n'étant pas unifiée en France, il n'existe pas de diplôme national pour la formation professionnelle, mais plusieurs écoles indépendantes et plusieurs fédérations. Si vous recherchez un professeur, gardez à l'esprit les conseils et les avertissements du chapitre 2.

Voici les adresses de quelques fédérations et organismes de formation importants :

- **Fédération nationale des enseignants de Yoga**

    3, rue Aubriot, 75004 Paris

    Tél. : 01 42 78 32 10

- **Fédération inter-enseignement de Hatha Yoga** (ne dispense pas de formation)

    322, rue St Honoré, 75001 Paris

    Tél. : 01 42 60 32 10

- **Fédération française de Hatha Yoga**

    50, rue Vaneau, 75007 Paris

    Tél. : 01 45 44 02 59

    Web : www.ff-hatha-yoga.com

✔ **Fédération des Yogas traditionnels**

65, rue des Cèdres, 84120 Pertuis

Tél. : 04 90 09 65 27

✔ **Fédération française de Yoga Viniyoga**

2, rue de Valois, 75001 Paris

Tél. : 01 42 96 44 55

Pour obtenir des listes de fédérations et d'organismes formateurs de Yoga en France (il en existe à notre connaissance plus de soixante), voici quelques possibilités :

✔ Procurez-vous le livre ***Être professeur de yoga*** de Jacques Choque (voir "Bibliographie" plus bas dans l'annexe). Ce livre fournit la liste de toutes les fédérations de France, et les répertorie par département. Il met en outre en garde les débutants contre les soi-disant professeurs.

✔ Procurez-vous une des revues indiquées ci-dessous pour obtenir les adresses des fédérations et organismes formateurs de Yoga en France et pays francophones.

Revues de Yoga

✔ ***Yoga Magazine.*** Publication francophone bimestrielle qui présente la discipline à travers ses multiples aspects : traditions, enseignement, santé, art, principes spirituels. Des portraits font découvrir les personnalités du monde yogique contemporain.

B.P. 3312, 06200 Nice Cedex 3

Tél. : 04 93 97 71 61

Web : www.yoga.fr

✔ ***Yoga***, la revue éditée par André Van Lysebeth (voir la bibliographie ci-dessous) depuis 1963.

Rue des Goujons 72, B-1070 Bruxelles (Belgique)

Web : www.yogavanlysebeth.com

Bibliographie

- ***J'apprends le Yoga***, André Van Lysebeth, J'ai Lu. L'ouvrage francophone de référence sur le Hatha Yoga.

- ***Je perfectionne mon Yoga***, André Van Lysebeth, Flammarion.

- ***Pranayama, la dynamique du souffle***, André Van Lysebeth, Flammarion.

- ***Ma séance de Yoga***, Denise et André Van Lysebeth, Flammarion

- ***Le yoga, guide complet et progressif***, 2 volumes, Robert Laffont.

- ***Être professeur de yoga***, Jacques Choque, Équilibres Aujourd'hui (8 rue Blin, 61100 Flers).

- ***Cours de Yoga pour toute la famille***, Clara Truchot, De Vecchi.

- ***Yoga***, Tara Michaël, Points Seuil Sagesse. Une introduction à l'histoire et aux différentes formes du Yoga.

- ***L'art de la concentration***, Pierre Feuga, Albin Michel.

Trois classiques :

- ***Yoga-sutras***, Patanjali; présentation de Françoise Mazet, Albin Michel. Cet ouvrage essentiel est le premier recueil véritable sur la technique du Yoga, qui est abordée indépendamment de la religion.

- ***Hatha Yoga Pradipika***, traduction de Tara Michaël, Fayard. Traité spirituel sanskrit de Hatha Yoga.

- ***Bhagavad-Gîtâ***, traduction de Anne-Marie Esnoul et Olivier Lacombe, Points Seuil Sagesse. Le principal ouvrage religieux indien.

Sites Web

Voici quelques sites francophones qui nous ont semblé intéressants dans le cadre de cet ouvrage. La liste n'est pas exhaustive. En surfant sur le Web, vous vous apercevrez que beaucoup de sites de Yoga émanent d'un enseignant particulier ou d'un centre local.

- **Yoga Magazine.** Le site de la revue du même nom.

  www.yoga.fr

- **Yoga Viniyoga.** Fédération française de Yoga Viyoga.

  `www.ffy-viniyoga.com`

- **Ashtanga France.** Le site français du Yoga Ashtanga Vinyassa.

  `indigo.ie/~cmouze/france`

- **Yoga Van Lysebeth.** Le site d'André Van Lysebeth, l'une des personnalités de premier plan dans le Yoga francophone.

  `www.yogavanlysebeth.com`

Voici enfin les sites (anglophones) des instituts des auteurs de cet ouvrage :

- **Yoga Research Center.** Le site (en anglais) de l'institut de recherche sur le Yoga dirigé par Georg Feuerstein contient de nombreux articles sur les aspects théoriques et pratiques du Yoga. Il propose de nombreux liens avec d'autres sites anglophones sur le Yoga, le bouddhisme et l'hindouisme.

  `www.yrec.com`

- **Samata Yoga Center.** Le site du programme de Yoga de Larry Payne, notamment spécialisé dans la santé du dos. Avec photos en couleurs des lieux paradisiaques des retraites annuelles, cassettes audio, vidéo et bibliographie.

  `www.samata.com`

Index

A

abdomen 205, 357
abdominaux 263, 271, 357
    jambe tendue main glissée
    176, 253
abstinence 310, 322
accessoires de base 283
accompagner la grossesse avec
  le Yoga 378
accoudoir en T 283
acidité 378
acte sexuel 321
actions 307
acuité visuelle 388
acupuncture 341
adaptabilité 318
adducteurs 157, 174, 213
adepte 6
adhomukha 160
adhomukha shvanasana 159
aérobic 226, 390
ah, ma, et sa 87
ahimsa 306
ailes et prière en position
  assise 115
ajna 333
ajna-chakra 73
ajouter des sons à la méditation
  341
alignement 284
alimentation 172, 301, 314, 353,
  378
amanitva 313
âme 22, 90, 304, 305
Amen 342
amour 300, 311, 333, 347
amour universel 345
amour-propre 304
Amrit Desai 17

Anahata 333
Ananda Yoga 18
ancre du mental 343
andropause 378
anges 12
antiacide 172
antidote contre les sentiments
  négatifs 345
anti-stress 388
anus 323
apanasana 378
aparigraha 306, 312
apasana 129
appareil génito-urinaire 325
appareils d'inversion 290
applications
  thérapeutiques 162
approche expérimentale 285
approvisionnement en
  oxygène 226
aptitudes motrices 37
arbre 23, 165
ardha 159
ardha uttanasana 149, 158
arjava 312
armes secrètes du Yoga 384
arrêt de toute pensée 329
arrondir le dos 195
art du lâcher-prise 53
arthrite 27
articulations 101
asana 4, 11, 132-133, 182
ashram Yasodhara 18
Ashtanga Yoga 11, 17
Ashtanga Yoga Institute de
  Mysore 17
ashvini mudra 324
asseoir en tailleur (s') 135
asservir l'énergie vitale 311
assis courbé sur le côté 205
asteya 306, 310

asthme 14, 72
athlètes 355
atman 15, 342, 348
atmasamkoca 305
attitude moralisatrice 340
attitudes mentales 22
attitudes psychologiques 5
augmentation du taux
  d'hormones 378
austérité 313, 315
autodiscipline 304, 305, 314
avidité 311

B

bains de soleil 297
balasana 127, 207
bas de l'abdomen 173
bateau 175
Beatles 341
Benson, Herbert 56
bercez le bébé 116
bestiole agonisante 184
bhadra 156
Bhagavad-Gîtâ 315, 382
Bhakti Yoga 7, 8, 315, 347
Bhakti-sutra 315
Bhastrika 93
bhujangasana 197, 199, 360
bien-être physique 327
bienfaits de l'échauffement
  yogique 100
Bikram Yoga 18
bioénergie 90
biomécanique 203, 352, 378
bioplasma 90
bipède 143
blocs 288
bodha 348

bodhisattva 334
bonheur 19, 321, 391
bonne fortune 138
bonne habitude 38
bonne humeur 300
bonne motivation 334
bonne santé 172
bonnes manières 35
bouddhisme 334, 341
bouddhistes zen 383
Brahma 64
brahmacarya 306, 310, 321
Bujangasana 4

C

cadavre jambes pliées 354, 378
cadre de référence 286
cage thoracique 205
cakras 333
cakravakasana 168, 206
calcium 378
calme 300
calmer le mental 71
canal central 194, 210, 333
canaliser l'énergie vitale 322
cancer du côlon 172
cancers de la peau 297
capacité pulmonaire 196
cardio-training 103
cassettes audio 36
cavité abdominale 213
cerveau 159, 304
césarienne 378
chaise 286
chakras 45, 332, 333
chaleur intérieure 314
chandelle
    complète 290
    du débutant 187, 191, 272
    du débutant au mur 188, 272
    du débutant inversée au mur 189
changements 337
chaos social 307
chapelet 343
charrue 290

chasteté 310, 321
chat dynamique 121
chat en équilibre 164, 252
chat et chien 378
châtiment de soi 315
chats 335
chemin de la moindre résistance 306
Chinmoy, Sri 22
Choque , Jacques 29
Choudhury, Bikram 18
christianisme 12, 341
cinquantaine 378
circuit subtil 140
circulation lymphatique 187
civilisation 315
cobra 196
cobra 1 196, 361
cobra 2 197, 245, 360
cobra 3 199
cochonneries 21, 171
cœur 75, 226, 317, 320, 347
cœur ouvert 322
colonne vertébrale 75, 193, 196, 205, 217
combiner la respiration et le mouvement 86
communication avec les autres 6
compassion 300, 312, 347
compensation 100, 263
    des flexions vers l'arrière 275
    des flexions vers l'avant 278
    des inversions 274
    des torsions 279
    et préparation 271
comportement mental et physique 314
compréhension 300
    de soi 193, 305
    intuitive 387
concentration 133, 313, 328, 330, 331
    avec austérité 314
concentrique 331
conscience 16, 300, 322, 387, 390
    extatique 321

pure 304
constipation 172, 177
contemplation 12
contentement 313, 314, 320
contraction musculaire chronique 284
contractions utérines 378
contrôle de la respiration 87
coordination 162
corps féminin 323
corps masculin 323
corps-mental 43, 283, 334
côté 152
cou 182
coup du lapin 103
cours au domicile du professeur 30
cours de yoga 27, 28, 33
    particuliers 30
    pour les enfants 378
    prénatals 378
cous d'Occidentaux 290
coussin 285, 289
coussinets pour les yeux 289
couteau suisse 222
couverture 32, 285-286
crampes dans les jambes 378
créativité 317
crise d'apoplexie 273
crise de la quarantaine 378
crises cardiaques 273
culpabilité 38, 319
culture sédentaire 352
cycles naturels 55

D

daya 312
débrancher vos sens 330
décompresser 25
délice de l'après-midi 60
demi-chaise 251
demi-flexion debout 149
demi-pince 210, 247
demi-pont 108, 254, 271, 359
dépression 378
dérangements intestinaux 172

déséquilibre de la
musculature 202
Desikachar , T.K.V. 17, 78
destin 10
destinée 10
détachement 56, 313
développement 306
développement personnel 389
dévotion à un principe
supérieur 313, 316
dévots de Krishna 342
Dharana 11
dharana 330
dhriti 313
Dhyana 12
diabète 388
dialogue avec votre corps 49
diaphragme 75
diarrhée 172
difficultés respiratoires 378
digression 318
discipline douce 46
discipline morale 306
discipline physique 8
disparition des flux menstruels
378
dispositions mentales
positives 55
disque intervertébral 148, 154,
215, 378
distraction 329
divinité 313, 322
dormir 264
dos arrondi 176
dos en bonne santé 353
dos fragiles 351
dos voûté 195
double extension des
jambes 106
double respiration 104
douce résistance
(isotonique) 83
douches nasales 283
douleur
intérieure 331
négative 34
lombaires 26, 388
menstruelles 378
musculaires 101

doute 339
durée d'un cours de Yoga 33
dvipada pitha 108, 359

E

échauffement 100, 263, 266
échelle de Jacob 69
économie sexuelle 322
écoulements de sang 378
écoute de soi-même 304
écran mental 329
éducation des enfants 378
Eeman, Ernest 290
effet calmant et
rajeunissant 187
effets indésirables 378
ego 55, 295, 305
égocentrisme 55, 310
égoïsme 391
Égyptiens 225
éjaculation. 325
élasticité des poumons 72
élever le bassin 286
élongation musculaire 101
émotions 75
empathie 6
emploi de son pour la
respiration yogique 87
emprise de votre ego 312
encens 322
endométriose 378
énergie 75, 317
énergie psychophysique 317
énergie psychosomatique
primaire 318
énergie sexuelle 318, 319, 322
énergie subtile 321
énergie vitale 77, 133, 140
universelle 322
engourdissement 378
ennui 50
entraînement cardio-vasculaire
253
environnement hautement
concurrentiel 46
enzymes digestives 172

équilibre 284
équilibre émotionnel 387
espace social 162
esprit 16, 22, 216
de compétition 43, 46
du débutant 383
fondamentalement détendu
328
essence de chaque chose 316
essence spirituelle 330, 389
état d'extase 194, 320, 348
état d'ici et maintenant 303,
330-332, 344, 339, 347
état de connexion
personnel 264
états de conscience
supérieure 333, 389
étirement de la colonne
vertébrale 226
étirement du dos et des
jambes écartées 213
étirement intense 149
étirer vers le ciel (s') 144
étourdissements 187, 378
être d'Éveil 334
étude de soi 315, 319
Éveil 9, 16, 304, 307, 313, 327,
336, 348
excentrique 331
excès de prudence 383
excès de soleil 297
excès sexuels 321
exercice
de lumière 346
d'équilibre 161
de compensation 118
énergisant 18
pour le dos 353
respiratoire 378
sexuel spécifique 323
expansion de votre
conscience 320
expression sexuelle dans
l'esprit du Yoga 322
expressions physiques des états
émotionnels 331
exprimer la force vitale 318
extase 313, 327, 334, 347-348
extension 81, 205

des tendons des jarrets 106, 246, 256, 378

F

facilitation neuromusculaire proprioceptive 83
faiblesse du lien à la terre 341
faire face au stress 53
faire l'amour dans l'esprit du Yoga 323
faire semblant 6
famille 298
fatigue 378
faveur 347
festival de Woodstock 17
feu interne de la digestion 216
flamme d'une bougie 332
flexion 81, 205
    avant en tailleur 114
    debout 148, 239, 251
    debout asymétrique 151
    debout jambes écartées 157, 242
    dynamique vers l'avant en position debout 112
    jambes écartées en appui contre un mur 186
    latérale 82, 193
    latérale à quatre pattes 206
    latérale en posture de feuille pliée 207
    sur le côté 82
    vers l'arrière 82
    accentuée 378
    faciles 193
    vers l'arrière 193, 195, 263, 275
    vers l'avant 193, 263, 276
flot infini d'énergie 319
focalisation 331
focaliser le mental 341
fœtus 378
fonctions cardio-vasculaires 388
force élégante 162
force fixe (isométrique) 83
force vitale 75, 90, 333
forme idéale 43
forme modifiée avec membres indulgents 52
foudre ou diamant 121
fourmillement 378

G

gadgets de charlatans 291
gêne physique 340
genou 212
genou-poitrine 105, 236, 356, 378
genoux sensibles 32
gentillesse 300
gigo 21
glandes endocrines 73, 187
glandes surrénales 196
glaucome 188, 273
globule blanc 181
gonades 378
gonflements dans les jambes 378
Gopi Krishna 12, 341
gourou 7, 12, 333, 342, 347
Gourou Yoga 7, 8
grand droit 172
graves maladies 261
grossesse 273, 351
groupes de muscles abdominaux 171
guerrier appuyé au mur 163
gunas 12
gymnastique 16
    occidentale 5

H

habitudes 305, 317, 318, 334
    alimentaires 172
hallucinations 341
hare krishna 342
harmonie du corps, du mental et de la respiration 263
hâte 340

Hatha Yoga 7, 8, 304, 315, 322, 333
hémisphère cérébral 89
hernie hiatale 188, 273
Himalaya 182
Himalayan Institute 303
hindouisme 4, 341
homéopathie 341
honte 319
hôpital 351
humeur paisible 297
humilité 313
hydratation 353
hypertension 26, 255

I

ici et maintenant 337
identifications de l'ego 305
identité spirituelle 55
illumination 348
implications psychologiques et spirituelles 226
inconvénients des supports 285
Inde 225, 296
indicateurs du besoin de repos 124
Indra Devi 17
infirmité 14
inhibition sensorielle 313
insomnie 378
inspiration par la bouche 92
instabilité émotionnelle et physique 378
intégration psychologique 6
intégration 319
intégrité 312
intention 65
intérieur et l'extérieur 300
Internet 264
intervention chirurgicale 352
intestin 325
intuition 385, 390
inverser la gravité 187
inversion 263, 272
ions négatifs 71
ions positifs 71

irritabilité 378
ishvara-pranidhana 313, 316
Iyengar , B.K.S. 17, 287
Iyengar Yoga 17

J

jambes en hauteur sur une
   chaise 183
jambes tendues contre le mur
   184
janu 212
janushirshasana 210, 378
japa 342
jathara parivritti 222
jeu amoureux 323
jeûne 314
jeunes enfants 298, 299
jnana mudra 140-141
Jnana Yoga 7, 9, 315
Jois, K. Pattabhi 17
journal de Yoga 39
journal du dos 353
judaïsme 341

K

kaki-mudra 92
Kapala-bhati 92
karaté kid 166, 243
karma 10, 319
Karma Yoga 7, 9, 315
karuna 312
Kegel , Arnold 325
kilos superflus 388
kinésithérapeute 352
kona 214
Kripalu Yoga 17
Kripalvananda 17
Krishnamacharya , T. 17, 45, 72,
   78
kshama 312
Kundalini 18
Kundalini Yoga 8, 12, 18, 333
Kundalini-shakti 194, 210

L

laisser-aller 321
langage 307
laxatifs 172
leçons particulières 33
lenteur du mouvement 49
lever de bras en posture
   couchée 104, 236
lever des bras en position
   debout 110
lever des bras en posture
   couchée jambe pliée 356
lever des jambes seules 255
lever du soleil 296
levier 284
libération 348
libido 317
lien entre le corps, la respiration et le mental 226, 265
lignes d'énergie 222
liste de vérification 337
lochies 378
lois sacrées de l'harmonie 323
lumière
     blanche 346
     blanche ou bleue 347
     bleue foncée 347
lustre du crâne 92
lymphocytes 181

M

mahamudra 212
Maharshi Mahesh Yogi 341
maintenir le dos en bonne
   santé. 193
maître spirituel 332
maîtres de Yoga 301
maîtrise de l'équilibre 161
maîtrise du mental 355
maîtrise du souffle 68, 88
mal de dos 378
mala 343
maladie mentale 341
maladies 331

respiratoires 388
manger 264
   avant de pratiquer 39
   avec conscience 301
Manipura 333
manipura-cakra 173
manque d'équilibre 378
mantra 11, 327, 332, 341, 378
   om 18
Mantra Yoga 7, 11, 330
marici 220
maricyasana 220
mauvais alignement du
   squelette 284
mauvais maintien 103
mauvaise image 320
mauvaise respiration 68
mauviette 51
maux de tête 388
Mayas 225
McKenzie, Robert 199
méditation 313, 314, 322, 327,
   332, 334
    de marche 345
    en mouvement 17
    profonde 321
    sans objet 332
    sur un objet particulier 332
Méditation transcendantale
   131, 341
membres extérieurs 329
membres indulgents 51, 113
membres intérieurs 329
mémoire 317
ménopause 351, 378
menstruation 273, 325, 351
mental 22, 216, 304
mère Nature 301
Meru 343
métabolisme 72, 317, 378
méthode de guérison 68
méthode de méditation 335
milieu mental 22
mise en forme générale 281
mise en forme mentale 387
mise en harmonie 263-264
mise en séquence 97, 354
modèles 378
modération 301

modestie 313
moelle épinière 194
moi suprême 304, 305, 311
monde érotisé à l'extrême 318
mont Meru 195
montagne 147
mouvement du cou 111
mouvement postural 67
mritasana 58
mudra 133, 182
Mula bandha 325
Muladhara 333
mur 285
mur à miroir 188
muscles abdominaux 75, 213
muscles intercostaux 75
muscles transversaux 172
musculation 378

N

nadis 332
nadi-shodhana 89
namah shivaya 342
namaskara mudra 226
Narada 315
nature du stress 53
nausée 378
navasana 175, 176, 358
néo-tantrisme 324
niveau d'énergie 124
niveau de difficulté d'une
  posture de Yoga, utilise 49
niveaux fondamentaux
  d'extase 348
niyama 11, 313
nombre 45, 108 69
nombril 173
non-dualisme 9
non-nuisance 307
nouvelle respiration de Yoga 79

O

obésité 188
objectifs 382

objet de la concentration 327
objet sexuel 311, 323
obliques internes et
  externes 172
observation de soi-même 295,
  304
obstacles à la méditation 339
Occidentaux 131, 171, 310, 314,
  319, 338, 351, 390
ojas 321
om 10, 72, 342
om mani padme hum 342
ondes thêta 22
ordre d'une série 234
ordre des postures 97
organes génitaux 323
organes internes 215
orgasme 321
ostéoporose 378
ouverture du cœur 321
ouvertures assises 175
ovaires 378

P

pada 157
palpitations 378
paradis 195
Paramahansa Yogananda 18
pardon 300
parents 378
parivartanasana 221, 378
parivritta 155
parivritta trikonasana 154
parshva 152
parshva uttanasana 151
partager l'amour par la
  méditation 345
paschimottanasana 208-209,
  210
Patanjali 11, 48, 135, 291, 312,
  313, 315
patience 300, 312
pénis 325
pensée 307
  sexuelle 319
  négative 340

perfectionnisme 384
périnée 325
personnalité 318
phase de compensation 123
phase dynamique 83, 234
phase statique 83, 85, 234
phénomènes
  psychosomatiques 341
philosophie des postures 132
pieds 35
pince assise 209, 256
plan en 8 semaines pour
  débutant 233
plaques d'harmonie 290
plénitude structurelle 45
plexus solaire 173
portée suprême du Yoga 327
position assise 217, 352
post-partum 378
posture 48
  allongée sur le côté 378
  assise 114, 134
  confortable 48
  d'équilibre 263, 269
  de base 44
  de compensation 120
  de l'enfant 127-128, 246,
  255, 364
  de la demi-chaise 158
  de la foudre 137
  de la montagne 127, 248
  de marici 219
  de méditation 48
  de repos 125
  de Shiva 167
  de Superman 203
  de torsion 82
  debout 110, 263
  droite 337
  du bateau 358
  du cadavre 58, 104, 125,
  235, 244, 248, 257, 378
  du chien museau face au sol
  159, 237
  du cobra 196
  du guerrier 155, 238
  du lotus 46, 140
  du mort 58
  du palmier 147

Index 403

du pied étendu en haut 184
dynamique genoux-poitrine 122
en triangle debout 152
en triangle inversé 154, 241
facile 126, 135
genoux-poitrine 129
idéale 51
inversées 290, 378
parfaite 47, 140
principale 100
propice 138
stable 48
sur la tête 182, 290
tête-genou 378
universelle 213
potentiel 21, 295, 387
poumons 75
prana 67, 77, 90, 133, 140, 317, 319, 333
pranayama 11, 68, 74, 90
prasarita 157
prasarita pada uttanasana 157
praticabilité 226
pratique personnelle du Yoga 260
pratiques morales 295
pratiques spirituelles 306
pratyahara 11, 330
préparation 100, 263
à la méditation 281
à la respiration de Yoga 281
aux flexions vers l'arrière 274
aux flexions vers l'avant 276
aux torsions 278
présence du mental 100
présence spirituelle 349
pression physique du poids supplémentaire 378
pressions du bassin au sol 173, 357
prévention 261
prière de demande 347
prière méditative 347
principe 233
clarté 48
lucidité 13
prudence 378

supérieur 316
yogique de l'inversion 181
prise d'eau 353
prix des cours de Yoga 33
problèmes
cardiaques 26, 255
d'asymétrie 202
de cou 188
de disque 216
de dos 230, 256, 378, 351
de santé 388
génito-urinaires 324, 378
procédés
mnémotechniques 390
processus d'auto-contraction 305
processus de renversement 182
processus séquentiel 17
procréer 320, 322, 370
professeur 28, 34
programme de désintoxication 179
programmes de mise en forme générale 263
prostatite 183, 184
providence 384
psyché 55
psychologie de l'équilibre 161
puissance du serpent 12, 18, 194, 333
pureté 313
purification du mental et du corps 313
Purusha 15

Q

qi 90
quarantaine 378
quotient de concentration 328

R

racines de la posture 161
raja d'Oudh 227
Raja Yoga 8, 11, 304, 315, 329

rajas 12
Ramamani Iyengar Memorial Yoga Institute 17
Ramana Maharshi , Sri 349
rapports sexuels 322
rassurer émotionnellement 320
rayonnement 314
réalisation de soi 304, 348
réalité spirituelle 390
Réalité ultime 10, 88, 296, 314, 342
recette classique 261, 262, 263
recherche de bonheur 311
recherche de l'équilibre en toute chose. 44
récitation 342
récompenses de la retenue 295
recours à la sexualité 320
rectum 324
recyclage de l'énergie sexuelle 322
redressements assis 174, 244, 378
rééducation biomécanique 353
références du professeur 28, 34
région lombaire 176, 356
région pelvienne 213
règle de tandem 119
règles 188
irrégulières et douloureuses 378
reins 196
relations sexuelles 320
relations sociales 389
relaxation 16, 50, 56, 279, 354, 378
avant le sommeil 63
finale 263
profonde 58
relier le corps, la respiration et le mental 234
repos 100, 263, 269, 354
relaxation 123
sur le ventre 362
répression 318
sexuelle 321
reproduction sexuelle 378
réseau de canaux énergétiques 332

résolution quotidienne 297
respiration 49, 124
respiration abdominale 75
   alternée 89
   consciente 16, 298, 343
   contrôlée 74
   de la poitrine vers le
   ventre 78
   du ventre vers la
   poitrine 77
   et mouvement 236
   focalisée 80
   par la poitrine 70, 75
   par le nez 73
   par le ventre 76
   rafraîchissante 91
   si votre respiration devient
   difficile 49
   yogique 70, 72
   yogique complète 76
rétention du souffle 88
retenue 313
retrait sensoriel 330
retraite 315
rêve lucide 65, 302
rêve significatif 297
révolution sexuelle 319, 324
rince-nez 283
rire 323
rotations complètes du cou 103
roulements des épaules 112
routine 296
rythme cardiaque 289, 378

S

sagesse
   intérieure 321
   yogique 300
Sahasrara 334
saines attitudes sexuelles 320
saint 332
salut à l'âme 226
salutation au Soleil 225, 227,
  228, 296, 378
Samadhi 12
samadhi 348

samata 161
samkalpa 65, 297
samtosha 313, 314
sangle 287
sanskrit 5
santé 19, 333
   émotionnelle 327
   physique 387
   sexuelle 317
sarvangasana 191
sattva 12, 48
saucha 313
sauterelle 1 200, 363
sauterelle 2 202, 254
sauterelle 3 203
sautes d'humeur 378, 388
sceau de la racine 325
sceau de la sagesse 140
sceau du cheval 324
sceaux 318
scorpion 168
se pencher en avant 195, 208
se relier à la terre 144
se tenir debout 143
séance gratuite 27
séances collectives 30
sécheresse vaginale 378
Selye, Hans 54
sentier énergétique subtil 194
sentier octuple 11, 304, 306, 330
   de Patanjali 17
sentiers neuraux 304
sentiment
   d'inutilité 378
   de vénération 347
séquence 234
   de rajeunissement 249
série
   de préparation pour
   postures assises avancées
   116
   dynamique 225
   intégrée de mise en forme
   générale 264
   de 5 mn 261
   intégrée 233, 261
serrer les fesses 199
serviette 32
sexualité 311, 317

spiritualisée 12
shakti 90
shalabha 202
shalabhasana 200, 363
Shalom 342
shavasana 58, 354
shirsha 212
shitali 91
Shitkari 92
Shiva 342
shvani 160
siddhasana 140
simplicité volontaire 311
situations spéciales 351
Sivananda Yoga 18
so'ham 342
société de consommation 311,
  383
société hautement
   concurrentielle 310
société moderne 308
soi 304
Soleil 296
sommeil 301, 339
   profond 303
   yogique 64
son yogique 174
sortir un son sur
   l'expiration 178
soufflet de forge 93
soufisme islamique 341
spanda 88
sphincters 213, 324
sphinx 197, 361
stabilité 284
stocker les expériences
   négatives 331
stress 55
style de vie 353
   conscient 296
   Hatha Yoga 29
   pépère 103
   Yoga 293
subconscient 339
sueur 253
sukhasana 126, 135
Sumériens 225
supports et accessoires 283
   inversion 290

Index 405

surya namaskara 225
sushumna-nadi 194, 210, 333
svadhishthana 333
svadhyaya 313
svastika 138
svastikasana 138
Swami Kriyananda 18
Swami Rama 22, 303
Swami Satchidananda 17
Swami Sivananda 17, 225
Swami Vishnu Devananda 18, 225
syllabe sacrée 10
sympathie 312
symptômes de la Kundalini 341
symptômes prémenstruels 183, 184
synchronisation 319
système commun de valeurs morales 307
système hormonal 388
système nerveux 73

T

table à deux pieds 108, 254
tadasana 127, 147
taille standard de coussin 289
tamas 12
tantra traditionnel 324
Tantra Yoga 8, 12, 324
taoïsme 4
tapas 313, 314
tapis 32
     antidérapant 32
technique McKenzie 199
techniques de concentration et de respiration 378
techniques de relaxation 57
télévision 264
température des muscles 101
ténacité 313
tendons des jarrets 157, 177, 213
tension artérielle élevée 273
tester votre corps 100
tête en bas 181

tête vers genou dynamique 109
thérapeute de Yoga 27, 352
thorax 75
tissu conjonctif 101
torsion 82, 154, 205, 215-216, 263, 278
     couchée jambes pliees 220
     du sage 219
     facile assis au sol 218
     facile sur une chaise 217
     sur le dos jambes pliees 378
totalité psychophysique indissociable 18
tout-petits 298
toxines 301
tradition 4, 315
     hindouiste 22
transcendance de soi 304, 306
travail intérieur 315
travail télépathique 333
tremblement 49
Tri Yoga 19
triangles magiques 62
troisième œil 333
troubles
     de la sexualité 325
     du sommeil 388

U

ujjayi 87
union avec l'univers 318
union entre le corps, la respiration et le mental 249
union intérieure par la méditation 324
upavishta 214
upavishta konasana 213
urdhva prasarita padasana 184
urètre 325
utérus 378
uthkata 159
uttanasana 148
utthita trikonasasana 152

V

vacuité 332
vagin 325
vagues de chaleur 378
vairagya 56, 313
vaisseaux lymphatiques 181
vajrasana 121, 137
vajroli mudra 325
valeurs morales 295
valeurs yogiques 378
variante
     de shavasana avec jambes pliées 126
     demi-pont avec lever des bras 108
     sauterelle 255
veille 314
veille lucide 303
veine cave 378
vérité 308
vertus morales universellement reconnues 307
vessie 325
vêtements supplémentaires 32
viande 29
vidéos 36
vie 318, 336
     de famille 327
     émotionnelle 6
     humaine 320
     passée assise 131
     sexuelle 318
vieillissement 378
vigilance 335
Viniyoga 17
vinyasa krama 17, 97
viparita karani 91, 182, 187
vira 156
vira bhadrasana 155
Vishuddha 333
visualisation 47, 328
visualiser 47
vitalité 68, 317
vitalité subtile 321
voie spirituelle 295
volcan 212
voler 310

voyage spirituel 304
vrikshasana 165
vulnérabilité du cou 188

yama 11, 306
Yoga
    avec les enfants 351
    classique 11
    créatif 259
    de la puissance 17, 29
    du dos 354
    du langage caché 18
    intégral 17
    pendant l'accouchement 378
    postnatal 378
    prénatal 378
    royal 11
    somatique 18
Yoga Nidra 64, 302
Yogananda 18
Yoga-Sutra 11, 291, 3154, 329, 382
Yoga-Vasishtha 315
yogi 6, 37
Yogi Bahjan 18
yogini 6, 37
yogique 4

zafus 289
zen 4
zone abdominale 72